健康Smile 65

健康 Smile 65

健康
Smile 65

健康
Smile 65

14天壽命多活45年的
治癌奇蹟

You Can Conquer Cancer

逾30年輔導癌友臨床經驗，
從葛森療法、排毒靜坐到靈療的
癌症自救必讀經典！

伊恩・蓋樂 Ian Gawler/著　陳昭如/譯

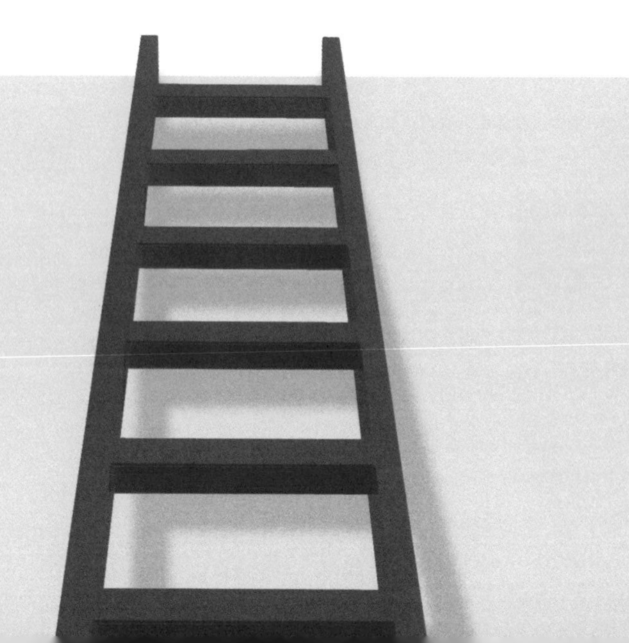

健康smile.65

14天壽命多活45年的治癌奇蹟

原書書名　You Can Conquer Cancer
原書作者　伊恩・蓋樂（Ian Gawler）
譯　　者　陳昭如
封面設計　柯俊仰
美術編輯　李緹瀅
特約編輯　謝孟希
主　　編　高煜婷
總 編 輯　林許文二

出　　版　柿子文化事業有限公司
地　　址　11677臺北市羅斯福路五段158號2樓
業務專線　（02）89314903#15
讀者專線　（02）89314903#9
傳　　真　（02）29319207
郵撥帳號　19822651柿子文化事業有限公司
投稿信箱　editor@persimmonbooks.com.tw
服務信箱　service@persimmonbooks.com.tw

業務行政　鄭淑娟、陳顯中

初版一刷　2015年09月
二版一刷　2019年10月
定　　價　新臺幣399元
I S B N　978-986-97680-1-6

歡迎走進柿子文化網 http://www.persimmonbooks.com.tw
～柿子在秋天火紅 文化在書中成熟～

國家圖書館出版品預行編目(CIP)資料

14天壽命多活45年的治癌奇蹟／伊恩・蓋樂（Ian Gawler）著. --二版. --臺北市：柿子文化，2019.10
面；　公分. --（健康smile；65）
譯自：You Can Conquer Cancer：A New Way of Living
ISBN　978-986-97680-1-6（平裝）

1.癌症 2.心靈療法 3. 食療

417.8　　108006651

獻給所有健康、療癒中與身心幸福的讀者，
願你們都能擁有長久快樂的人生！

專業推薦

本書作者本身是獸醫師，同時也是惡性度很高的癌症osteosarcoma的倖存者。經歷自己的抗癌過程，他整理出癌症倖存者的特性，並萃取出除了醫療外最重要的三件事，就是——飲食、靜坐和拓展心靈。至於醫療，作者提出優先選擇整體療法，就是結合正規療法、生活形態的建議，以及有根據的補充品／或療法，在此之前，更重要的是正確的診斷。

我本人是治療癌症的醫師也是癌症的病人，我願推薦此書給罹癌而徬徨的人，並以提醒想要防癌的人重要的生活態度和基本原則。

——楊育正，台灣安寧照顧基金會董事長、馬偕紀念醫院婦癌專科醫師

值得推薦的癌症療癒書籍，作者不斷努力，從身心靈著手，並藉由各專家協助，逆轉極端惡性腫瘤，恢復健康。其內容，罹癌朋友可依自己需求參考，堅信康復的決心，不斷的尋求解決方案，一定能如同該作者，重獲健康人生。

——蔡松彥醫師，《心轉，癌自癒》作者

一位有著卓越療癒故事的卓越人物。這本書不只講癌症，還討論你的生活和選擇。

——伯尼・西格爾博士，《愛的醫療奇蹟》的作者

伊恩・蓋樂透過自身經驗和科學研究而得到的發現，現在都已被證明是對的——本書充滿著癌症患者的希望。

——喬治・耶利內克，西澳大利亞大學急診醫學教授

無論是預防癌症還是治療癌症，這本書都是非常實用並鼓舞人心的指南。伊恩・蓋樂的癌症過來人親身經歷，再加上他在癌症支持團體上所獲得的巨大智慧，為這本書帶來了難得的深度和豐富性。

——瓊・玻璃森科博士，《修補身體，修補心靈》的作者

〈訓練心智，提升你的療癒潛能。〉

〈飲食救命，你必須知道的SOP！〉

〈情緒排毒，讓癌症消失！〉

〈要活下去，先瞭解死亡！〉

〈開始前，給你的再次提醒與私房建議！〉

引言

你可以戰勝癌症

療癒的可能性及如何治療

從癌症中恢復健康——歷經這一切而再度擁有圓滿、快樂的人生——的感覺真好。我是過來人，我看過其他人使用這個療法，也知道將來會有更多人繼續使用。本書將帶給你使用這個療法而感受到的喜悅，以及幫助他人執行這個療法而得到的興奮激動。

我們都有共同目標，都想擁有健康與長久、快樂、有意義的人生，而且也做得到。然而，只要家裡有人被診斷出罹患癌症，這一切都將面臨嚴重的威脅，它真的會減少你的壽命，還會帶來恐懼、沮喪和潛在的痛苦。

但有個好消息，我們可以改變這點！我自己成功了，並親眼見證到很多很多人都成功了——你可以戰勝癌症！這是事實，是有可能的！在這個過程中，你可以藉由結合醫藥及保健等專業資源來改變罹癌經驗並恢復健康。本書將檢視**病人在疾病及療癒過程中扮演的角色**，它將成為你邁向幸福快樂和長久健康之路的自救手冊。

一般而言，只有六五%罹癌的病人能藉由西方醫學延長五年壽命。對這六五%的病人來說，本書討論的療法可以啟動內在動能及身邊的支持者，並為你帶來從病人成為長期倖存者的一切機會。

而醫學判斷預後（醫生對病情如何發展的預測）極差的病人們，也請振作起來，你同樣可以戰勝癌症。一九七六年時，我跌到了人生谷底，當時醫師認為我只能再活幾個星期。如今，對我來說，最棒的不只活下來，而是能夠撫養一家人，並有幸擁有能力協助數千名病人，更重要的是，得以親眼見證許許多多人們因為使用這些方法而恢復健康。

三十多年以來，人們總是不斷問我同樣的問題，這是個好問題，而且每個剛接觸本書的人幾乎都會問：

「一旦得到癌症，最能幫助我或我愛的人恢復健康的方法是什麼？」

我總是不厭其煩地回答這個問題。是食物？或心理作用？醫學是否有任何突破？或有什麼古代草藥嗎？那麼靜坐呢？還有什麼其他方式嗎？哪個方法最有效？嗯，根據我的經驗，**最有效的方法是組合各種方法**。而你最需要的，正是最有效的方法。

你可以戰勝癌症，但必須全力以赴，這可不是件輕鬆簡單的事，你必須學習怎麼做並付諸行動。只要你願意行動，絕對會在各方面感覺更好，這是此刻的你無法想像的——享受生命中沒有癌症的嶄新一頁，將是可以預期的真實願景。

只剩14天可活？

一九七五年一月，我的右腿因惡性骨肉瘤（一種骨癌）而遭到截肢。雖然當時我身體其他地方沒有再發現癌症的徵兆，但我還是被告知，只有五％的病人可以在手術後多活五年。一旦癌症復發，恐怕很快就會死亡——那時，多數得到這種骨癌的人會在三到六個月內因為癌症復發而離世。

我的癌症真的在一九七五年十一月復發了！一九七六年三月，醫師認為我只能再活兩個星期，但在那之後，我靠著全套、完整的有效療程恢復了健康。一九七八年六月，我體內已經沒有任何活躍的癌細胞了！

接下來幾年，我前妻蓋爾（她後來改名為蓋兒，而後又改成葛瑞絲）和我有了四個孩子。我成為一位執業獸醫，經營一座十五公頃大，擁有菜園及果園的農場，還蓋了一棟新房子。

一九八一年，葛瑞絲與我創立了墨爾本癌症支持團體（Melbourne Cancer Support Group），這是全球第一個以生活型態療法為基礎的支持團體。成立這個團體的初衷，是因為我想傳達自己克服萬難的特殊療癒經驗——有過這樣的親身經歷，我才得以明白癌症病人面對的問題是什麼。此外，身為一位務實的獸醫，我有足夠的醫學常識瞭解自己的病情、評斷自己進步的情況，並全面性地嚴格評估這些療法的效果。還好我是個心胸開闊的人，能不顧一切朝「創造讓身體自我療癒的良好環境」這個目標邁進。在七〇年代中期，「身體在自我療癒上扮演重要角色」仍是個新穎的看法，如今，我們已經知道自我療癒充滿各種可能性。

當我癌症復發，而且醫學研判病情並不樂觀時，我仍舊相信一定有其他法子。當時，我已經認識到癌症與免疫系統的缺陷——身體的療癒防禦系統太弱——有關。**就算是健康的人，一生當中還是會有癌細胞在體內發展，**這是醫學界已知的事實。此外，醫學界也認為，身體能判別具潛在威脅性的不正常細胞，快速隔離並且摧毀它們，而且是在沒有明顯症狀出現之前。只是，有些人的身體無法摧毀這些細胞，它們在沒有遭到防禦的情況下持續成長，最後發展成癌症。

因此，最初我抱持的看法是：我們可以重啟身體的自然防禦力——特別是免疫系統。既然免疫系統可以重啟，身體自然可以摧毀並移除所有癌症的軌跡。更進一步來說，如果免疫系統保持在沒有受損的狀態，而且能正常運作的話，根本就不必擔心癌症復發。這是多麼令人振奮的看法啊！

我所做的一切都是為了終結癌症，所以，儘管我研究過各種療法，但每種療法都只是找到適合自己做法的過程之一罷了。在過了三十五年，幫助過數千人克服癌症的挑戰的現在（指二〇一三年），我在本書提出的主要原則都非常有幫助，也可以提供讀者更多的另類選擇。

像這樣提出強化身體能力與學習克服癌症挑戰的觀點，與一般談癌色變的恐懼態度截然不同。

恐懼來自對癌症的誤解

在今天的社會，沒有任何字眼會像癌症這樣，帶給人們如此強烈的恐懼與衝擊。雖說這些年來已有愈來愈多人瞭解可以做些建設性的事來面對癌症，使恐懼的強度稍有減緩，但多數人仍對癌症心存疑懼。

罹患癌症當然會帶來極大的恐懼，但這種恐懼往往來自其他原因，其中主要來自四種基本誤解：

❶造成癌症的原因不明。
❷癌症會帶來疼痛，而且遲早會死。
❸癌症病人對於病情無能為力，只能將自己的健康及生命交給醫師。
❹治療過程不僅痛苦，還可能沒有效果。

本書的目的就是要消除我們對癌症的恐懼——正如蓋樂基金會（Gawler Foundation）及其他有類似看法的醫師及團體所做的努力，將所有恐懼轉換為正面思考，並提出在恢復健康這方面可以做出的決定性選擇。

好消息！癌症是可逆轉的過程

本書提出許多有關癌症的好消息。這不是一部關於死亡，或優雅地與癌症共存的書，而是一部關於生命過程——讓自己的生命過得更加充實而圓滿的書。

首先，**我們必須將癌症視為一個過程**。我們必須瞭解，至今多數致癌因素已為人所知，而且不是運氣不好才會中標，所以只要能發現致癌原因，就可以採取適當行動。為了妥善採取行動，我們必須拓展自己的視野，思考構成人類的三個面相，也就是一般熟知的身、心、靈的角色。

雖然我個人認為心靈因素十分重要，卻不認為它與宗教相關。宗教強調的重點與心靈不太一樣，比較偏重個人層面，因此我不會談得太多。有人對宗教避而不談，有人則認真看待，根據我的經驗，不論人們如何選擇，都是為了自己而探索各種治療方法。本書所提到的技巧既不涉及宗教，也不會讓宗教干預或影響病人的偏好，不過，多數人確實在靈性世界裡找到幫助自己的方法。

絕大多數人，尤其是被診斷出罹癌的人，都很關心一些基本問題：我是誰？我從哪裡來？要往何處去？這些基本的靈性問題對某些罹癌者來說十分重要，值得探究，所以我在本書後面幾章都會提及。

此外，本書也探討了環境及心理對罹癌與治療的關係，這同樣是戰勝癌症的主要關鍵，我們可以明確指出造成癌症的幾個因素。我一直致力於探討有效對抗癌症的方法——重點在於適當的飲食、運動、正面思考、壓力管理與靜坐——並將它們與適當、特定的療法結合，以促進身體的自癒力，讓它再度發揮功能。

一個防禦系統正常運作的身體，是不會得到癌症的。

療癒的可能性

能夠幫助別人經歷我所體驗的過程，不再被所謂的不治之症所威脅，讓我感到非常快樂。

儘管我持續目睹許多病人康復，但我也接受並非人人都能免於疾病威脅的事實——很遺憾的，仍有人因癌症而死亡。然而，知道絕大多數使用同樣療法卻沒有康復的人是有尊嚴地死去，而這樣的泰然自若常讓病人本身或家屬大感意外並留下深刻印象，仍讓我感到安慰。何況，這種方法確實也讓一些病人戰勝了癌症。因此，就算我們的首要目標，同時也是主要目的，是為了幫助病人恢復健康，但這個方法對於瀕臨死亡的病人也很重要。

大體而言，**愈快使用這個療法，就能愈快、愈容易發現療法的好處，並得到愈好的療效；就算較晚使用這個療法，也有望預見他們戰勝癌症**。讓某些人感到興奮的，還包括透過這個方法可以預防癌症。

保證有效

癌症病人在面對生命時是認真的——非常認真，他們渴望得到答案，想瞭解到底什麼方法有用，而且必須知道什麼方法有效！

你正在讀的《14天壽命多活45年的治癌奇蹟》，代表過去數十年來許多人針對下面問題累積的智慧：最該做什麼？如何回應、面對癌症的挑戰？怎麼讓身體恢復健康？怎樣轉化剛被診斷出癌症的震驚與恐懼？如何從罹癌的潛在痛苦轉變成良好的健康及長久的幸福？

我密集協助過數千位病人，也嘗試過各種方法。事實上，我們——或許不是所有人——努力嘗試的方法中，有些是你可以想像的，有些則是你想像不到的！而我的工作，就是從許許多多的有用經驗當中，挑選、濃縮並且傳達出各種教訓、結果，希望本書也能夠讓你從他人的經驗及知識之中得到益處。

當然，我個人及與我共事的團體成員、同事都很重視科學證據。我熱愛研究，也閱讀了許多資料，並高度重視這些研究。然而，科學須通過真實世界的檢視，本書的重點在於有效、可具體落實的方法，我所分享的內容都來自實際的經驗。因此，我選用的絕不是只有初步研究證據的文獻——畢竟本書不是為了讓學者專家研究，而是為了實際的運用。

我初次撰寫本書是在一九八四年，而後在二〇一二年全部改寫。我把這兩次寫書的過程當作是在與生命中最重要的人對話，我竭盡所能地提供各種資訊，本書真正的力量在於：它是結合了許多經驗的結晶，**可以讓你節省許多時間，甚至救你一命！**

本書的重點是提供自我療癒的原則，你可以恢復原本健康的狀態，並幫助你心愛及關懷的人。附帶的好處是，對於健康良好的人來說，本書能直接引導你預防疾病，體驗永遠的健康。

感謝

再也沒有任何事比坐在擠滿人的房間，清楚明白地告訴病人什麼事重要、什麼方法有效更令人戰戰兢兢了。請讓我將本書獻給過去三十年來數千位協助參與檢驗、試驗及討論自我療癒可能性的癌症患者！本書的重要性，在於當中提出的方法**均經過病患實際經驗的嚴酷考驗**，旨在克服癌症與隨之而來的各種挑戰。因此，我心懷感激且充滿敬意地建議讀者，務必感謝在本書中分享個人經驗的患者們——本書是他們身體力行得以證實的成果！

在這裡，我要特別感謝兩位靜坐老師——艾恩斯里・米爾斯博士（Dr. Ainslie Meares）與索甲仁波切（Sogyal Rinpoche）。米爾斯博士之屬的醫學改革者指出靜坐具有不分年齡、促進身體健康的可能性，並改良成適合現代社會且可以每天習練的課題，不過是幾十年前的事，能瞭解到這點是很有幫助的！米爾斯博士在靜坐方面的第一個重要貢獻，就是在一九六七年首次出版於全球熱賣的《不用藥也可以減輕疼痛》中將靜坐的觀念普及化。我一九七五年癌症首次復發那時真是萬幸，正好碰上米爾斯博士提出了一個假設：**全心全意的靜坐有助於晚期癌症患者康復**。此外，我也很幸運地在一九八五年遇見偉大的西藏喇嘛索甲仁波切，持續接受他的教導。索甲仁波切風行全球的經典——《西藏生死書》是率先將古老西藏的智慧轉化為生動、現代內容的著作。本書關於靜坐的部分，多半是師法這兩位偉大的導師，以及許多指導過我的人。

或許你可以想像，在這個領域工作會面臨許多難題。我非常感謝我的太太——露絲・蓋樂在專業及私人兩方面為我所做的一切。她是非常傑出的醫生，也是極為優秀的靜坐與瑜伽老師，許多找她諮商的人都受到她深遠且正面的影響。她也讓我知道什麼是真正的愛，以及娶她為妻有多麼快樂。

我也十分有幸能與很多極具天分、充滿熱情的同事一起工作；好多自願成為蓋樂基金會的成員以及與我共事的同仁此時正浮現在我的腦海。當然，與一大群人工作難免會有一些起起伏伏，但有一點是始終不變的，我們所有同仁都有清楚的目標：那就是以無窮盡的可靠能力（事後證實他們的確有這樣的能力）為參與計畫病人的身心健康共同努力，創造出一個關懷、營養、轉化的環境——擁有這樣的能力實在令人欽佩！

關於本書，我要特別感謝布萊迪基金會（Brady Foundation）直接的支持，讓我可以專心寫作。我還要特別感謝羅斯・泰勒（Ross Taylor），羅斯本人就是一名長期抗癌的卓越倖存者，他鼓勵並啟發了我，也鼓舞了許多病友對抗癌症。

此外，我要感謝我的出版商。蜜雪兒・安德森（Michelle Anderson）不厭其煩地宣傳本書，並在這段過程成為支持我的友人；羅賓娜・科庭（Robina Courtin）以驚人的技巧編輯本書，成果令人滿意；潘・可辛斯（Pam Cossins）努力將我的手寫稿變成打字稿；大衛・約翰斯（David Johns）竭盡所能地以他拍攝的照片讓我看起來還不賴！露絲在閱讀及協助我完成草稿方面幫了大忙。還有，馬雅・貝德森（Maia Bedson）、蜜雪兒・安德森、蓋布瑞爾・孔恩教授（Prof Gabriel Kune）及羅漢・厄曼（Rohan Erm）也在看過本書部分或全部內容之後，提供了許多有用的回饋建議。感謝約翰・西門金（John Simkin）在第一版為索引所做的貢獻。

最後，我要感謝各界的批評指教，讓我有再次審視的機會更正錯誤，重新思考如何用更清楚、更易懂的方式來表達，並瞭解外界對本書的看法。雖說沒有建設性的批評並無太大幫助，但我永遠樂意接受建設性的批評。

歷年來的成效

距一九八四年本書首次問世以來，已經過了這麼多年，**如今我對這些治療原則更有信心，因為我觀察使用這些方法的人好久了，而它們確實能改變你的生命！**許多人因此而活了下來，有些人則是得以維持現狀並延長壽命，讓他們有尊嚴、光榮地死去。對於使用這套療法的人來說，這些原則能讓內心更平靜、更喜悅，也更快樂。

至於我個人在重寫新版時所得到的快樂之一，是可以再次肯定這些三十多年前有用的方法至今仍然有效。這次新版大幅改寫了許多內容，但基本道理並沒有改變，那就是生活型態會影響健康、造成疾病，也可以引導你恢復健康。

雖然新版內容有所更新，文字更為流暢，故事也都是最近發生的，但基本原則：充足的營養、運動、陽光、良好的情緒、心理的力量、靜坐——也就是生活態度，卻歷經了時間考驗而仍然有效，而且不曾改變。理由是什麼？因為它們可以讓你運用個人資源，促使身體發揮最大潛能進行自我療癒。**千萬別因為原則簡單而懷疑！**本書提供的是你可以掌握的方法，以及適合你個人的療癒之旅，這些方法非常有效，我將會告訴你如何做到！

最後的話

本書沒有任何神奇的祕方，也無法提供每天只要服用三次神奇藥丸或藥草就能藥到病除的法子。你可以透過療癒的過程戰勝癌症——這個過程需要努力及毅力，更需要你做出改變，身體將透過這個過程重新恢復健康。我想告訴準備好邁向這個旅程的人，癌症是可以預防或戰勝的。為了讓更多人受益，我獻上此書。

——伊恩・蓋樂於亞拉河谷，二〇一三年

抗癌資訊那麼多，
哪一個能救命？

Chapter 1

療癒的第一步

如何著手開始？

你的做法會影響最後的結果，這點在邏輯上很說得通。如果你或你深愛的人被診斷出罹患癌症，你當然會想盡辦法得到外界的一切協助。然而，正如生命中其他的事，你的反應、如何回應以及怎麼做，都會對最後的結果產生重大影響。

針對那些勇於接受癌症所帶來的挑戰的人，的確有方法能讓他們重返健康。到底該怎麼辦呢？如今已有很多垂手可得的資訊，朋友的建議、醫學或健康專業人士的見解、各類相關書籍，就連網路上也有不少訊息。本書精選出多年來的有效經驗並搜集各種知識，以富邏輯性、有順序的形式呈現，幫助你評估哪些方法有效，支持並引導你走上療癒之路。

本書頭兩章將從如何處理各種意見著手；從最初被診斷出罹癌到長期得以倖存，再仔細探討如何將良好信念轉化為具體事實。你可以戰勝癌症，緊接著我將說明整個療癒過程及該如何進行。

希望可能成真

請一開始就抱持著希望。不論你在剛踏入這趟療癒之旅時有多麼的絕望，都必須相信自己可以康復。要做到這點並不容易，也需要很多計畫及努力，但你絕對可能恢復健康。

我在病情最嚴重時被認為只能再活幾星期，但那已是一九七六年初的事了！康復之後，米爾斯博士告訴我一件很重要的事：「只要行動，就可能成功。」近年來，許多文獻都顯示有病人克服萬難地痊癒了。而我，也曾協助過兩本書計算有多少病人存活、使用過多少方法，以及有多少人完全康復。第一本書是收錄四十四位參與我早期成立的支持團體，而後成為長期倖存者故事的《鼓舞人心》，如今已絕版，取而代之的是《從癌症中存活》，收錄了二十八位經歷不凡療癒旅程的病人故事。作者保羅・克羅斯（Paul Kraus）是目前所知罹患間皮癌存活最久的患者，非常值得一讀，在需要新方法時更可以一讀再讀，以汲取靈感。

長期倖存者的特徵

根據我協助過多位長期倖存者，並深入瞭解觀察的結果，這些人有些共同特徵。

第一，他們都非常專注，做了許多努力。

第二，他們所做的努力有一些共同點——他們其實都是在修正、調整一些生活中重要的小細節。

請容我解釋一下。多年前，我曾對三十五位長期倖存者進行調查，這些人被專業醫師預測只能再活一小段時間，但他們克服種種困難，又多活了許多年。這項調查詢問這些病人自認哪些方法有助於康復，並依照方法的重要性逐一評分，而這些問題可反映出醫療技術、自然療法、營養、克服死亡的恐懼、原諒、靜坐等的重要性（所有你想得到的方法都包括在內）。

調查結果很快呈現出患者最重視什麼，也顯示出他們做了哪些努力。要讓重大疾病好轉並不簡單，必須付出心血，他們都全心全意投入，十分地努力，也對自己使用的方法給予高度評價。

有趣的是，詢問這些人在康復過程做過的事中，哪三件對病情最有幫助？不少人感到很為難，而且他們不喜歡這個問題！他們那麼努力，發現那麼多方法有用，卻要他們只選出三件，實在是強人所難。

無論如何，他們還是選出了三件很精采，也很重要的事，而且**重要性遠勝過其他事——那就是飲食、靜坐及拓展自己的心靈。**

在這些人之中，有不少人一開始就被宣判了死期，而十年後仍然存活著。接著，我問他們建議剛被診斷出罹癌的人做什麼？有四件事情名列前茅，其中再次包括了飲食及靜坐，其他建議則是參加經營完善、以生活型態為基礎的自救團體（能學習到適合自己的方法並得到支持），以及努力尋找生命的意義與目的。

什麼是心靈生活及生命的意義與目的？這些倖存者都指出信念的重要性，這在所有該做事項裡扮演了關鍵性角色。什麼事可以啟發你？激勵你？你為什麼想恢復健康？對你來說，康復到底有多重要？你真的準備好這麼做嗎？你願意付出多少？你將從病痛中學習什麼？這場病讓你瞭解生命的意義與目的嗎？你會怎麼做來維持健康？你康復以後將如何面對人生？這些問題一直存在我們心裡。

有句話說得很好：**如果你很想要做某件事，就一定會找到方法。**若想活下去的欲望夠強，並根據有邏輯的方法進行，便有充分理由預測你能恢復健康。請鼓起勇氣相信各種可能性，然後著手進行下一個步驟。

｜第 1 個大問題｜你真的想恢復健康嗎？

你可能認為，我一定是瘋了才會問這個問題。事實上，有些人被診斷出罹癌時深信自己不會好轉，也無法想像自己康復，這反映了他們缺乏真正的盼望。某些文化仍普遍相信只要得到癌症就一定會死，也有部分家庭及個人仍抱持這種觀點而對癌症心懷恐懼。當然，這也可能是因為他們所知的癌症病患都去世了。

癌症的解藥是什麼？是希望。處於這種狀況的病人需要鼓勵，他們需要瞭解各種可能性是存在的。支持團體或許會有幫助，特別是團體中可遇到、見到或接觸到的長期倖存者！即使是聽聽病患康復的故事或閱讀《鼓舞人心》及《從癌症中存活》，都能讓你重拾失去的希望，繼續往前走。

不過還有個更深層的問題——我知道有些人並不想活。他們很明白地告訴我，活著太痛苦了（我們將在第十五章更仔細討論這個問題）。若你很瞭解這些人，就會知道他們對生命失去了熱情，可能是經歷過太多創傷或長期累積了太多問題，對他們來說，未來的路十分艱難。他們覺得自己活得夠久了，就算癌症上身也不願挺身對抗。

癌症的解藥是什麼？正如許多倖存者說的，是尋找生命的意義與目的。什麼事曾被你拋在一邊，如今卻讓你重燃熱情？你是否能改變環境，讓生命值得再活一次？身為人實在是太美好了，即使有時日子十分難熬，但還是很棒——只要能反省到這點，就能體認到有太多理由值得活下去。

那麼，現在的你該做什麼？如果你很清楚自己想恢復健康，沒問題，朝目標努力吧！然後進行到下個步驟、下個問題。如果你有所疑慮，不確定自己是否能活下去，首先必須慎重思考有關希望的問題，並找到鼓舞自己的方式。若你有很深的疑慮與恐懼或缺乏活下去的動機，請探究自己的內心，找出激勵自己的方法，並尋求解答。你可以找信賴的朋友或經驗豐富的諮商師聊聊，讓你更清楚該怎麼做。

儘管對每個人來說，死得有尊嚴及死得其所很重要——這是我們終將面對的事，不過，《14天壽命多活45年的治癌奇蹟》的重點在於恢復健康，以及如何讓生命更美好。

｜第2個大問題｜誰得為你的決定負責？

想瞭解這個問題的最大重點，請你先想像一下求診時的情景。

你可能會對醫生說：「我的身體生病了，你要負責治好。你告訴我是哪裡出了問題，你決定我應該要做什麼治療，我會接受你說的一切。這是你的責任！」又或者，你會對醫生說：「我的身體生病了，我們可以做什麼讓它變好？」

後者的觀點會讓醫病關係更平等，**你不該將自己身心的健康——你的性命——交給其他人負責**，你得自己承擔尋求健康、與醫師合作的風險。

隨著時間飛逝，現在的你或許正在向專業人士求助，他們的技術與溝通技巧可能十分多樣（有些人相當精於此道），但也可能是難以溝通的，不論是因為沒有時間，還是缺乏才能、興趣或訓練。基於同樣原因，他們的專業知識也可能極為狹窄。請實際一點！對你來說最有幫助的醫生及健康專家們，在溝通上有可能非常機械化，你是可以從他們的技術得到益處，但接受他們的治療無疑也同意深層、有意義的討論是徒勞無功的。

你必須瞭解誰是治療團隊的關鍵人物，這點非常重要！**理想的關鍵人物最好是家醫科醫師或家庭醫師。**你需要受過廣泛訓練、心胸開闊，讓你尊敬及信賴的醫師。有些醫師你可以與他無話不談；有些醫師關心你的病情，並且會考慮你在特殊狀況下的需求，例如你的期待與信仰；有些醫師會提供各種療法，解釋療法的效果與風險，讓你有時間提問；也有些醫師會挑明地說，如果你是他們的朋友、家人或小孩，他只會推薦你做某種療法，這會加深你對他們的信心，決定接受這樣的建議。

最近已有不少醫院開始提供整合性醫療服務，集合各科醫師及專業人士組成醫療團隊共同討論個案，做出明確的醫療建議。這麼做當然很好，但問題仍然存在，那就是：誰負責與病人溝通？誰負責協調病人的醫療管理？誰是關鍵人物？雖然我鼓勵病人必須為自己的決定負責，但這個關鍵問題依舊存在：誰是病人主要的諮詢者？

或許你很幸運能找到癌症專家扮演這個角色，但這種情況並不普遍。雖然我認為醫師的角色很關鍵，然而遺憾的是，病患及家屬經常抱怨醫師溝通技巧不好——多年來這樣的批評始終存在。醫師必須具備良好的訓練及實務經驗，才能提升與病患溝通的品質，妥當地告知病人惡耗。

某些醫院是由護理人員扮演協調角色，不過，受過訓練、充滿熱情、能夠提供整合性療法的家醫科醫師還是最佳選擇。根據統計，家醫科醫師平均每年只要看三位新的癌症病患——只有三個人，所以對他們來說，碰到癌症病患是一件不得了的大事。他們很清楚有哪些治療方法及其他選擇，不但願意花時間討論，也有良好的專科訓練及豐富的諮詢經驗。

你可以找一位家醫科醫師當關鍵人物，與他維持長期的醫病關係。遺憾的是，經常有病人抱怨他們起初都是由家醫科醫師診斷，後來卻被轉給專科醫師，而且接下來多半都由專科醫師負責診治，再也見不到家醫科醫師。因此，**你最好回頭去請家醫科醫師負責協調，或是找到適合處理你現在病情的醫師，跟他預約接下來的門診時間。**

請優先確認醫療團隊的協調者是誰，讓他知道你所有的狀況，告訴他你做過哪些治療及曾經想過、服用過什麼營養品或藥草，徵求他的建議以確保你不會使用過量藥物，或避免服用的藥物之間會產生衝突。然後，還要請他支持並鼓勵你。在這種情況下，擁有一位好的家醫科醫師非常重要，他能提供你明確的意見，讓你對康復有信心及穩定感。他就像是你生命的教練、療癒的教練，你應該定期、規律地與他保持連繫。

就是這樣，請你組織一個良好的醫療團隊，獲得他們的建議與支持，再自己做決定。

|第3個大問題|最有可能治好我的方法是？

基本上療癒有三種主要方法：常規療法、自然療法（三種），以及與你有關，也是本書強調的生活療法。

常規或正統療法

一般來說，常規療法是指醫學院傳授的醫療做法，醫院採用的就是這種療法，提供符合醫界普遍認可的主流醫療及標準照護方法。

自然療法

- ▶**輔助療法：**輔助療法指在常規療法之外使用額外藥物、療法或補充品的療法。現在有愈來愈多醫學院教授使用輔助療法，各大醫院運用輔助療法的情況也愈來愈普遍，可見這種療法已被廣為接受。我們需要更多研究來證明這種療法的效果。
- ▶**傳統療法：**傳統療法包括有大量文獻記錄，或被認可的藥方及療法，是各種傳統健康照護實務經驗長時間累積的成果，包括傳統中醫、阿育吠陀（Ayurvedic）療法、西方藥草及順勢療法，這些療法與常規西方醫療系統相較起來，是截然不同的健康照護模式。
- ▶**另類療法：**另類療法是許多醫學權威用來形容邊緣、未被證實或令人反感的療法，我們將在第十九章〈踏上你的療癒之旅〉中探討這些不同療法能提供什麼樣的協助。

不論是常規、輔助、傳統及另類療法，都是向外求助，而你是為了自己才將這些療法用在身上。這點聽起來很有道理，你向外科醫師、按摩師或針灸師傅求助，聽從他們的建議服用西藥、藥草或補充品得到益處，才將療法用在自己身上。不過，我們還有一種截然不同的改善方法——你自己就可以做點什麼。

生活療法

生活療法的重點是，你可以在日常生活中做些什麼，這也是本書的核心。**生活療法非常有用，可以改善生活品質，增加成為長期倖存者的機會。**生活療法包括尋求醫師、心理醫師，以及社會與心靈的協助。實際技巧則包括：營養、運動、陽光、壓力管理、放鬆、社會支持、良好情緒、心理力量、意象法、正念（mindfulness）及靜坐。

我建議任何被診斷出罹癌的人以改變生活型態作為療癒的開始。你若採用常規療法，生活療法可以減輕治療產生的副作用，讓治療效果發揮到最大；此外，要是常規療法沒有效，生活療法仍可以帶來希望。

優先選擇整體療法

這是個值得一再強調的重點。

整體療法是指全面整合性療法，它結合了常規療法的優點與安全性、生活型態的建議，以及以事實為根據的補充品及／或療法。它的目標是妥善地選擇最有效的方法，讓病人在獲得充分資訊後再進行選擇。整體療法是一種統稱，它包含各種療法，其中也包括生活療法。

尋找主張整體療法的醫療團隊

如今，整體療法已成為一門專業領域，許多醫師也聲稱他們的身心治療法具有整體性。簡單來說，已有不少療法考慮到整體性，也就是全面將病人視為一個整體，並統合各類健康專業人士共同診治。

在尋找醫療團隊成員時，最好一開始就找主張整體療法，同時也是整體療法協會的成員。

大部分病人在罹癌後都會找醫師求助。因此，讓我們邏輯思考一下該如何面對診斷結果、預測病情及選擇療程。

精確的診斷是最重要的開始

現代醫學擅長診斷病情，可確認是否得到癌症、得到哪種癌症、哪裡罹癌，以及癌症範圍有多大。當然，就像所有事情一樣，現代醫學也會犯錯，尤其是某些罕見病例，所以必須尋找第二意見。但大體而言，現代醫學的診斷結果不太會出錯，而且可以接受。

被判得到癌症的反應

有些病人會平靜地接受診斷結果，不過我見過各種年齡、有著各類經驗的病人，他們在聽到那句致命的「你得到癌症了」後都大為震驚。許多人的反應是不相信與麻木，有時是流露哀傷，有時是困惑、不確定及恐懼——有強烈的情緒反應很正常，也完全可以理解，只是，處於這種情緒狀態的病人不適合做出重大決定。

我強烈建議**在得知診斷結果後先花點時間調整情緒，不要急著做出重大決定**，只有極少數藥物或療法會因為無法及時決定，延遲使用一、兩週，而影響到病情——這是我與一般看法迥異的地方。很多病人以為，接受癌症療程就像遇到大量失血，得立刻治療，愈快愈好。在緊急情況需要動手術時確實如此，但大體而言，**延遲一、兩週對長期結果並無太大影響。**別著急，請在心理狀態良好時再做重要決定，這也會讓你選擇的療法更有效。

此外，這也是與親友更為貼近的時光，尤其是能陪伴在身邊、在情緒紊亂時提供穩定力量的親友。

有一點很重要，請不要搞混了，那就是——「正面思考」並沒有錯，但很多人誤以為「正面思考」代表必須沒有情緒。許多人以為只要顯露出害怕的情緒，就算只哭一次，也會折損一、兩週的壽命。整天哭、每天哭當然會出問題，但在被診斷出罹癌的難熬日子裡，哭泣很自然，也很正常，而且代表你是為了自己，為周遭的人而哭。

如何處理情緒

健康的情緒是自然的情緒；不健康的情緒是讓狂野的情緒控制人，或是在癌症病患身上常見的壓抑情緒。

每個人都有情緒，重要的是如何表達。人天生有著各種不同情緒表達方式，有人善於表達，有人則相當保留，會造成這個結果有許多原因。有些文化的表達方式很情緒化——例如我們馬上會想到義大利人；有些文化把情緒控制得很好，例如我的文化源頭——英國。

每個人的情緒都不同，而你，必須誠實面對自己。坦白一點，讓情緒自然流露吧！

情緒問題很重要，我會在第十六、十七章討論，現在請你先瞭解：情緒流洩是自然、正常且健康的現象。**得知罹癌時，情緒可能很痛苦，請想辦法讓它發洩出來**，不論是一個人，或與信任的親友一起發洩都行。情緒發洩完了，身體就會感覺輕鬆許多，而且更有利於治療，讓你可以使用你的個人資源展開康復之路。

如果你擔心自己有情緒問題，而身邊又沒有人，或他們永遠不會出現的話，請勇敢一點，此時你必須向外求助，與專業諮詢者或見多識廣、值得信任的朋友談談，瞭解自己的情況。

根據經驗，情緒太多會無法清楚思考或做出良好決定，也無法全心投入該做的事。被診斷出罹癌時，直接的情緒反應一般是感受、陳述，然後顯現，而且往往會非常激烈，日後這種情緒也可能會再次出現。我要再次強調，這是自然且正常的反應。請誠實一點，容許自己將情緒表達出來，並瞭解情緒是健康生活的一部分。

慢慢來，不要急。請坐在親近的人的身邊，你們可以保持沉默，或許流淚，或許交談然後討論。請接受自己的情緒，讓它宣洩出來。讓自己沉澱下來，然後著手開始計畫，繼續往前邁進。

Chapter2

懷抱希望

預後及預測未來

診斷結果是根據事實，預後則來自推測。根據預後可以預測未來，作為診斷、治療及病情如何發展的判斷基礎。

要注意的是，預後可能會讓預測結果成為事實。

小心病情預測成為「指骨效應」

古代澳洲原住民有個稱為「指骨」的文化，這是地球上最古老、持續存在的文化，根源可追溯到至少四萬年前。當地有許多小型游牧民族生活在惡劣的環境中，為了生存及繁衍後代，他們制定了嚴格的法令，人人都必須遵守，要是違規，最大的懲罰就是「指骨」。

當某人違反部落重要法令，當事者會很清楚自己犯了嚴重錯誤，也知道後果將如何：只要整個部落認定他違法，長者們會共同討論如何處置，在大家都同意的情況下，由一位年長執法者進行指骨懲罰。執法者在部落裡通常都擁有崇高的地位，他會穿著舉行儀式的服裝，手執一支人類大腿骨進行懲罰儀式。

在整個儀式過程中，執法者並不會真的用骨頭打人，只會將骨頭指向犯法者，說些詛咒、威脅及承諾等話語，聲稱犯法者一定會死。

有趣的是，這些話會立刻見效。首先，違法者被骨頭一指就會立刻倒下。整個部落的人會遠遠地離開他，避免與他有所接觸。從此，這個人會變得十分沮喪，不想活下去，整個人退縮起來，槁木死灰，了無生趣。

目前已有許多資料顯示西方醫學試圖干預死亡，卻沒有任何證據顯示常規療法企圖導致死亡。然而，透過這種違法者的死亡形式，我們得以觀察到另一項驚人事實。

其他部落成員感覺違法者瀕臨死亡時會再度聚集，這次他們會預先舉行哀悼儀式，並在過程中宣稱嚴重違法、罪大惡極的人終將一死。

在這個部落文化中，指骨的下場只有死亡。

讓我們做個不太恰當的比喻：身體不舒服時，你覺得不太對勁而去尋求協助，然後幾位年長者共同討論，其中一位關鍵人物在討論過程中盛裝打扮——穿著白色外套，手持聽診器，然後宣判結果。

「你只有三個月可活，我們已束手無策。」

以粗魯的方式宣布惡耗，效果就像是指骨效應。

過去醫師會率直地告訴病人他得到癌症，如今醫師會試著用較委婉、更有同情心的方式告知，但即使如此，許多病人在得知消息後唯一的結論就是：我得到癌症，我死定了。

接下來常發生的狀況是，病人帶著驚嚇回家，從此變得退縮，朋友也不敢接近他，就連家人也手足無措，不知該如何反應及伸出援手。很多天性善良、心腸好又體貼的人都說，他們很怕說錯話或做錯事，覺得什麼都不做最保險，所以只好躲得遠遠的。

當有人因為癌症日漸衰弱，幾乎瀕臨死亡，人們聚在一起向他道別是很自然的事，我們將在第十八章〈人生的謝幕和告別〉當中談到如何以健康、有建設性的方式道別，但是我要再次強調，不適當的道別有可能會造成指骨效應。

罹患癌症這個訊息本身並不複雜，但若無法適當地告知病人壞消息，或是說得太直接，而且還過度強調病人還能活多久，他們的生命等於受到雙重威脅：第一重來自癌症本身，第二重則是指骨效應——這兩者都具有潛在致命的威脅性。

不過，仍有澳洲原住民從指骨儀式中存活了下來。據說年長原住民或現代醫師會用自己的儀式說服被指骨者可以反擊，或是反轉指骨的懲罰。沒有任何藥物能做到這點，只有透過被指骨者的心理才能做到。

我們必須注意這點！

首先，請用邏輯思考一下：預後其實有點像賭馬。

雖然治療癌症的過程牽涉到高度技術及臨床鑑定，不過判斷預後仍包含某種程度的臆測，醫師必須盡可能全盤考量各種因素，才能做出準確評估。我們知道，賭馬經常是大家喜歡的那匹馬會贏得最後勝利，卻也明白賭馬賭贏的機率有時就很低，而找出哪匹馬會獲勝的唯一方法，就是等馬開始奔跑——生命同樣如此，對付癌症也該這樣。

預後很像賭博，它根據診斷結果提供可能的風險。賭一個感冒的人能痊癒的機率當然很高，沒有人會因為感冒而緊張過度或擔心未來。感冒的預後通常很好，也可以很快痊癒，但被診斷出罹患侵襲性的癌症，就完全不是這麼回事了，這自然會逼得大家人人自危。

你是獨一無二的病例，你會活下來

這裡有更多好消息！就統計上來說，人類出現在地球上的機率是非常低的。這是什麼意思？為什麼這點那麼重要？

這很容易解釋，這就像玩「Two-up」擲銅板遊戲：把兩個銅板同時往空中拋，猜猜最後銅板落地時兩個正面都朝上還是朝下。如果是一個正面朝上，一個正面朝下，就再丟一次。要是連續五次都已丟出兩個銅板正面朝上，那麼多數人的直覺是下次肯定是正面朝下，因為機率就是這樣。然而事實未必如此，因為每次拋銅板的機率彼此毫不相關！就統計上來說，每次的機率都是獨立的。當然，如果你兩個銅板丟一千次，很可能有五百次正面朝上、五百次朝下——平均來說，大量統計的機率彼此相關且有意義。然而，就個別事件的機率來說，每次丟銅板的結果是獨一無二的。

這個情況也適用於人身上：被診斷出罹癌在統計上是獨特的。一般來說，統計數字用來預測會發生什麼事而下注還蠻管用，有某種準確性及實用性，但**你永遠無法預知一個獨特的癌症病人的最後結局**，直到時間飛逝，比賽開始。

我第二次被診斷出罹癌前，曾到醫學圖書館尋找同樣罹患惡性骨肉瘤卻存活的病人資料，其中最高紀錄是多活了六個月。如果接受這個事實，也採信預後的說法，我可能很快就會放棄，變得很消極，而且準時死去。如今回想起來，還好那時我「瘋狂」到相信自己會康復，因而啟動了療癒效果，也打破當時所有證據與說法。那時我做的一切均有邏輯可循，而這正是癌症病患對預後應有的認知。

每個人如何看待生命各種狀況有很大差異，癌症也是，最明顯的情況是面對同樣的診斷結果，有人就是活得很長，有人很快就去世。我們可以用鐘形曲線來說明這種常態分配：假設有一千人罹患同樣癌症，隨著日子一天天過去，有人很快就死了，而且大部分是在預測時間之內死亡，但也有人活得比預期時間更長。以下是這個現象的鐘形曲線圖：

癌症患者死亡鐘形曲線

以下數字代表占整體多少百分比

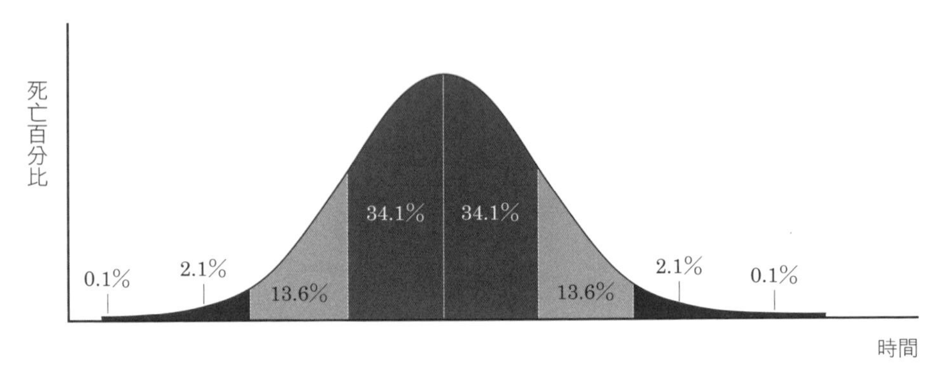

不同癌症有不同的存活時間，曲線形狀也不一樣，這點倒是很清楚。如果我們追蹤大量特定癌症患者，多數患者會在同一段時間死亡，這也是預後指出病人還有多長壽命的主要根據；其中，如果醫師樂觀一點，病人會活得更久；如果醫師比較悲觀，病人就會活得較短。這裡呈現的訊息很明白，也都表現在統計數字上。

如果你或你愛的人被診斷出跟其他病人罹患相同癌症，研究其他病人的病史會很有趣，也代表你的情況可能會很類似。然而，事實卻並非如此，你在統計上是獨一無二的存在，你可能落在鐘形曲線的任何一處。

接下來的重要問題是：什麼原因影響你在鐘形曲線上的落點？難道只是統計或機率？你可以做些什麼影響結果？

讓我們再回到賭馬的譬喻。如果你打算在某匹馬上下注，卻發現牠吃不好的話，你會怎麼做？如果牠訓練得不夠好呢？如果牠不喜歡賽馬呢？這些因素都會影響比賽結果。

癌症也是如此。如果你接受良好的治療，未來結果會如何？如果你吃得很好，落點會在鐘形曲線的左邊或右邊？如果你吃得很差呢？你內心始終充滿擔心與恐懼，或是努力讓自己更積極而堅定，情況會有什麼不同嗎？

人人在統計上都是獨一無二的存在，人人都需要獨一無二的治療，也必須被認為是獨特的個案。就算你被診斷出癌症，或正在協助別人度過難關，這樣的處境仍舊是獨特的。每個人的身體狀況都不相同，情緒反應也十分多樣；不同情緒會產生不同改變，進而導致心理的變化。

你是獨一無二的！如果有兩個女人都得到乳癌，一般會認為她們罹患同樣的疾病，正如有兩個男人都得到前列腺癌，也被認為是相同病患。然而同樣標籤卻可能處於不同狀態，產生相異的可能性。或許我們應該用罹患乳癌的女人的名字「珍」來描述她得到的是「珍的病」，至於另外一位則得到「瑪麗病」，這兩種病很可能截然不同。

我要再說一次，**儘管大體而言統計有它的意義，但你需要的是有用的大群體統計，關鍵在於：個體行為不是根據統計而來的，個體是根據自己的意志而行動。**

每個人都是獨立的個體。如果你要的是平均結果，就照平均的做法去做；如果你追求的是獨特的、獨一無二的結果，請邏輯思考一下，相信自己的獨特性，做點獨一無二的事吧！

Chapter 3

我應該用哪種療法？

照顧個體的需求

在診斷出罹癌並被告知預後之後，接下來就要選擇治療方法了。如何根據自己的個別性及特殊狀況選擇最有效的全方位療法？如何不以一般情況及標準療法，而是從個別需求來考慮療法的選擇？如何根據個體的特殊狀況做出適當回應？

我們必須再次仰賴邏輯思考準則，並依據經驗、智慧及洞察力等擬定一切細節。

在西方世界，幾乎每個人都有可能被診斷出癌症，大家也認為最好選擇在常規醫療機構接受初步治療，那裡有最好的醫療人員進行診斷、告知預後，並提供初步治療計畫的各種建議，這似乎很說得通，也理當如此！如果醫界對治癌症有簡單的做法，開個小刀、吞個小藥丸就能保證痊癒，我們當然一定照做，不做的肯定是笨蛋——只是，事情沒這麼簡單！

你有3種選擇

一般治療癌症的選擇，不是治癒性療法，就是緩和照護，但其實還有第三種選項，讓我們來搞清楚吧！

▶**治癒性療法：**在許多人的想像中，治癒性療法非常有效，只要治療五年就可完全康復。事實上，治癒性療法的目的只是在臨床上偵測不到癌細胞，讓病人可恢復正常生活而已。

▶**緩和照護：**另一方面，緩和照護是各種安寧療法的統稱——一種基本需求及權利，通常在瀕臨死亡或無法挽救的情況下才會使用，目的是讓病人盡可能輕鬆、舒適地離開人世。

▶**緩和治療——與癌症共存：**緩和治療是種結合部分緩和照護的特定做法。緩和治療可能會進行某種程度的干預性治療，但它在定義上並不屬於治癒性療法，目的是在醫療技術已無法對治時仍可延長生命、改善症狀，以及促進生活品質。緩和照護與緩和治療的界線很模糊，不過近來緩和治療常被稱為「與癌症共存」。

大體而言，透過常規療法而倖存的病人沒有增加太多，但近年來病人的壽命卻延長不少。箇中原因可能包括疾病發展的速度變慢、副作用減至最低，以及生活品質變好——緩和性化療（不以治癒為目標，使用化療藥物減輕癌症症狀，提高病人生活品質）在常規醫療的緩和治療中，就扮演了重要的角色。

當治癒性療法「有效」時……

一名癌症病患因某種治癒性療法的高治癒率而接受治療——依我的觀點來看，他理應採用該療法，就算得承擔可能的風險。常見的治療選項是手術，而且通常是第一步，然後才是化療及／或放射治療。

然而，在開始進行治療前，你有其他正確而且更棒的事要做。**請盡快重新檢討自己的生活型態，進行能夠補強並支持治療的一切步驟。**生活療法會讓身心處於樂觀狀態，讓療效發揮到最大，並將可能的副作用降至最低。如果你考慮使用輔助療法、傳統療法及另類療法，請務必瞭解哪些事可以增加身體的療癒力、把副作用降到最低，以及有什麼好處。

當治癒性療法「無效」時……

當治癒性療法也束手無策（從第一次診斷到日後追蹤，都很清楚顯示出治癒性療法不怎麼管用）時，該怎麼辦？如果只能選擇緩和照護或與癌症共存，該怎麼辦？一般來說，你有以下三種方案：

▶瞭解死亡可能是最終結果

或許這不是你閱讀本書想看到的選項，但我們必須瞭解並接受這點。有些人可以接受預後，瞭解死亡是最終結果，然後把重點放在剩下的時間能做什麼，盡可能與癌症和平共存，準備好安然離世。

是的，準備好安然離世。死亡與生命中其他的事沒什麼不同，可能毫無心理準備就遇上，我們只能期待有最好的結果，或盡可能準備好面對它，最後安然地離開人世。

坦白說，我在八〇年代初期協助癌症病人時，並不瞭解死亡是怎麼回事，一心只想幫病人康復，我承認自己對病人死於癌症後可能會發生的事感到擔心。結果許多人康復了，但也有一些人死於癌症，這麼多年來我近距離幫助許多癌症病人，能夠不斷看到認識的人們準備好面對死亡並平靜地死去，真的讓我深受鼓舞。他們所學習與所做的事，能讓他們在抗癌過程中取得優勢，也可以讓自己死得很有尊嚴。

我必須說，有些人在面對藥石罔效時能接受自己瀕臨死亡的事實，把焦點放在與癌症共存，使用緩和照護法直到「時候到了」，這是個十分合理的選擇。然而，不論基於什麼理由，如果你還沒準備好面對死亡，而且仍企圖要恢復健康的話，一定要冷靜思考，當治癒性療法無法讓你康復時，什麼方法可以？有其他選擇嗎？

▶從非常規療法中選擇

還記得幾個截然不同的療法嗎？常規療法、傳統療法、輔助及另類療法P029。當常規療法無法治癒癌症時，其他療法能做到嗎？我聽說個人化的傳統療法及輔助療法讓許多人奇蹟似的康復，似乎對特定病人很合適，而且非常有效，但我個人沒有類似經驗，也不確定它們是否對多數人都有效——我無法確定常規療法、傳統療法及輔助療法是否有神奇的魔法。

▶從自己身上尋找療法，克服萬難恢復健康

就算常規療法無法治癒你的病，我相信仍可以找到其他真正的希望。其實，「神奇的魔法」就在你自己身上。面對癌症的各種困難，未必得透過外在的傳統或輔助療法才能對治，重要的是啟動內在的療癒力。

請記住，只要有治癒的可能性，就應該放手去做。你只要單獨使用自己內在的資源，毋需借助外力、治癒性療法或任何你所知道的其他療法，就可以恢復健康。就算只有一個病例證明身體具備反應、對抗癌細胞，以及療癒的潛能，只要成功一次，就可能有第二次——事實上，不只一個，已經有太多太多案例證實了人的內在療癒力，過去三十年來我不斷學習及指導病人的，就是讓這種可能性發揮到極致。

想排除萬難克服癌症，顯然不是件易事——我絕對沒有誤導各位的意思，如果很容易，人人都可以康復，也就不會有人去世了。

根據我的經驗，那些成功克服癌症的人做了很多努力，他們勇敢懷抱希望，尋找有用資訊，重整各種支持力量，心懷善意地採取行動……。他們很有毅力地面對治療過程中的困難，從別人錯誤的經驗中汲取教訓，準備好勇敢體驗，嘗試新做法並付諸行動，得以發展出內在自信。他們將這段過程視為旅程，從中學習，享受挑戰一切，並對最終結果欣然接受——而且，他們可能運氣很好！

克服萬難恢復健康很不簡單，需要專注、精力與承諾。那該專注在什麼事情上呢？

若常規療法沒有效果，就別再浪費時間！在我看來，傳統療法、輔助與另類療法也不一定可靠。在這種情形下，你必須專注於內在的療癒力，以對你有效的常規療法、傳統療法及輔助療法來支持它。手術或化療可以減少癌症對身體造成的負擔，或許你會使用藥物、傳統療法及輔助療法增強免疫力、療癒力和減少症狀，但當各種療方均宣告不治，你得放聰明點，把重點放在內在的潛能——即生活療法，並竭盡所能地支持它。

重點整理　如何結合一切有效療法？

＊當治癒性療法大有可為

請把重點放在治癒性療法，並結合其他有效方法。生活療法永遠有用，此外，請謹慎使用傳統與輔助療法。

＊當治癒性常規療法無效

你有幾個選擇：

- **緩和照護**：接受診斷結果及預後，為死亡做好萬全準備。生活療法與做好死亡準備一樣，都有可能延長壽命，並請謹慎使用常規療法及輔助療法。
- **與癌症共存**：面對診斷結果及預後，接受自己真正的目標是盡可能活久一點，並且活得更好。生活品質是這個階段的重心，同時也要盡可能延長壽命。本書一再強調的生活型態將是重點，此外，良好的藥物、傳統療法及輔助療法也有幫助。
- **接受診斷結果及駁回預後**：勇敢地相信自己可以康復，此時重點在於透過生活療法啟動內在療癒力——透過一切支持這點。請謹慎使用常規療法、傳統療法及輔助療法。

要接受什麼特定療法？

在我們仔細討論如何啟動內在療癒之前，請先檢查一下你所使用的外在療法，判斷是否該繼續使用。讓我們先討論一下你有哪些選項。

最合理評估醫療建議的做法，就是請教醫師下列幾個問題：

▶不接受任何治療的結果是什麼？在這種情況下，未來還可以活多久？

回答這個問題的最好方法就是統計。請提問：如果有一百個病人跟你一樣，而且沒有接受任何治療，請根據以下問題合理評估：

❶一年之後還有多少人存活？他們的健康狀況如何？

❷五年之後還有多少人存活？他們的健康狀況如何？

▶如果接受建議採取治療，未來還可以活多久？

同樣的，這個問題可以用統計來回答。請提問：如果有一百個人跟你罹患相同癌症，而採用醫師建議的療法，請根據以下問題合理評估：

❶一年之後還有多少人存活？他們的健康狀況如何？

❷五年之後還有多少人存活？他們的健康狀況如何？

注意！這些統計必須在療法確實有效並排除某些罕見癌症或療法（例如實驗性化療）的情況下才能成立。若醫師無法回答，建議你徵詢其他人的意見。
如果你考慮要做某種實驗性療法，只能從它可能的效果進行評估。
換句話說，透過這些初步問題，可以找出統計上有哪些療法較有效再來使用。

▶這些療法的副作用是什麼？

如果答案包含統計數字會很有用，如此可評估潛在的風險。請提問：

❶如果有一百個人像我一樣接受治療，可能產生什麼副作用？有多少人產生副作用？例如：有五％或九五％的人會感到噁心？有五％或九五％的人會掉頭髮？

❷這些副作用會持續多久？是幾分鐘？幾星期？還是幾年？這些副作用永遠不會消失嗎？

❸若產生副作用，該如何處理？如：很多因化療產生的副作用，現在都有有效的對治方法，至於因化療而掉髮，通常很快就會長回來。

▶我對療程的反應，會對結果產生什麼影響？

事實上，這個問題的答案可能比前三個問題還要難回答。醫療系統可以準確評估其結果，這是因為單一項目的治療（例如藥物、療程等）效果相對而言較容易解讀與評估。相形之下，人類相當複雜——情緒、心理及心靈彼此之間的關係很深，不像研究或評估藥物可使用標準雙盲法（指研究人員和被試驗者均不知哪一組試驗者正在接受測試）或交叉比對那樣容易控制。

不過，很清楚的是，你對於自己所作所為的反應，絕對會影響結果。如果你在接受化療的過程中內心充滿恐懼與厭惡，滿腦子想的都是可能的副作用與對免疫系統的傷害，自然就會降低化療的效果。反之，若你想清楚後決定接受療程，並認為這麼做對自己最好，也願意全力配合的話，就會從療程中獲得最大的益處。

救命關鍵——竭盡所能全力以赴

這也是為什麼我強烈建議你，**決定採取什麼治療前一定要想清楚。**每種療法幾乎都有利有弊，請花點時間想清楚，如果需要協助，有個理智與直覺並用的技巧會很有用，我們將在第七章討論。

一旦做出決定，就請接受所有療程。接受它！不是將就，不是忍耐，更不是逆來順受，而是接受！這是你自己的決定。這是為了你自己好——就像得了肺炎得服用抗生素一樣。不論你是做化療、改變飲食或練習靜坐，愈能接受這些療程進入生命，感覺就會愈好，你自然會更加支持、接受自己的選擇，而療效也會跟著更好。

只要你真心接受你選擇的治療，就能釋放心理、情緒及心靈的正面潛能。我深信：只要接受治療，以積極正面的態度配合，便能合理期待最好的結果與最少的副作用。

或許說了這麼多，你還是很難決定，畢竟對病人來說，當前的癌症療法很難熬——有時真的很痛苦。老實說，多數常規療法都會對身體造成毒害，放射治療及化療常傷害免疫系統及其他防禦機制，降低身體本身的療癒力。這類傷害通常都很嚴重，副作用也很明顯，做過放射治療後往往會有灼傷、嘔吐、掉髮等明顯症狀，而倦怠、昏睡、思考不清、沮喪、記憶減退等也是進行治療後常見的症狀。也有許多療法對身體其他部位的影響看起來並不明顯，實際上卻很強烈。輕微的感染或許在早期沒有導致什麼不良後果，卻可能會在未來造成嚴重的影響；更可怕的是，身體本身對抗癌症的能力會日益降低。

雖說我們必須正視常規療法的副作用，不過截至目前為止，化療或放射性治療仍是最有效的治癒性療法。對你來說，常規療法可能最有用，如果常規療法對你特別有用，而你正在使用這種有毒的療法，那就更需要使用自救技巧來增強免疫力，讓身體幫助自己。

勇敢跟醫師溝通

一定要與醫師有良好的溝通，理想狀態是你可以毫無顧忌地與主治醫師討論你擔心的問題，而且感覺很輕鬆。如果你無法與主治醫師無所不談，請與對方討論你們的溝通出了什麼問題。我們都知道性格確實會影響溝通，而你就是跟某些人處不來，**如果你不知該如何讓彼此溝通更順暢，請改看其他與你更對盤的醫師。**任何醫師都不該為此而覺得被冒犯，這對任何一方來說都會比較好過，也比較有建設性（更多詳細建議請見附錄A）。

根據常規療法的效果做決定或許很難，但下定決心後，請全力以赴！只是，別急著做決定——避免倉促草率決定，可預防日後令人質疑或後悔的結果。慢慢思考，徵詢專家意見，與你向來重視、深思熟慮的朋友談談，並適時注意自己的直覺，然後再做決定。說不定分析到最後，是你對醫師的信心及信任影響了最後決定。

如果你必須動手術，最好把手術細節留給醫師。如果你打算做化療，最好把選擇什麼藥劑的決定權交給化療師。你可能多少想瞭解一點治療的細節，你可以要求醫師以開放、合作的態度回答你的問題。

不論你最後的選擇是什麼，下一步就是盡可能地確認治療可以達到最好效果，本書討論的正是達成這個目標的各種方法。

如何強化手術、化療及放射性療法的效果

大部分被診斷出罹癌的病人都會聽從建議，接受一種或多種常規療法，而且堅持下去。為減少副作用並強化療效，請做好準備並盡量配合，附錄B裡收錄了一些如何準備的簡單建議。

活化你的內在療癒力

根據多年臨床經驗及近來研究證據顯示，靠自己努力就能簡單地活化

療癒力。身體的療癒力直接來自所吃的食物、喝的飲料以及是否吸菸；陽光、維生素D、運動也都很重要；同樣重要的還有情緒及心理，包括如何管理壓力，以及你放鬆、警醒、靜坐的能力，此外，你的心靈的視野也會影響生命及周遭一切……，這些因素都會影響內在的療癒力。

你可能會感到驚訝，這些因素看來都很稀鬆平常。概括來說，這些因素可稱之為生活療法——都是你可以控制，也是日常生活中做得到的事。關鍵是什麼？是你的心智。你的心智可以決定吃什麼與喝什麼，可以讓你過著健康、療癒的生活或繼續陷溺在老舊的壞習慣裡。真的！心智可以改變一切！所以我們應該跟隨心智走上康復之路。

踏上療癒之旅，接受常規療法、傳統療法及輔助療法等外力的協助，開始活化內在的療癒力，都需要有穩定、清明的心智與自信。內心保持穩定，要考慮吃什麼、做多少運動等等會容易許多，也能將這些建議個人化。為了擁有冷靜與清楚的思緒，我們應該學習靜坐。

給熱衷防癌的人

你認為自己現在情況很好嗎？問題是——到底有多好？只是沒有任何症狀，或是可以發揮個人真正的潛能？

我在一九八四年首次撰寫本書時，曾引用數據說：「在今天，美國有三分之一的人在有生之年會得到癌症，澳洲則有五分之一的人會死於癌症。」如今，大約有二分之一活著的人將來會得到癌症，而最近有四分之一的澳洲人死於癌症。這不是危言聳聽，而是事實！**癌症是生活型態的病症。**你準備好從癌症中學習，並為恢復健康而改變生活型態了嗎？生活型態真的能防止大部分癌症嗎？

本書提到的技巧可以救患者一命，我見過許多病人使用這些技巧成功戰勝了疾病，身體也變得很健康。時序回到一九八一年，R・多爾教授（Professor R. Doll）在經典之作《致癌的原因》中提供的醫學證據指出，**只要改變生活型態便可預防八五％的癌症！**這就是你的挑戰，你必須付出努力，全心投入，讓自己有所改變。

癌症長期倖存者的4大特徵

在本書中，你會發現長期倖存者有許多特徵，並瞭解他們做了什麼才得以恢復健康。資深且優秀的癌症醫師蓋布瑞爾・孔恩教授曾點出得到惡性腫瘤卻出人意表地活了很久的倖存者的特徵，在此引用如下：

▶**他們大量接觸常規療法的意見及療法：**他們「控制」自己的健康，決定要做什麼或不做什麼治療，對醫療計畫的要求很高。

▶**他們大量接觸非常規療法的意見與做法：**同樣的，他們選擇自己要做什麼治療，並對醫療計畫有很高的要求。

▶**他們憑著直覺做事：**通常他們不是「思考者」或知識分子，他們多半不是在理性層次做決定，而經常以「直覺」做決定。

▶**他們與自己和平共處：**只要有他們在的場合，你會有種寧靜、安祥及充滿靈性的感覺，他們完全沒有恐懼。

根據個人經驗，我大致同意上述說法。雖然我很瞭解憑直覺做決定的重要性，但我認識許多長期倖存者也很有智慧，懂得運用自己的聰明才智。許多人會遇到的問題是，因為想太多，陷入過多選擇而無法自拔，陷入懷疑與憂慮，以致無法利用直覺，無法做出明確自信的決定，也沒辦法全心投注在正在進行的事情上。

有關孔恩教授指出長期倖存者的四大特點，我們可總結為擁有冷靜及清晰的心智。這讓他們可以清楚思考，做出最好的決定，並與世界及自己和平共存。**面對所有癌症帶來的挑戰，該如何避免恐懼及慌亂？如何讓自己擁有冷靜及清明的心智？靜坐是最有效的方法，而且還具有療癒的效果。**下一章，我們將開啟靜坐的祕密。

靜坐，
引領生命恢復健康最有力的方法！

Chapter4

靜坐的力量

沉默療癒背後的原則

近來，**世界各地有超過六千份研究報告證實：靜坐可以讓人身心更健康**——難怪靜坐成為自我療癒技巧的情況愈來愈普遍！若再加上注意飲食與下功夫於正面思考，便能進一步為自我療癒及整體健康建立起支柱。

過去，只有幾個主要宗教會把靜坐當作發展高層意識這個複雜過程的一部分；如今，「靜坐」這個字眼常使用在不同過程。本書所探討的靜坐，強調的是療效，以及如何透過靜坐達到深度的身心放鬆。這種特定形式的靜坐，稱為正念靜定靜坐（Mindfulness-Based Stillness Meditation，MBSM），輕鬆易學，在日常生活中也很適合練習。據我所知，很多人都是透過這種靜坐改變了健康與生命。

我第一次接觸到這種靜坐及其療效，是透過澳洲精神科醫師艾恩斯里・米爾斯博士。他是第一位注意到靜坐可以舒緩疼痛的精神科醫師，而且他很快地就又瞭解到靜坐的更多功效，於是開始用它來幫助病人解決與焦慮及壓力有關的病症，如恐懼、高血壓、過敏、神經緊張及耐痛力不佳，並於一九六七年寫了第一部討論靜坐療效的書《不用藥也可以減輕疼痛》。

米爾斯博士的最大貢獻之一，就是瞭解「靜定」——靜止的意念，在靜止的身體裡——的重要性，他認為：當身體處在靜定的狀態下，便有機會回復自然平衡的狀態。

同時，米爾斯博士也觀察到，只要規律地練習靜坐，就能重拾平衡的狀態並維持一整天，幫助人們自動重返「健康」這個平衡狀態。和稍微切到手指時不用太在意就會自動痊癒道理相同，靜坐能重啟身體的自然療癒機制，讓它自動運作並產生極大影響。

米爾斯博士最大的功勞在於他洞察到了這點，然後設計出簡單易學的靜坐技巧，讓身體達到靜定與平衡狀態——這是他二十年專心苦讀及認真禪修的發現。

想要知道為什麼靜坐能幫助許多疾病患者——特別是癌症患者，就必須瞭解壓力在生活、健康及自癒力等方面所扮演的角色，對於安排自救計畫能提供不少有力的線索。

戰或逃

想瞭解壓力對身體的影響，只要想像一下突然感到驚恐的情景：假設突然有道閃電幾乎劈到你站的位置，你會瞬間倒抽一口氣，「哇」地大叫一聲，然後直覺地深吸一口氣，肌肉猛然抽動。身體會快速產生化學變化，釋放出許多荷爾蒙：腎上腺素流入血液，可體松濃度攀升。你會心跳加快、血壓上升，血液改道進入活動肌肉，讓你準備好隨時反應……。

這一切，都要歸功於「戰或逃」的自動反應——根據經驗，只要反應夠快，你馬上就可以躲到有遮掩的地方。之後，你會立即發現那聲巨響只不過是打雷，而且根本沒打中你，啥事都沒發生！接著你會鬆口氣，全身感到如釋重負。

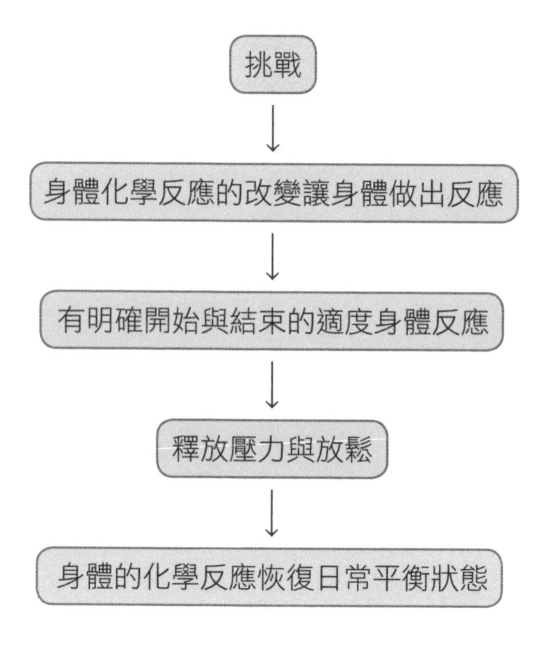

「挑戰」造成的反應，可以讓身體瞬間準備有所回應。在正常過程當中，這些身體反應會依次出現，並在壓力釋放完之後結束。

健康與不健康的挑戰

人類早期的生活簡單，身體在自然中勞動，所以很健康，「戰或逃」的反應能增強自我保護，至今依然如此。

若你身在古代，有隻盤據山丘的劍齒虎朝你走來，想把你當晚餐——這是很明顯的威脅，這種威脅會造成身體化學的變化，讓你很快準備行動，做出適當反應。如果你判斷有勝算，就會站在原地搏鬥；反之，則會立刻逃走。不論是搏鬥或逃走，這些挑戰都會讓身體出現一連串的緊繃反應，直到威脅消失才會結束。接著，不論是舔拭傷口或慶祝勝利，你都會有如釋重負的感覺。

這一連串反應會隨著簡單生活的節奏而出沒，而且不會有後遺症。至於歷經挑戰所留下的，出於直覺及自我保護的恐懼，則是健康的，只會對生活品質或身體症狀造成一點點負面影響。

在以生理本能為導向的世界裡，動物在自然狀態能適時表現出戰或逃的反應。然而，對於置身現代社會的我們來說，生活已不再那麼單純。我們面對的不只是自然威脅，而是極其複雜的處境——這些眾多挑戰往往來自情緒或心理，而且都很難解決。

本來，當你的老板很難相處、要求嚴苛，或是週日清晨鄰居除草機的噪音讓你無法入睡時，我們的反應與古代人沒什麼兩樣：倒抽一口氣，肌肉緊繃，身體化學迅速變化，準備有所行動⋯⋯，只是，我們敢一拳打在老板鼻子上，或不顧鄰居反對把除草機裹起來嗎？看在薪水的份上，我們得信守工作承諾；為了防止自己在社區不受歡迎，我們得忍氣吞聲——我們認為跟著感覺走並不恰當，於是壓抑了原有的反應。更糟的是，我們還以為這麼做很合理，並據此做出「適當」反應，可惜的是，就算已做到這樣，我們仍無法解決生命中的各種挑戰。我們想減少負擔，而問題始終存在，還造成許多不安、恐懼與憂慮的情緒。

一直「戰或逃」的危機

當人們面臨無法解決的難題時，常會出現一、兩種共同反應：第一種反應是接受現狀，忘了它，繼續往前走——這倒沒啥不好；另一種反應是憂心忡忡，緊抓著問題不放，過度憂慮——這下子問題大了，而且還是我們很常見的反應！

如果你的反應是屬於憂心忡忡的那一群，一旦面臨相同情況，甚至只要一想到它，體內化學反應的變化就會增強。當你認為問題既無法解決、沒有結論，更找不到紓解方法時，基本的身體化學反應將無法回復原狀——導致身體持續陷溺在戰或逃的化學反應裡。

這裡有個觀念很重要，那就是：以短期來說，身體的化學變化與產生戰或逃的反應都不是壞事，它們能為短時間的緊繃提供適當回應，但若是持續一段時間，那可就不太妙了。

從這裡還能延伸出另一個重要觀念：當人們偶爾才感到驚慌或有短期壓力，會擔心自己能不能恢復，而試圖減輕壓力——清楚了吧？就短時間來說，戰或逃的反應並不會造成大礙，甚至還可能帶來益處！但在生化改變及隨之而來的反應變成長期習慣時，就有可能引發問題。一旦體內化學變化持續下去，會導致所謂的破壞性壓力，進而對身體造成長期的負面影響。

面對挑戰時無法採取適當回應，處理不當，就會產生壓力——壓力就是無法解決的挑戰，而且，壓力其實是非常個人的事，**如何回應挑戰，遠比挑戰本身更具決定性的影響——對某個人來說容易解決的挑戰，對另一個人來說可能會造成很大的壓力。**

持續性壓力與癌症

至於另一個關鍵，則是持續性壓力對身體化學反應的影響，例如免疫系統的匱乏。這是指體內荷爾蒙的改變，尤其會降低身體的免疫功能，以及身體維持、修復免疫系統的能力，若再加上時間及其他因素，如營養不良等，許多疾病就會有機可趁。

美國醫師學會指出，全美有三分之二的病人因為壓力所導致的相關症狀而上門求診。缺勤、冠狀動脈性心臟病、肺病、意外傷害、肝硬化、自殺與其他一些小毛病，都是壓力直接或間接所造成的——我相信，壓力是造成癌症的主因。

壓力容易導致癌症

事實上，我問過數千位癌症病人，他們都深信壓力是致病因素，常在生病之後才第一次發現自己其實一直長期處於壓力狀態中，更重要的是，他們也很容易被辨識出具有癌症病患的心理特徵。在這些心理特徵當中，大約有九五％的人都經歷過重大事件，導致身心瀕臨崩解。在他們被診斷出有癌症之前，這些事似乎都沒有對他們造成太大影響，但它所產生的負面力量卻一直存在。

注意身體的警示

現在，你要怎麼知道壓力何時會造成問題呢？

壓力不太明顯，也不太容易分辨時，肌肉緊張是很好的指標。你的身體可以作為指引，假使肌肉不緊張，感覺輕鬆自在，應該就沒問題；若你眉頭深鎖，咬緊牙關，老感覺到胃像打了結，肩膀僵硬，雙手緊握，全身都處於緊繃狀態，那你最好要小心點，這是一個警訊！不過，只要透過適當的行為轉換，就能避免壓力在日後造成問題，也能產生療癒效果。

透過靜坐釋放壓力

瞭解壓力循環可以更容易明白該如何處理壓力。**不需要刻意避免有壓力，只要適當處理就好——我們需要的只是釋放壓力的管道**，所有能克服潛在壓力的人都自有一套釋放、緩解或放掉壓力的方法。

根據三十多年來協助人們對抗癌症的經驗，我認為解除肌肉緊張及壓力最安全、最有效的方法就是正念靜定靜坐。這種靜坐法把重點放在身心深度放鬆，提供釋放壓力的契機——讓我們得以放下。它讓我們的身體化學重獲健康與平衡。

從放鬆身心做起

想要達到這個目標，必須從規律的靜坐，學習放鬆身心做起。在剛開始靜坐的那段期間，放鬆的感覺很快就會出現，然後成為生活中重要的一部分。當我們回到一個較放鬆的狀態，身體化學就會恢復平衡——這是促進療癒及維持健康的必要條件。

只要認識什麼是壓力循環，便知道靜坐的療效是這麼簡單而不複雜，也能瞭解為何靜坐要先從身心放鬆做起，而後再進階到藉由內在靜定以達到全然釋放。

深層的休息

我們得透過內心的完全靜止，才有辦法進入更深層的休息——深深的休息！處於這種深層休息時，身體就能恢復自然平衡。健康就是處於平衡狀態，涵括了身體、情緒、心理與心靈的平衡。

對想保持在一定健康水準的人來說，只要能規律地練習靜坐，就能從壓力的束縛中解放，得到放鬆，恢復平衡，充分享受人生。請務必使用這個基本自救技巧，讓它成為生活的一部分，你的努力一定會有所回報的！

靜坐的傳統角色

若想讓靜坐這門古老技術更適應現代社會，特別是應用在治療上，理解靜坐的歷史脈絡、思考靜坐的傳統技巧會很有幫助，附錄C對於靜坐的傳統角色和關鍵技巧提供了不少洞見。

多數主流文化及傳統運用靜坐已經有數千年的歷史，但多半是為了靈修。一般認為，靜坐是讓心智更加完整的有效途徑。當我們想認真思考自己是誰時，靜坐是個很棒的技巧，而且令人雀躍的是：歷史告訴我們，靜坐可以引領我們找到滿意的答案。

靜坐如何扭轉癌症？

很幸運的是，當年我罹患癌症時，正巧是米爾斯博士首次利用靜坐協助癌症病患的階段。我立刻對傳統靜坐產生很大興趣，並認為這些原則能恢復內在的和諧。那時我覺得自己已迷失了方向，深信只要能重拾內心的和諧，這種和諧也能反映在外在的生理層次。米爾斯博士認為**靜坐能消除焦慮及壓力，降低體內可體松的濃度，使免疫系統正常運作，讓身體自行將腫瘤移除，進而重返健康**，這一切聽起來實在是太棒了！

從各層面給你良好的生活品質

總體而言，良好的生活品質是最重要的！事實上，靜坐對生活的各個層面——包括生理、情緒、心理及性靈等——都有很多好處。

▶生理方面的優點

長期身體緊張是壓力的症狀之一，會抑制身體的自然功能，而靜坐可以紓解身體的緊張。許多人在解除緊張之後，才驚訝地發現原來身體可以感覺起來那麼美妙，也才知道自己在學習靜坐之前居然那麼緊張——過去他們一直以為身體緊張是理所當然。

運動員早已發現靜坐可提升表現，也有許多人發現靜坐可以讓處理生活難題的能力更有效率。只要持續靜坐，心跳就會減緩，連嚴重的高血壓都會回復正常。科林醫師就是個典型的例子，他加入我們的團體時並沒有癌症，只是個有興趣的觀察者，後來驚訝地發現**光透過靜坐及飲食，自己嚴重的高血壓指數竟然在兩個月內恢復正常**。

▶情緒方面的優點

靜坐會讓情緒更放鬆，讓自我感覺更好，讓人更能接受自己的缺點，並積極發揮能力，因而以更開放、誠實、有意義的方式處理人際關係。

只要是癌症病人都知道，「身為病人」這個事實本身就是個惱人的問題。在被診斷出罹癌前，你可能只是醫師、老師或家庭主婦，一旦被診斷出癌症，朋友一想到你，就是你癌症病患的身分，其他身分都被擺在後頭——光是這點就足以讓你洩氣，也會造成焦慮。靜坐能成功引導你接受自己的處境，這種開放的態度也會感染到你的朋友，讓他們在面對你時更自在。

靜坐還可以減少罪惡感及負面情緒，發展出更多愛的能力，這除了有助於改善性生活品質，也可以讓人變得更博學、更無私、更有同情心。人們會更喜歡自己，更有安全感、更自由，也更能幫助周遭的人。

▶心理方面的優點

焦慮會妨礙生活的一切，造成永無止境的問題，而且原因往往難以辨識，精神科醫師就常花好幾個小時的時間探尋病人過去的心理創傷，試圖找出造成不明焦慮的原因。從子宮期、出生、人格形成、青春期，以及接下來的日子，任何一點蛛絲馬跡都可能是造成焦慮及壓力的原因，而且就算真的找出原因，還是很難治療。

看看這個超級明顯的例子：二次大戰時，蘭開斯特轟炸機的安危是由後座的尾砲手所負責的。這些尾砲手從樓梯爬到飛機尾端，躺在狹小的機身裡——全身上下都被透明機艙給緊密包圍，只能透過耳機與其他隊員溝通。整個航程是難以想像的顛簸，他們擠在狹窄的空間裡，只有機關槍一路相伴。事實上，他們平均只能挺過兩件任務。這是極端而明顯的焦慮案例，我們不難想像，戰後這些倖存者只要置身狹小的空間就會緊張，甚至在日常生活中會因廁所太小無法放鬆而尿不出來！他們跟所有想解除焦慮的人一樣，都很清楚自己的問題。怎麼會這樣？這樣的問題一直存在，害得他們連上廁所都不敢關門！

這裡有兩個問題：第一，瞭解問題是什麼，並不代表就能解決，因此適當技巧十分重要。第二，若這些人無法將上廁所的事連結到過去的戰爭經驗，反而會更焦慮，也會承受更大的痛苦。

事實上，米爾斯博士就是因為這些尾砲手才開始研究壓力與焦慮。他發現，戰後使用的標準心理學技巧對這些尾砲手來說根本沒幫助，但催眠卻能讓他們快速紓解壓力。米爾斯博士成為全球催眠權威就是透過這項研究，也因為這樣，他開始接觸靜坐，並成為靜坐治療的先驅。

當時米爾斯博士就已經知道，想要恢復健康，必須瞭解自己的狀況，並使用適當的技巧處理壓力帶來的問題。持續努力瞭解如何與長期焦慮所造成的壓力和平共存，就像讓壓力鍋的蓋子一直處於掀開的狀態，是非常有用的。焦慮會讓身體、情緒及精神疲憊不堪，只要焦慮解除了，我們馬上就會感受到裨益，身體症狀也會很快好轉。

米爾斯博士最大的貢獻在於，他發現**靜坐能有效對治壓力及焦慮，就算不知道「壓力源」也一樣**。靜坐非常有用，它能以自然的方式縮短壓力循環，快速有效地消除身體化學的變化，讓身心重返常態，並保持健康。

▶性靈方面的優點

在性靈方面，許多人發現靜坐能讓內心出乎意料的平靜。最近我們團體的成員凱西告訴我，她的身體狀況很糟，卻從來不曾感覺如此美好！她的臉龐閃耀著光芒，充滿熱情，還說過去自己從未有過這麼高品質的生活。

內心寧靜到達某種程度，就會成為真實且直接的經驗。擁有虔誠信仰的人在開始學習靜坐之後，都會為這種深層經驗而訝異不已。有人認為靜坐與信仰有衝突，但多數人都認為靜坐會讓他們更欣賞自己的信仰，也能得到更高層次的喜悅。

從沒有特定信仰的人身上更能清楚地看到這點。我相信，每個人都希望自己的人生除了在塵世走一遭以外，還能有更多意義。過去，很多人倚賴外界來得知生命的意義，相形之下，多數人現在已不再對宗教抱持幻想，而是自己追求直接的經驗。速成的物質世界如今已開發到趨近飽和，或許充滿驚喜，卻好像欠缺什麼。人生不該只是如此！靜坐可以直接體驗得更多，你只要看看練習靜坐的人們臉上的笑容，就知道這是真的。

幫助病人活下來

我還能活多久？這個問題會在沒有察覺的情況下潛伏於內心，悄悄攫住我們的呼吸。如果是癌症病人，這個問題會導致時時刻刻的恐懼——除非我們能接受這個事實，恢復內心的平靜。我們當然可以做到！

近年來已有許多研究證明，生活型態可決定壽命長短與生活品質——尤其是靜坐，已有諸多研究證實靜坐在提升生活品質方面的優點。靜坐被公認對眾多疾病具有療效，還可增進或恢復健康，而且**截至目前為止，沒有任何有關靜坐與癌症的實驗有負面結果**。許多長期倖存者都給予靜坐高度的評價，並深信靜坐是恢復健康的主因，我的個人經驗也證實這點。

我絕對相信靜坐的效果！我也認為現在的生活比截肢前要好太多了。我靜坐，是因為我想做，靜坐已是我每日生活的一部分。正如最近另一位癌症病人茱蒂告訴我的：「*癌症讓我的人生更美好。它教會我許多事，我透過癌症也獲益良多。我無法想像若是沒有癌症的鼓舞，我可以走到今天。*」

重點整理 為什麼你最好要學靜坐？

靜坐非常重要，因為它可以……

* **使內心清明**：讓我們思考更清楚，做出更好的決定。
* **使內心冷靜**：讓我們解除壓力，重塑身體、情緒、心理及靈性的平衡，從而產生內在的寧靜與滿足，對所作所為更有信心。
* **產生療癒**：當我們處於深層、自然平靜的平衡，就會產生療癒。
* **認識我們是誰**：當我們深層放鬆時，覺知力就會打開，讓我們瞭解內在真實的自我——我們到底是誰？

現在我們臉上的微笑是發自內心深處，同時也會感到更有信心，而這個事實將伴隨我們度過生命的高低潮。

Chapter5

靜坐4大步驟

每個步驟都有療效

我們該怎麼練習靜坐呢？靜坐法其實很簡單，只是現代人已經太習慣複雜的生活型態。

如何重新學習簡單？如何學習靜定？如何讓自己「放下」？瞭解靜坐的過程，有助於理解上面這些問題。我們即將練習的這種靜坐，可以很具體地幫助人們獲得療效。靜坐能帶來療癒，引領我們恢復健康，讓身體及腦袋深層地放鬆，讓自己更冷靜也更靜定……。不過，到底什麼是靜坐？

關於靜坐的本質、靜坐的效果及如何練習，有各種不同解釋，若真的想要瞭解靜坐的精髓，只能親身去體驗。米爾斯博士問過一位尼泊爾瑜伽大師到底靜坐是什麼？大師反問他：「你會怎麼形容香蕉的味道？」你可以透過語言來形容或比較，但真要瞭解香蕉的滋味，還是得剝掉香蕉皮吃吃看！這就是第一手經驗的重要。

我希望上述文字能讓你有動力與信心練習靜坐，也相信這段話能讓你自在地以開放喜悅的心情去練習，知道自己即將進入一段刺激的冒險旅程。我認為靜坐能讓生命更美好，許多人都與我有同樣的看法。靜坐是完全不用依賴他人，就能讓自己感到愉悅，也最能得到益處的事。**每個人生活裡都該靜坐！**

著手練習靜坐技巧時，必須把重點放在身心深層的放鬆。我們要學著放掉一切，在更深、更基本的層次重拾平衡狀態。

我們使用的靜坐技巧將從四個簡單步驟做起：準備、放鬆、正念及靜定。每個步驟都很容易，也都具有療效，而且每個步驟都可以自然銜接到下個步驟。

｜步驟1｜準備

從正確的態度著手

開始及後續練習靜坐的態度很重要。現代人已習慣汲汲營營於成就，想得到某樣東西就得努力爭取，但靜坐卻不是這樣，**只要開始靜坐，就必須揚棄努力的概念。**要是靜坐時心裡想著「不靜坐就失敗」，可以想見最後不會有喜悅！我們唯一可以努力的，就是找時間練習，並竭盡所能地告訴自己：「現在是靜坐時間，沒有其他事更重要。」這麼做很有用，而且只要這麼做，我們的重點就會放在輕鬆不費力。**靜坐時要專心，但過程要放鬆。**

肯定的心態

其次是穩定強化的態度，這是增進健康的步驟之一。許多人發現一開始練靜坐時就抱持肯定心態會很有用，但不用嚴格限制或強迫自己，而是溫柔地表達這種意向。通常我在靜坐之前會說：

「讓你的眼睛輕輕地閉上，讓你的念頭往內心裡走，記得這是一段療癒時光。」

如果你是在家靜坐，簡單重複最後一句話會很有幫助。

有人覺得說完這段禱詞很舒服。當然，禱告是很有用的，有些簡短的禱詞如「不要照我的意願，主啊，而是照你的意願」特別適合，也有人會重複說長一點的禱詞。當然，禱告本身實際上就很有用了，更多關於這方面的建議及有趣研究，請見附錄D。

在哪裡靜坐？

請盡可能挑選有助於靜坐的環境。處於安靜舒適的空間，以及感到安全、不受干擾也不會分心時，會最容易進入狀況。一群人靜坐可以互相支持，不過就算一個人靜坐，也很容易上手。

請選擇一個舒適、遠離喧鬧的房間。如果有必要，請其他人不要來打擾，此外，也請忽略前門的電鈴聲或電話聲響。**如果可能的話，一開始練習靜坐時，最好選擇同一個地點，每天在同一個時間練習。**

姿勢

現在，我們該用什麼姿勢靜坐？選擇姿勢只要符合兩點：

❶這個姿勢必須是對稱的。

❷同時，這個姿勢還必須包含一個不舒適的元素。

不舒適——為什麼我們打算做點什麼來放鬆、感受愉悅及得到益處，卻得感覺不舒服？別擔心，只要使用這個技巧，起初的輕微不舒適很快就會從你的意識中消失。**靜坐時感受一點點不舒適是有必要的，因為這會讓我們更專心，也更能深層地放鬆。**開始靜坐時感覺愈不舒服，後面放鬆的程度就愈高，也愈能重拾舒適及輕鬆的感受。試試看，經驗很快就會告訴你，這種輕微的不適在整個靜坐過程中是十分重要的元素。

靜坐時只要簡單坐在椅子上，雙腳微微張開平踩於地面，雙手輕輕放在雙腿兩側或大腿上。你不必讓自己太不舒服，但還是得感覺有點不適。理想上，能讓背部豎直最好——雖然這點非常重要，但你還是可以躺下來。對初學者來說，閉上雙眼練習通常是一個有效的開始，若你已練習一段時間，可以自然將眼皮略略張開。隨著練習次數愈多，你也許可以盤腿席地而坐，重要的是：那必須是能放鬆並且足以靜坐一段時間的姿勢。

｜步驟 2｜放鬆

現在，我們準備好透過身體的引導進入靜坐狀態了。靜坐可訓練身體放鬆，請體會輕鬆的感受，讓這種感覺流進內心。

在練習的剛開始，我們會用簡單卻正式的步驟來捕捉放鬆的感覺。只要有過這種經驗，並能夠再三體驗之後，就可以加快腳步，簡化步驟了。不過，每次開始練習時，仍請務必花點時間讓心情放鬆。

請記住，這個技巧的重點在專注於感受——放鬆的感受。

從習慣肌肉放鬆開始練習

我保證這是個很簡單的技巧，每一次只把注意力全部放在身體的某一個部位上。

開始練習時，請留意那個部位的感受。簡單地注意特定部位在特定時間的感覺，然後讓那個部位的肌肉用力，使肌肉緊繃，此時你會注意到緊張造成的不同感覺。感覺到緊張之後，請放鬆肌肉。

只要在同一部位反覆使用這個技巧，就能快速學會讓身體徹底放鬆。

練習 收縮與放鬆肌肉

以對稱姿勢坐著，輕閉雙眼，並收縮雙腳肌肉。若不知該如何讓肌肉動一動，請將腳趾往腳後跟的方向縮，並同時抵抗任何動作。這會讓肌肉緊緊收縮，使你很清楚知道這部位（雙腳）緊張的感覺。然後開始放鬆肌肉：

* **小腿：**想像有人從任何一個角度拉你的腳踝，而你想反抗，這會讓小腿肌肉想動卻動不了。你會注意到大腿某些肌肉因牽連而收縮，請盡量保持在這個狀態，但也別過於在意，如此才能盡量把注意力放在小腿的感受。
* **大腿：**這裡是身體最大的肌肉群，有了它們便能容易產生緊張感。如果你需要協助才能讓大腿肌肉收縮，試著把腳抬高離開地面，同時用手把大腿往下壓，這樣肌肉就會明顯收縮了。
* **臀部：**擠壓臀部的大肌肉，將臀部自椅子上抬高。此時，我們必須注意整個骨盆，如此才能體會放鬆感流過臀部，包括骨盆附近。
* **腹部：**練習這個部位得從收縮腹部肌肉及下背部肌肉著手。請想像自己躺在地上，有人把一顆很重的球放在你的肚子上——此時，正確的肌肉就會產生反應！進行腹部練習時，整個腹部放鬆的流動感會十分明顯，當我們放鬆時，不只能感覺肌肉放鬆，也可以感覺到腹部裡面及下背部都是放鬆的。我們不必想像放鬆肝臟或脾臟等等，你需要的是大致感受到整個腹部而非特定部位進入深層放鬆。
* **胸部：**與練習腹部的原則相同。收縮所有胸部肌肉，讓胸部緊繃得像個圓桶。然後放鬆肌肉，讓整個胸部及上背部同樣感到放鬆。
* **手臂：**請兩手一起做。讓兩隻手臂完全僵硬，好像在抵抗來自任何方向的動作。手臂繃緊了，便容易產生緊張感，接著，讓手臂放鬆。
* **肩膀：**這個部分還包括頸部及喉嚨。請聳高肩膀，把頭低下來收縮肌肉，然後慢慢讓肩膀、頸部及喉嚨放鬆。
* **下巴：**咬緊牙齒，感受咀嚼時使用的大肌肉處於緊張狀態，再感覺嘴裡、嘴唇、雙頰及下巴兩側的大肌肉都放鬆。
* **眼睛：**閉上雙眼只留下一點縫隙，造成明顯的緊繃感，然後讓眼部及鼻子附近都放鬆。
* **前額：**有些人就是比其他人會皺眉頭！收縮前額的肌肉，感覺到緊張後就放掉。你也可以把眉毛抬高再放下，感覺好像可以把前額撫平。

要做完這整套練習，必須**全身所有部位都練習過一遍，學著如何感受「讓肌肉緊張，然後放鬆」**。

我們先從雙腳開始練習。為了讓練習發揮效用，請將注意力轉至覺知中心（centre of awareness）。人類的覺知中心位於頭部，大約是在雙眼之間，請感覺這裡是一切的中心。現在請閉上眼睛，把注意力放在雙腳，感覺雙腳是自己的中心，盡量讓自己感覺到你整個人「在雙腳裡」——這時雙腳會有種特殊的「感覺」。

如果你覺得很難做到，下個步驟會讓你有更明顯的感覺。

現在請收縮雙腳肌肉，讓這個部位的肌肉緊繃。事實上，你正在讓雙腳變得僵硬，讓這裡的肌肉異常緊張。這種緊張的感覺跟放鬆很不一樣，請你感受兩者之間的差異。接著，請放鬆雙腳肌肉，把注意力放在肌肉放鬆，然後慢慢放下一切罣礙。

這是個很簡單的過程：感受身體部位，讓肌肉收縮，然後放鬆。

學習放鬆身體各部位肌肉

另一個學習靜坐很重要的步驟，就是習慣讓身體的不同肌群收縮。這是靜坐技巧的入門，只要繼續練習下去，很快就能體會靜坐是怎麼回事。

當身體放鬆時，前額及手特別重要，因為身體有六〇%以上的末梢神經在這兩個地方。末梢神經愈放鬆，送回大腦的放鬆情報愈多，就會感覺愈輕鬆，如此才能真正放鬆下來。

放鬆之初，首先身體會變得很沉很重。你會覺得很輕鬆、很舒服，感覺好像就要溶進地底。隨著放鬆過程漸漸深入，進入「放下」階段時，一種全新的輕盈感受會在此時出現。有時會覺得麻麻的，有時則會感到某種溫暖，但無論如何，那都是舒適、愉悅且放鬆的。若讓內心跟著這種感受走，很快就會失去對身體及周遭的知覺：噪音頓時變得既遙遠又無意義，整個人會覺得很開闊，彷彿正飄浮著——這種「放下」的感受就像平靜地飄浮在溫暖的水面上；整個人彷彿在水裡溶化，身體也好像比原來的尺寸更大。

進階肌肉放鬆練習

在習慣收縮及放鬆各肌肉群後，就要準備進行第一個靜坐練習——進階肌肉放鬆練習（Progressive Muscle Relaxation，PMR）。進行這個練習時，你最好要能夠相信它就是這麼簡單，讓自己進入狀況。你的身體就是指引，當你感受到肌肉放鬆，就會發現思考變得緩慢，請在身體進入「放下」狀況時讓心智也跟著流動。

練習 進階肌肉放鬆練習（PMR）

請緩緩閉上雙眼……讓念頭進入內在……記住這是一段療癒時光……

把注意力放在雙腳……真正地專注於雙腳……然後動一動雙腳……此刻請真實地感受它們的存在……現在收縮雙腳肌肉……感受緊繃的感覺……感受它的不同……然後放下……感覺肌肉放鬆……深深地放鬆……完完全全地放鬆……然後簡單地放下……

然後我們來到小腿……感受它們……收縮肌肉……然後放鬆……深深地放鬆……這是很棒的感覺……這是種自然的感受……深深地感受放鬆……然後放下……

然後來到大腿……收縮大腿肌肉……然後放鬆……感覺整個大腿放鬆了下來……雙腿好沉好重……重到可以陷進地板裡……愈來愈重……愈來愈深……然後放下……

接著是臀部……收縮臀部肌肉……然後放鬆……感受整個臀部與骨盆都放鬆……想像綁在臀部的帶子鬆開了一點有時會很有幫助……簡單地放下……放下……

然後是腹部……收縮腹部肌肉……然後放鬆……感覺整個腹部都很放鬆……這是種很美妙的感覺……是很自然的感受……深深地感受放鬆的感覺……感受放下……

現在來到胸部……收縮胸部肌肉……然後放鬆……感覺整個胸部都放鬆了……感覺再放鬆一點……更深更深地放鬆……然後放下……

然後是手臂……收縮手臂肌肉……然後放鬆……特別感受到手掌也放鬆了……你會感受到一股暖意，或是麻麻的感覺流過手掌……請保持平靜及放鬆……你會感覺輕飄飄的……好像可以飄起來……就讓它這麼感覺……然後放下……

然後是肩膀……收縮肩膀肌肉……然後放鬆……深深地感受放鬆……完完全全地放鬆……把放鬆的感覺往上延伸到頸部與喉嚨……再放鬆一點……更深更深的放鬆……然後放下……

現在是下巴……收縮下巴肌肉……然後放鬆……感受下巴往下掉了一點……深深地感覺放鬆……然後放鬆舌頭，溫柔地放鬆……感受整個嘴巴都放鬆……這是種很棒的感覺……這是種自然的感受……然後放下……

然後來到鼻子及雙頰……現在是眼睛……收縮這裡的肌肉……然後放鬆……深深地……完全地……感受整個眼睛都放鬆……好像眼睛從眼窩上浮起來了……愈來愈放鬆……然後放下……

然後來到耳朵……然後是頭的後面……來到頭頂……請保持平靜及放鬆……只要跟著感覺走……平靜並放鬆……

現在是前額……收縮前額肌肉……然後放鬆……尤其要去感受前額放鬆的感覺……整個前額都被撫平了……感覺整個前額都放鬆……更放鬆更放鬆……更深更深地放鬆……然後放下……放下……

在一陣沉默之後，我們通常會以下面這句話作為結束：「很好。現在請你輕輕地張開眼。」

使用這種以身體放鬆為主的技巧時，必須靜靜地與自我對話。在靜坐過程中，請用簡單、抽象的話語與內心對話（請見上面的「練習」）。我在帶領團體練習時，會將這些話大聲說出來，而你在家練習時，可以靜靜在心裡重複對自己說這些話，也可以先錄下來再播放出來。

請緩慢且有節奏地重複這些話。很多人發現**每呼吸一次就說一次**很有用，也就是說：先吸氣，呼氣時說一次；然後吸氣，再呼氣，第二次呼氣時再說下一句話。

在練習過程的描述中，每句話被許多的「點」給隔開。這些點是在提醒你記得呼吸——緩慢而穩定的呼吸。你會發現在放鬆過程中，呼吸會自動緩慢下來。不必特別在意呼吸，身體會自然適應這種緩慢而穩定的節奏。

大部分第一次做PMR的人，都會對過程中身體深層的放鬆感到驚訝。那是種全新且令人雀躍的體驗，會讓你想一再重複感受。最近，五十八歲的癌症病人大衛表示，他辛苦工作了一輩子並且樂在其中，但在第一次做這個練習時，他才發現**過去自己根本不知道喜悅竟然那麼簡單**，而且還能夠達到如此深層的放鬆。

我建議靜坐初學者最好先從PMR開始，至少幾個星期以此作為主要練習。事實上，許多我早年幫助過的病人都只用PMR。先持之以恆PMR，之後把重點放在正念及靜定時會很有用。等到完全掌握了PMR，下一章結尾會解釋這些技巧及主要靜坐練習P079。

｜步驟3｜正念

當我們真正放鬆時，會更有覺知——這是另一個關鍵。放鬆身體，感覺身體很輕鬆，這種感覺會流入內心，但這可不是睡覺，覺知力會變得更清明，就好像我們清醒了過來，與此同時，我們依然能感到深層放鬆。

我們用「正念」形容這些練習，對某些人來說，這可能是個新名詞，但不論就概念或練習來說，它都很簡單。正念指的是以某種特定方式保持專注，幫助我們進行下一個步驟，只要做過這個練習，身體就可以達到深度放鬆，內心也會得到平靜。

正念的概念由喬・卡巴金博士（Jon Kabat-Zinn）所提出，意思是：有意識地、不下論斷地關注此刻的經驗，換個角度來說，就是專心於此刻——現在這個特殊時刻——正在發生的事，專注而沒有任何批判。**正念需要觀察、意識此刻發生了什麼，而且不論發生的事是好是壞，都不去論斷。**正念只對此時此刻的事抱持簡單的興趣與好奇心，並專注於該事上。

這就是保持警醒的能力，它跟全神貫注於正在做的事同樣簡單。就某個角度來說，保持警醒就是不被舊習慣、懷疑或過去的恐懼干擾，或是擔心未來會發生什麼。

經由把焦點放在正在進行的事，正念可以穿透壓力及焦慮——我們若已把全部的心力放在此刻，怎麼還會有時間做其他事？透過正念練習，做任何事都可將自我發揮到極致，讓自己全神貫注，這也是發展正念對靜坐及療癒都很重要的原因。正念可讓心智全心投注於運動、工作、人際關係、創造力、感受美好，並且變得更健康——你說得出來的任何事都行！只要運用正念，做任何事都能得心應手。

有時候，透過對比——瞭解什麼是「不警醒」（mindlessness）——也很有用。不警醒是正念的反義字，指對當下毫不在意，整個人魂不守舍。那就像是你在做事時，知道自己做了這件事，可是卻什麼也不記得——彷彿你出門旅行，等到回家，你走到了前門，竟發現你不記得自己旅行過；或是你打算聽收音機播報氣象，卻左耳進右耳出，什麼也記不得。這就是不警醒，而我們經常如此。

正念，正是改變的起點，我們會學著全然珍惜當下，學著讓自己全神貫注，學著做任何事都全力以赴。

很多人一直到開始意識到正念後，才知道自己經常處於不警醒的狀態！這也是這個練習有用的原因，它**不只能幫助人更為警醒、更常警醒，還教導我們如何溫柔地對待自己**。

別把注意力放在「不夠警醒」

我們習慣對自己很嚴苛，現在你要徹底改變這一點。很多人常對過去做了什麼或沒做什麼而感到懊惱——大部分人在開始進行這種心智鍛鍊時，常把注意力放在不警醒上，覺得自己很笨拙、不快樂，甚至感到尷尬、覺得丟臉。「我為什麼會這樣？」「我為什麼這麼做？」我們常像這樣用修行人的標準來評斷自己，認為自己應該更警醒。

然而，我們當然不希望靜坐反而造成另一種壓力！那該怎麼辦？其實很簡單！人本來就常有不警醒的時刻，也有懶惰、健忘、不專心、論斷的天性，這很正常，除非能好好鍛鍊心智。儘管這個事實可能會讓初學者感到失望，但請你仍要善待自己。

只要往正確的方向邁進一點，讓自己更警覺，就可以學會放下對自己與他人的論斷。堅持下去！千萬別在剛起步時就敷衍了事。我們可以學習所有新技巧，學習掌握心智並從中獲益。接下來是附加的小步驟，可以練習及發展正念。

放鬆與更為覺知

開始練習放鬆後，各種念頭自然會沉澱下來，並清楚意識到周遭發生了什麼，這也是這個技巧最為迷人之處。

所有步驟會一步步自然展開。你最先會注意到的是聲音——環繞在周遭的聲響，在聲音來來去去時，請只注意它的存在，放下一切論斷與評價，盡量避免思考它們。若想到是什麼造成這些聲響，例如可能是救護車經過街道，那也無所謂，但請避免想到救護車開往何處，或自己哪天可能會坐在上頭。只要簡單知道有救護車經過，然後放下。就是這麼簡單！

此外，我們對身體的感受也會更靈敏。同樣的，請不帶評斷地觀照一切，放下這些感受的好與壞、對與錯，把注意力放在覺知。只要觀照自己正在覺知這件事，讓自己成為公正而不論斷的觀察者。我們正在覺知；我們興味盎然，感到好奇——現在發生了什麼？我們帶著覺知進入此時此刻。這，就是正念。

接著，花點時間有意識地把焦點放在正念。**把焦點集中在覺知——尤其是呼吸——會特別有用，我們感受吸氣，感受呼氣，透過毫不費力地把氣呼出去而感受到舒緩、放鬆、放下。**當我們利用鬆一口氣放下罣礙，便能更加放鬆。

現在，請把重點放在正念——放在身體尤其有幫助。同樣的，我們以開放的好奇心留意身體的感受，用注意力從腳開始往上掃描到頭部。如果發現任何地方有緊繃或緊張的感覺，只要簡單地觀照，不論斷，不做任何反應，不下任何批評。你或許會有一點放下的感覺，一種自然放鬆、紓解、放下的感受，一點都不費力——真的，你可以感受到全然的自在。

你會因為放鬆、覺知與警醒而感到滿足。

｜步驟 4｜靜定

在我們準備妥當、深層放鬆而且更為警醒之後，就可以關注一些更有意思的事了——覺知更深層的靜定。最後，這種靜止的感覺會很明顯，好像無所不在。當一切彷彿都停止了下來，靜定便會自然顯現。

這就好像在一間擠滿了人的房間，裡頭充斥說話聲，而且大家都在忙。起初房間裡充滿了各種噪音及活動，但總是有種潛在的沉靜，只是活動讓大家不容易注意到這點。若我們要求在場的人告訴大家保持肅靜，我們會感覺到四周安靜了下來，人們可能會焦慮地東奔西跑，最後噪音反而會變得更大！但有人會試著保持靜坐，花時間讓心智靜下來，只關注在一個接著一個的心念活動。

這正是正念重要的關鍵點！**放下，是為了專注於覺知。**懷抱著溫柔、不費力、不論斷的態度，只好奇地觀照發生了什麼，所有活動便會沉澱下來，而靜定就會浮現。

這就好像一只裝滿泥水的杯子，愈攪動那杯水，它就會愈來愈泥濘；若只讓杯子靜置在那裡不去攪動，泥巴會沉澱到杯底，水自然會變得清澈，而你就有水可以取用——人的內心也是如此！讓你的內心不被攪動，讓它沉澱下來吧！

那要如何練習靜定呢？當我們放鬆時，身心便能沉澱下來。內心安定，妄念就會來了就走。因此，請好好觀察自己的念頭，不必趕走它們，也不用專注在某些特定的思緒；只簡單觀照，不要有任何反應或判斷——我們只是對「現在心裡出現什麼念頭？現在我在想什麼？」感到好奇，讓正念轉向去覺知自己的思緒。

察覺自己正在「看電影」

正念的思緒很像看電影。我們走進戲院，坐下來等影片開播。我們意識到自己坐在椅子上，與周遭的人一起。看著銀幕，燈光變暗，電影開始放映，我們很快便忘記自己坐在位子上，誤以為置身在電影中，我們迷失在投射的聲光裡。然後，我們突然從電影中醒過來，想起自己仍坐在座位上——正念，就是擁有覺知力，它是公正的觀察者，覺知自己正在看電影。只要我們習慣用這種態度看待內心的思緒，就會讓妄念失去力量；我們讓思緒繼續前進，它們就會像電影的場景一樣來了又走，然後變慢並沉澱下來。

你不必特別做任何事，只要繼續練習，讓內心的念頭緩緩流動，你很快就會有所進步並達到效果。

有件很重要的事會在靜坐時逐漸顯露：只要對內心的念頭有清明的認知，你就會發現每個念頭都有起點、中段及結尾——顯然每個念頭都是有因有果的。另外，「愈放鬆，就愈警覺」這個事實也會愈發明顯。請在第一次意識到心裡有某個特別念頭時，讓它流入覺知，然後看著它結束就好。

觀照兩個念頭之間的空檔

此外，還有個很有用的觀察。當內心的妄念開始放慢，而我們也更清明地觀照，就能注意到，在一個念頭消失之後，另一個念頭生起之前，通常會有一個短暫的空檔。

請把注意力（覺知）轉移到這兩個念頭間的空檔。同樣的，我們必須不論斷地敞開心胸、抱持好奇的態度去覺知，你不只要觀照靜定，還要注意下個念頭生起前的空檔，但請不要刻意強迫自己做什麼或操縱什麼，你只要去觀照，只要單純、好奇地注意發生了什麼。

我們會更靜定嗎？會不會又生起另一個妄念？是什麼念頭？我們以病人、公正觀察者的角度觀照一切——只是觀察，目標是以同樣的方式面對靜定及妄念：不下任何論斷，保持好奇的覺知，觀照靜止；當內心生起另一個念頭時，也只需觀照，保持覺知並維持專注就好。

我們真正觀照的，是內心來了又去了的念頭。這些念頭就好像飄在藍天（靜定）裡的白雲，它們準備好了就來，準備好了就走，來來又去去，但藍天會永遠在那兒，廣闊、乾淨而純潔——即使是烏雲滿布的日子，天空還是在那裡！我們看不到天空，只不過是因為烏雲遮住了它。

靜坐就像是在陰天裡乘坐噴射機，我們在起飛時只見天空布滿了雲，一旦衝破了雲層，飛到了雲朵上方，就會看到頭頂上罩著一個天篷，罩著一片廣闊的、藍色的天空。它一直都在那兒，但從地面上看不到，所以我們需要飛機，需要學習如何飛翔。

這就是我們的思緒，有時充斥著各種念頭，有時充滿著狂風暴雨，但我們永遠可以運用靜坐來連結心智的其他層次，進入更深的靜定。

當然，有些思緒是很有用的，只是有時候心裡的念頭太多或太麻煩，讓我們因為想太多而感到痛苦——知道這痛苦其實有出口，簡直令人如釋重負。我們總有辦法把注意力從活躍的念頭轉至靜定狀態，這與在陰天把注意力放在可以看見的藍天而不是只看雲，是同樣的道理。

我想再次提醒你，雖然思考很有幫助，但讓思緒放下也很有用。讓思考超越思考本身，進入靜定更深層的自然平靜，可以恢復及保持身體、情緒與清明內心的平衡。在靜定的狀態裡，能與自我真實的本質重新連結。

不被生命暴風雨玷汙的你

暴風雨在所難免，但藍天永遠不會被玷汙。當然，有一部分的我們會感到疼痛、會生病、會有煩惱——個人的暴風雨會以各種形式出現，然而奇妙的是，不論你現在遇到什麼困難、什麼暴風雨，只要透過靜坐，有一部分的我們總是可以不遭玷汙、不可觸摸、不被侵犯。

靜坐能為所做的一切帶來信心，能幫助我們表現得更好，能讓臉上洋溢微笑——這是我們真正的本質，是我們可以成為什麼樣的人的事實。

重點整理 **如何靜坐？**

準備好，然後放鬆。放鬆愈深，就會愈警醒。只要發展出正念，靜定就會自然浮現。我們安住在開放、專注的覺知裡。就是這麼簡單！

這就是正念靜定靜坐的精髓，而主要的靜坐技巧將在下一章P079說明。

如何設定目標？

最後要談的是，我們必須努力到什麼程度？是想擁抱有品質的生活，還是活得更久？你所設定的目標必須有清楚的優先順序，而任何需求、信仰及各種努力都必須平衡。

每天靜坐一至兩次，每次十到二十分鐘，就可大幅改善生活品質。若是想要延年益壽、恢復健康，建議你每天靜坐三次，每次至少四十分鐘到一個小時。

請為下週的練習訂出優先順序，並設定目標。技巧是：與其設定太高的目標卻功虧一簣，不如一開始就把目標訂得保守一點，再努力達成。

所以，請先設定一星期的目標並持續練習，接著評估成果——重新評估目標與優先順序，並重新設定目標。請記住，剛開始靜坐時，可能會有一段時間覺得沒什麼特別的，但只要你練習得愈久，重複不斷地練習，就會感到愈滿足。

我剛開始練習靜坐時，病情很不樂觀，所以大概有三個月的時間是每天練習五小時。到了第二年，就變成每天三小時。後來，則是大約每天一小時，一直維持到現在。此外，我持續、規律地參與（或舉辦）密集靜坐營，這當然是一段非常愉快的時光！生病時練習靜坐，是因為這讓我感覺很好，而且我的付出有收穫，基於同樣的理由，至今我仍每天靜坐一小時。

如果你的目標是活得久一點但時間卻不多的話，可以一天練習兩次，每次十到二十分鐘。多年前有個可惜的案例，一位只剩三星期可活的男人對靜坐抱著很深的期待，他跑去找米爾斯博士，迫不及待地想開始練習，但在被告知每天必須花三小時練習後，他回說：「*啊，我沒那麼多時間！*」然後就離開了！

我確信靜坐可以同時增進生活的質與量。

這只有靠你自己才能做到！

Chapter 6

在日常生活中靜坐

冷靜、清明與放鬆

身體天生的自我療癒能力非常驚人——雖然我們常視之為理所當然，但這種能力簡直是不可思議！

以斷腿為例來說明吧！首先，這是個創傷，結實的骨頭斷成兩截，破碎的那端出現移位；肌肉也產生撕裂傷，或許還有內出血……，有多處的傷害。一般而言，手術可以穩定情況，插入鋼釘可將斷裂的腿骨固定，讓它們更穩定，只要像這樣創造出適當環境，腿骨就會自動接合，肌肉也會再生並且恢復正常功能。六個月後，X光片將顯示骨頭已經復原，而且甚至可能比原來還要強壯。這是多麼驚人的過程！

放鬆、平衡與療癒

讓我們正確地檢視這個療癒過程。第一，創造出適當的環境，身體就會進行自我療癒，醫療干預就是提供適當環境的必要條件。事實上，**醫師並沒有治好什麼，他只是創造出治療斷骨所需的環境**，而後病人必須照顧自己的腿，確認療程可以繼續做下去。病人不必瞭解骨頭重新接合錯縱複雜的過程，因為身體的自然療癒力就能讓腿恢復原樣。

身體的自然狀態就是健康。身體有一套極為多樣且複雜的機制，以維持良好的健康狀態，一旦身體不平衡，這些機制就會開始行動，重啟健康；相反的，當這些機制失靈或無法運作，我們就會生病。

那麼，為什麼會得到癌症？為什麼身體無法應付？這跟斷腿其實是同樣情況——只要提供適當環境，身體就有潛力復原。

處理骨頭斷裂的第一步，絕對是醫療干預。手術提供適當環境接合及穩定骨頭，病人負責讓腿盡量靜止不動，並在飲食及環境方面提供適當條件，才能讓正常療癒發揮作用。

至於癌症，它是種慢性、多因、質變的疾病，需要花很長時間才能發展，致癌因素又十分多樣，雖然手術及其他療法對於治療癌症及修正可能致癌因素很重要，但提供適當的環境讓身體潛在的療癒力得以發揮也絕對不可忽視。這牽涉到從整體來考慮一個人，包括身體、情緒、心理與靈魂。

人人都有直接重塑健康的潛能。我們尋找的是一般性治療的理想環境，尤其是癌症。回歸簡單平衡的狀態就是最理想的環境——這裡指的平衡就是健康，而健康的身體不該有癌症。平衡就是療癒。

我再說一次，健康的身體不該有癌症。

有位罹患腎衰竭的美國男性接受換腎手術，沒人知道他新換的腎臟已經癌化。因為換腎，他很自然被投以抑制免疫系統的藥物，以免身體排斥新的腎臟，但這也表示身體自然防禦機制無法正常運作。在短時間內，他不只是新的腎臟被癌細胞給吞噬，還蔓延到整個肺臟。由於生命受到威脅，他開始停用抑制免疫系統的藥物，取出新換的腎臟，並恢復使用血液透析機。然後呢？在停用抑制免疫系統的藥物後，由於正常身體的防禦能力快速恢復，胸腔內所有癌症也消失無蹤，而且是自然而然地消失，沒有任何外部干預，這是因為身體正常的療癒能力發揮了效果。透過免疫系統再次運作，身體可以辨識出癌症不該出現，便將癌細胞消滅了。

我們都想在體內創造出這樣的環境，都想重新活化免疫系統，提供適當環境讓療癒力發揮作用，這絕對做得到！

身體與心理有非常緊密的關係。也就是說，如果心理及情緒能自在放鬆，身體就會放鬆；反之，若因壓力而焦慮，身體化學反應就會產生細微到幾乎看不出來的影響，造成生理緊張，這正反映出一個關鍵因素：放鬆可以讓身體更健康。

壓力、焦慮及緊張會抑制免疫系統及疾病，
放鬆及平衡會帶來健康與療癒！

身心放鬆就會處於平衡狀態，平衡就是健康。讓身體進入深層的放鬆，是讓我們準備好去領會和學習平衡的第一步。剛開始想放下情緒及精神壓力，就跟想消除造成焦慮的原因一樣困難，用傳統方法恐怕也難以解決，而放鬆身體卻能讓情緒及心理放鬆。

心理焦慮及壓力，與生理緊張之間有著複雜的連帶及內部依存關係，它們都是致病原因，但只要從任何一點徹底打破這兩者的關係，讓身心全然放鬆，療癒就會開始產生作用。

現在，請你想像一隻敏捷、優雅的貓。看看牠的動作，總是那麼自在而流暢，並且賞心悅目，若是慢動作的話，將更值得一看。如果牠必須快速反應（牠可以很快），牠可以在一瞬間突襲，然後以驚人的速度掉頭就跑；同樣的，牠也可能停下來，仔細思考當下處境後，繼續做牠原本想做的事。專注與放鬆彼此支援，這一切都很簡單，也都很輕鬆，對我來說，這其實代表**放鬆是一切的根本**。只要身體放鬆，就能自在做出適當反應。

千萬不要倉促行事或反應過度，也不要行動遲緩到無能，請採取適當反應——只要簡單、適度的反應就好。

你也不必逃避日常生活中的問題，生命本來就會經歷需要全力以赴的挑戰，但請注意，當你面對挑戰無法應付得當時，它只會成為壓力源。無法妥善回應挑戰，會讓緊張與焦慮成為常態，並進一步影響價值判斷及反應，而且是不恰當的反應。

一旦內心產生混淆或焦慮，就無法有清晰的思考，而容易做出拙劣的決定，所以要記住：愈放鬆，內心就會愈冷靜、愈清明，也愈容易做出良好的選擇及合理的事。

常見的放鬆方法

到底該如何放鬆呢？有幾個常見、健康的放鬆法，像是睡眠、運動、嗜好及休假，都可以讓我們放鬆，而且都很有效。

▶睡眠

睡眠是解決重度壓力的最好方法，但若是靠安眠藥強迫入睡，會產生時間與地點等適應問題，何況重大或短暫壓力仍等著我們處理——我們需要自然規律的睡眠，才能避免疲勞和壓力。

此外，我還要提供一個小訣竅，讓你能透過放鬆練習改善睡眠品質。上床前先花五分鐘或十分鐘放鬆。如果你在睡覺前感覺到肌肉緊張，那就表示你的身體正像個彈簧，而你得花大半個晚上放鬆。**許多專家在觀察人們睡覺時發現，他們睡覺時完全無法放鬆肌肉。**一般來說，身體在一連串抽搐及扭動後，會想辦法放鬆，但有些人的肌肉一整晚處於抽搐及扭動的狀態，睡眠品質很差，醒來也沒有獲得真正的放鬆。因此，請在上床前花幾分鐘練習進階肌肉放鬆練習P062。練習後得到了充分的放鬆，你會發現自己更容易入睡，睡眠時間不再需要那麼多，醒來時的感覺也會更好。

若你長期處於壓力狀態，睡眠可以減輕部分壓力，但效果有限，因為一覺醒來問題依舊存在，所以，我們必須有更長遠的打算。

▶運動

適度運動可放鬆肌肉，有助紓解身體緊張，並製造自然放鬆的狀態。當然，運動也能產生激勵作用，讓身體感覺更好。此外，運動已被證實能減緩憂鬱症、促進身心健康，並加強一般性治療的效果。

▶嗜好與休假

嗜好與休假是令人愉悅的消遣，也可以提供放鬆機會，讓自己輕鬆一點，放下一切。嗜好與休假當然有助身心健康，值得考慮，不過並無法大幅改變整體狀況。

靜坐及深層放鬆

練習靜坐能對深層放鬆產生深遠而有效的影響。我們建議學習具有療癒力的靜坐技巧的另一個原因，就是它是從深度身體放鬆做起，而內心放鬆能強化療癒效果。

說得更明白一點：每天練習靜坐一次甚至到三次當然很有幫助，但若靜坐後依舊全身緊繃、神經緊張，靜坐的益處相對會較少。我們必須放鬆，讓從靜坐中獲得的冷靜與清明的心智進入每天的生活。

讓放鬆和靜坐更容易的祕訣

從靜坐過程中獲得的放鬆必須成為生活方式，這點真的非常重要！我們必須盡可能放鬆（除非面臨突如其來的威脅），放鬆是追求平衡的最高指標。然而，這並不表示我們得懶洋洋或無精打采。相反的，我們必須快速反應，更為敏銳，也更為警覺——就像貓一樣，在敏銳與警覺的同時也要放鬆，有許多方法都能幫助我們做到這點。

▶自動順勢效應

練習靜坐感受到的平靜通常會持續一段時間，因此規律地靜坐一天可以增強效果，每次練習的好處很快就會影響到下次的練習，這也是一天多練習幾次的優點。剛開始練習時的感覺可能有好有壞，不過你很快就會發現累積的效果，這也表示每次練習都能讓你獲益更多。

改善靜坐品質可增強順勢效應，而且一整天都能感受到放鬆。

▶快速放鬆

剛開始學習放鬆及靜坐時，進階肌肉放鬆法（PMR）非常有效。透過「收縮肌肉後再放鬆」的身體反應，可以有效放鬆，並幫助我們瞭解深層放鬆是怎麼一回事，讓我們有所進步，學習得更快，而且更深層地放鬆。

以下是快速放鬆的做法。我們要做的，是感受與「做完整套PMR時」同樣放鬆的感覺，而且只有在這時不用收縮肌肉。請簡化並加快整個過程：現在，把注意力放在每個部位的肌肉，使用PMR同樣的順序P062，但這次不做肌肉收縮，只是單純地感受同樣的放鬆感。熟悉這個步驟後，便可感受到使用PMR時同等程度，甚至更深層的放鬆。

先以放鬆雙腿為一個練習單位，請放鬆雙腳，再放鬆小腿肚及大腿。然後放鬆有如另一個「障礙」的軀幹，再來則是頸部與頭部。接著，可以坐著靜坐，把注意力放在身體，我們會突然發現全身神奇地放鬆下來。現在，我們來到最後一個階段，不必花時間放鬆個別部位，只要坐下來，感受放鬆的浪潮流遍全身，產生全然深層的寧靜。

千萬不要急著加快過程，你必須先對每個階段的練習都很有信心了，才能再往下練習。

重點是放輕鬆——不必費力，也不用拚命，只要用更快、更輕鬆的方式自然進行。記住，我們的重點是要讓身心深層放鬆，如果必須用PMR才能達到這個目的，就請用PMR；如果「快速放鬆」可以幫你有效放鬆，而用PMR未必會更快，就請用「快速放鬆」。

▶透過不舒適達到深度放鬆

只要自在地發展放鬆能力，就能使用更不舒適的姿勢練習。什麼？還要更不舒服？是的，一次只要一點點。至於不舒服的標準，是要**讓身體不易放鬆，好讓我們將注意力放在正在發生的事**。毫無疑問的，這會讓靜坐的效果更好，就像去健身房鍛鍊肌肉一樣。現在，我們要鍛鍊出的是「放鬆」的肌肉，你一定要試試這個方法，效果非常明顯！

如果你在剛開始練習放鬆時是坐在扶手椅上靜坐，建議在練熟這個技巧後用沒有扶手的椅子試試看，這個改變雖然不大，但效果很不一樣。當你感覺很舒服，做起來很自在又毫不費力時，就試著改坐在凳子上放鬆，坐在凳子上保持靜止比較困難，但只要習慣了就會很容易，效果也會更好。然後，你可以試著盤腿坐在地上，或是到戶外練習——外面的空氣、聲音及氣味固然可以增添自然氛圍，不過也容易讓人分心。

我自己一般都是在早上或午餐時，盤坐在地上或坐在椅子上練習。由於背部常因為單腳站了一天而疲倦，所以我很常在傍晚時躺在硬地板上讓背部放鬆，這樣做更能讓我的身體放鬆。當然，**盤坐的效果會更好**——對內心放鬆的效果尤佳。

▶利用意象法放鬆——燦光練習

我們將在第九章討論意象法的技巧及優點，但當我們進入更深層的放鬆及靜坐時，有一種特殊的練習方法既容易學習，又有很多優點，那就是「燦光練習」。這是一種值得花時間把它學會的附加技巧，也很值得體會。如果你對這個方法很感興趣，也發現它很有幫助的話，請持續做下去；如果你沒太大興趣，請直接進行到下一個步驟。燦光練習特別能強化身體的覺知，使用這個技巧後，身體的觸感會更靈敏，對按摩的反應也將更快，而且你還可以把意象法控制得更好。

練習這個技巧大約需要三十分鐘，你可以採用任何姿勢，我個人覺得躺在硬地板的效果最好——地板是最理想的練習場所，請你選一塊鋪了地毯或墊了毛毯的地方練習。現在，請將背部平躺在地面，雙手輕放於身體兩側，雙腿伸直並舒服地分開，腳尖輕鬆地朝上（此外，有些人覺得在膝蓋下墊枕頭的效果不錯）。

規律地練習這個技巧，每天一次，持續數週，就能讓身體的覺知與放鬆達到嶄新的境界。

練習 燦光練習

* 請把全部注意力放在腳的大拇指上。請在心裡想像腳趾的形象，然後用心把整個腳趾走一遍，並檢視腳趾的每個部分。用意象法走過腳趾的皮膚及腳趾甲底下，然後是腳趾的關節、肌腱、韌帶及肌肉。

  重點 為了鉅細靡遺放鬆腳趾每個部位，過程必須緩慢。你得真正安住在腳趾的每個部分，感覺進入它的內裡，充分感受它深層地放鬆。當腳趾這個地方深層放鬆了，你可能會感覺到有股暖流經過，或許還有點麻麻的，好像被細小的針刺了。這表示血液經過這裡時特別通暢，也特別放鬆。

* 接下來，請想像一道燦爛的白光遍布整個腳趾，好像腳趾是個有調光開關的電燈泡。請把意象法放在開關處並慢慢增強光度，直到腳趾充滿鮮明的白光，此時你會有種不可思議的感覺。

  重點 做這個練習時你不會想到其他事，只是體會生氣盎然的經驗。

* 請從腳趾頭開始練習，再進行到其他部位，直到整隻腳被「點亮」為止。

  重點 你可能會發現，第一次練習時，光一隻腳趾就花了所有時間。沒關係，下次你會更容易，也更快捕捉腳趾的感覺，然後繼續進行下個趾頭的練習。每次練習都要增加幾個部位，直到可以捕捉整個身體的感覺。

放鬆、輕快且充滿活力的感覺，才是這個練習最重要的地方。你的目的是做完整個練習，感受到深層放鬆，整個人充滿燦爛、療癒及鮮明的亮光。

觀想的清明度並非要你清楚「看到」身體每個部位（具備高度解剖學知識的人，當然比其他人更能想像具體的影像），更重要的是去感受自己與身體各部位的緊密與覺知。在練習大範圍且複雜的區域，例如腹部時，請想像自己正走過整個腹部，你會感受到深層放鬆，然後覺得腹部熱熱的。

當某個部位被癌症或其他疾病侵襲時，做同樣的練習就好，不必特別費心耗力，只要感覺內心貫穿那個區域，先讓它放鬆，再讓光照亮這個部位，讓它被照亮的程度與其他部位相同——這會讓整個身體產生同樣的感覺、同樣的健康，也有助於增強療癒的反應。

有時放鬆受疾病侵害的部位會不太舒服，這是因為該區域附近的防禦機制長期處於緊張狀態，而這些練習可以放鬆緊張，或許會有暫時的不適，偶爾會有刺刺麻麻的感覺，甚至會產生短暫的痙攣或抽搐，但請你相信這種不舒服很快就會消失，取而代之的將是溫暖與自在。此外，這種光燦技巧對於舒緩疼痛也很有效（見第十章）。

燦光練習的目的是引導我們達到深層放鬆，伴隨而來的將是整體感與生命力。這個練習確實能為被動靜坐的靜定狀態提供另一個管道，這也是我們進行這個練習最重要的終極目標。

▶放鬆的觸發點

當你更能覺知身體時，肯定會發現某些部位就是比其他部位緊張。**容易緊張的部位有前額、下巴、肩膀、肚子、手及下背部的肌肉**，處在壓力狀態時，這些部位的其中一個或更多地方可能會最先緊張。你只要看看自己怎麼「逼迫」它緊張就知道了——這些部位就是所謂的觸發區。

焦慮＋壓力＝肌肉緊張

肌肉放鬆＝沒有焦慮，沒有來自壓力的不良效應

找出容易緊張的部位，然後集中火力放鬆。如果你仍被壓力所困擾，這個練習是很好的防禦機制：當你感覺壓力增強時，請將注意力全放在觸發部位，只要身體能維持放鬆，就可消除所有緊張。

將放鬆融入日常生活

我們只要在練習時有過放鬆的「感覺」，就可以在一天之中隨時重拾這種經驗，讓放鬆成為自然狀態。為避免壓力造成緊張，請對壓力做適度的回應，才不致被壓力影響。

▶盤點放鬆的程度

理想的話，我們的目標是整天放鬆，對潛在壓力無動於衷，練習上述技巧可以達到這個目的。此外，透過靜定P079也能有此效果。請每一天都不放過任何機會或空檔，花點時間檢視自己放鬆的程度，進行內在盤點。請先從觸發部位開始盤點，確認這裡是放鬆的。

剛開始檢查時，只要心裡想到觸發部位，它們就不容易放鬆，得靠著外力協助才做得到，這其實無妨，只要簡單注意到這個事實就好。不過，你必須知道自己並非束手無策，這就是我們要練習並且持續練習的原因。放鬆，微笑，從最緊張的部位做起，只要長期練習，一定會得到更多益處！

請不要放過任何機會感受放鬆，這樣過一陣子，你就會保持在放鬆狀態，並感受迥然不同的美妙經驗。

▶放鬆時刻

請充分利用時間，盡可能放鬆，感受這種感覺有多棒。深吸一口氣，呼氣，然後放下，這時肌肉會更柔軟，也更放鬆，你會覺得全身都放鬆。

別忘了貓的例子——放鬆，但警覺。用慢動作來拆解貓的動作時，牠們的前腳會優雅地往前伸，收縮前腳肌肉讓前腿往前，但後腿肌肉卻是放鬆的；當牠們的腿往後伸展時，後腿肌肉會收縮，前腿則是放鬆的……，沒有任何事可阻礙這一連串腿部動作。

即使是開車時，也請注意讓自己的觸發部位放鬆。理論上應該是整個身體都要放鬆。與此同時，你整個人也是機敏、專注且警醒的。理論上，你在開車時身心都應該保持沉著。

至於練習的關鍵原則，就是只使用一天動作所需要的肌肉就好。為了避免壓力，請保持放鬆狀態，除非不得不動，否則請盡量讓肌肉休息，不必隨時保持在動作之後殘存的緊張狀態。

很多人只學會適度放鬆，便展現出全新優雅的迷人風貌。最明顯的就是艾狄娜，一位高齡病人。她學會放鬆之後，臉上就再也沒有出現過憂慮及緊張，再搭配均衡的飲食，她恢復以往的生氣勃勃、活力十足，整個人散發出真誠燦爛的光芒。

這些技巧能讓身體和內心很快地放鬆，讓靜坐的好處進入日常生活。只要對壓力做出適當反應，便能引領自己朝向深遠的療癒與長遠的健康。

進入主要練習

在瞭解所有背景知識與入門須知，並勤加練習之後，才能準備進入主要的靜坐練習，也就是正念靜定靜坐。

請記住一個簡單結論：充分準備，然後放鬆。愈放鬆，我們就會愈警醒，在發展正念的時候，靜定便會自然浮現，我們也將安住在開放、專注的覺知裡。以下是引導我們學習正念靜定靜坐的「劇本」：

練習　正念靜定靜坐

花點時間調整自己的身體……然後在你準備好時……放鬆姿勢……

現在，讓我們開始放下最近正在做的一切……把更多注意力放在此時此刻……這麼做，可以幫助我們把注意力放在呼吸一段時間……只要簡單地覺知自己正在吸氣……吸氣……然後吐氣……吐氣……

當你特別把注意力放在呼吸……可能會留意到自己在呼氣時有種突然放鬆的自然感受……一種突然放下的自然感受……

吐氣……放下……放鬆……放開……放下……

深深感受……完全地感受……感受整個身體……然後是內心……這是種很美好的感覺……是自然的感受……只要繼續做下去……冷靜而放鬆……冷靜而放鬆……繼續做下去……一點都不費力……不費力……放下一切……

現在，請用任何一種感覺很舒服的節奏呼吸……吐氣……放鬆……放開……放下……吐氣，呼吸變得更深長……更精細……更細微……接著摒住呼吸……輕鬆呼吸，回到原來呼吸的節奏……一點都不費力……不費力……繼續做下去……放鬆……放開……感覺一切都很輕鬆……一切都很輕鬆……

現在，請你把注意力放在兩眼之間，靠近前額一點點會很有幫助……感覺那裡像個靜止、寧靜的中心……一個靜止點……然後放鬆你的雙眼……讓你的注視變得柔和……輕輕將注意力保持在靜定的那一點……

如果你發現有聲音進入意識，讓它們想來就來……想走就走……就像是白雲飄浮在藍天裡……它們想來就來……想走就走……

輕輕地將注意力保持在靜定……簡單地放下……放下……

如果身體有任何感受進入意識……同樣的……只要簡單地留意就可以……不論斷……不回應，也不批評……要感覺放下……你的身體是放鬆的……放開……輕輕地將注意力保持在靜定……簡單地留意什麼事進入你的注意力……簡單地覺知……溫柔地把注意力放在靜定……讓這些事想來就來……想走就走……放下……放下……

如果你發現有任何念頭進入你的注意力……同樣的……讓它們想來就來……想走就走……溫柔地將注意力保持在靜定……感覺一切都很輕鬆……一切都很自在……只要簡單地放下……放下……

然後就好像整個人融入了靜定……放鬆……放開……簡單地安住在靜定裡……覺知……不論斷……不批評……感覺一切都很輕鬆……很輕鬆……

只要簡單地放下……安住在靜定裡……一點都不費力……不費力……放下……放下……

長時間空白停留在靜坐層次

如果你在某個階段發現內心飄忽不定或是分心……請盡快察覺到這點……溫柔地把注意力放回靜定那一點……放鬆……放開……繼續下去……融化……融合……簡單地安住在靜定……一點都不費力……不費力……放下……放下……

長時間空白，停留在靜坐層次

非常好……很好……很好……現在你準備好了……只要再度讓雙眼輕輕地張開。

靜坐的目的是為了深層放鬆，並安住在深層、自然的平靜與平衡。任何階段的靜坐，都只要做些簡單動作就能達到這個境界。如果需要，請明智地花點時間從進階肌肉放鬆開始練習P062。等到練習得夠了，而且也很有效果的話，你可能只要簡單地深呼吸一到兩次，就會很快，也很深地覺得身體放鬆了下來。

只要覺得身體放鬆，就會愈來愈警覺。無論是什麼事情進入覺知，我們都將不會妄加論斷或批評，只是讓這些事想來就來，想走就走，而我們仍可保持在不分心的覺知裡。

隨著練習時間愈久，深層的靜定就會愈明顯。聲音來來去去，妄念也來來去去，一點都不會讓我們困擾，我們會安住在深層、自然的平靜裡和平衡狀態，而療癒也會開始進行。

快樂靜坐，快樂療癒。

訓練心智，
提升你的療癒潛能。

Chapter7

正向思考的療癒力

意識心智如何影響健康？

亨利・福特（Henry Ford）曾說：「不論你認為自己可以做什麼或不能做什麼，你都是對的！」

不論你是要選擇醫療性還是非醫療性的治療法，最重要的是什麼？答案是你的心智。心智可以決定你是否認可某項治療，決定要繼續或中止治療。更進一步來說，心智在增加或阻礙療效上，有極大的影響潛力。

再談到食物，你覺得最重要的是什麼？還是你的心智。心智能決定你吃什麼與吃多少、喝的飲料是什麼，以及是否運動。

很顯然的，心智必須為我們所做的決定、記得的知識與經驗，以及型塑我們的生活習慣及信仰負責。然而，從古代的神祕主義到現代的神經科學家，凡是研究過心智的人都認為，人類只運用心智潛能的一小部分。接下來的章節，我們將學習如何訓練心智並活化它的潛能，以儲存並維持健康。

以下討論的幾個要點，將能讓讀者瞭解心智各個面相及其對療癒潛能的架構。

心智影響療癒的4個方法

▶意識——透過正向思考

正向思考的意思，就是做出正確決定並貫徹到底。正向思考讓我們瞭解心智如何透過決定而型塑我們的世界。我們的健康及療癒——其實是我們所做的一切——全都受到建設性決定或毀滅性決定的影響，無論我們是否會將這些決定貫徹到底。

▶無意識——透過習慣或信仰系統

- **信仰：**我們其實有驚人的潛力去影響自己所做一切。我們將審視正向思考的神奇安慰劑效果，以及毀滅性思考不可思議的「指骨」效應。這兩個現象都顯示心智會直接影響到療效，而後我們將學著如何從強大的信念中獲得最大益處。
- **習慣：**我們的生存受到療癒潛能的直接影響。你是否在某方面太懶惰？是否無法規律運動？是否習慣只吃某些食物？習慣是可以改變的。我們將學習如何辨認自己有哪些地方需要改變，以及如何做出必要的改變。就某個角度來說，這是有力、持續且真正的樂趣所在，也是恢復健康的重要元素。

▶身心連結（見第九章）

我們將探討如何驅動心智來活化療癒，並學習更多意象法的技巧與其確實有效的證明。

▶靜坐（見第四、五、六章）

靜坐能讓我們達到理想的平衡狀態。這種平衡的療癒將毫不費力在我們身上流動，幾乎是自動的。

現在，讓我們開始吧！

意識心智、正向思考與療癒

想像一位充滿愛心的媽媽將她身為人母所能給予的一切都給了孩子，你能體會這種百分之百付出的感受嗎？你能想像她放棄嘗試嗎？她當然不會！這就是正向思考的意義，永遠把目標設定在「盡可能貫徹到底」，瞭解自己的優點與缺點，對所做的事感到安心，深知自己會愈來愈好，而且是在自己專注的部分變得更好。

正向思考就是明智地運用我們的心智。明確地來說，正向思考包括理解心智如何運作，以及如何讓心智發揮最大潛能。

心智訓練之中最重要的一點，就是瞭解正向思考以及一廂情願之間的差別。

▶**一廂情願：**你希望最好如此，但什麼也不做。
▶**正向思考：**你希望最好如此，並全力以赴。

這是兩者最根本的區別，正向思考不只是樂觀地期待「如果他做得到，我也可以」，這只要希望就夠了。只要心存希望，任何事情都可能發生，這是真的，但我們必須做什麼才能達到目標？我們準備好承諾並承擔後果了嗎？

正向思考始於運用心智選擇特定目標，但是我們必須針對這個目標付出行動。我們必須讓心智忠於這個目標，並竭盡所能地讓自己有機會瞭解目標究竟是什麼，這是個主動的過程。一廂情願則是消極的過程，只付出一點點努力，而且很明顯地不會產生什麼不同的結果；反之，正向思考常能導致驚人的結果。

你的心智可以發揮作用

正向思考如何發揮作用？讓我們從意識心智方面開始談起。以務實的角度而言，心智可以被稱為目標導向並做出決定的工具。以下說明它是怎麼運作的：

請想像你邀我一起吃飯，而我也答應了。你說你住在澳洲、加拿大或法國（反正就是個大地方，有很多很多房子），或許你可以說得更明確一點，讓我知道你住在哪一區——亞拉河谷、洛磯山或波爾多。我已經距離你愈來愈近了，但還是找不到你的住處，於是你給我你家的住址：國家、城鎮、街道名稱與門牌號碼，現在我終於找到了！我可以用地圖、GPS或問當地人，只要堅持下去，最後我會找到符合你家住址的目的地，並找到你。

心智是目標導向的，目標愈明確，功能就愈大，產生的作用也就愈有效。若我只知道你住哪一區，會因混淆而心慌意亂，最後就放棄了；但若有明確的目標，就等於成功在望。

然而，明確的目標只是個開始。確定目標——你家地址——之後，我必須決定怎麼到達，而且必須完成這趟旅程。如果我決定開車，車子電池卻快沒電，我可以放棄或堅持下去。為了發動車子，我已經得面臨許多抉擇；準備開車出發時，我也必須決定往哪個方向最可能抵達你家，然後我出發了，往左、往右或往前……，這樣的決定會重複再重複，碰到一個又一個十字路口，直到找到你家為止。

這就是心智如何產生作用的過程，很簡單吧？思考的心智是目標導向、做決定的工具。

面對恐懼，無論如何堅持下去！

我們都是正向思考的人。我們經常像上面這個例子那樣使用心智，日復一日，但有些人卻被搞得不知所措。「*你邀我吃晚餐？我不確定自己想不想為了吃頓飯而展開一趟旅程。萬一迷路怎麼辦？路上碰到粗野的駕駛怎麼辦？或許到你家的路上很黑，而我很怕黑。*」有些人就連簡單的事都可以滔滔不絕說個不停。

當然，有些人每天都會準備好車子，期待展開一段旅程，卻始終沒成功。致命的車禍確實存在，還可能迷路、爆胎、汽油用光、發生小意外，但這表示我們得待在家裡，什麼也不做嗎？嗯，有些人確實是如此，但若只是一趟小旅行，多數人還是會設法成行。**我們應該承擔風險，並堅持下去。**

治療像癌症這樣嚴重的疾病，可以比喻成進入一趟旅程，這趟旅程通常很長，需要做許多選擇和決定，勢必將面臨無法預期、好壞皆有的轉折。根據我的經驗，有些人確實因為意識到旅程的風險而決定「留在家裡」——有些人是因為恐懼而裹足不前，有些人則是擔心失敗。如果我盡了一切努力都沒有用，怎麼辦？我是否像個失敗者？我是否會讓自己失望，或是讓身邊的親朋好友失望？

恐懼失敗與錯誤期待有很大的關係。早期許多媒體訪問都把焦點放在我的工作，採訪者總問我是否擔心會給人錯誤的期待。有些醫師也表達了類似的憂慮——為什麼有人那麼想恢復健康，至今卻仍與死神搏鬥？

答案很簡單：任何努力都有風險！想從嚴重的疾病中復元並不容易，如果很容易，人人就都會做，也會變得司空見慣。我們知道恢復健康是可能的，但實際一點吧——恢復健康需要全力以赴，我也見過有些病人很努力卻終究還是難逃一死，然而，長期的康復雖不容易，但並非不可能！

一九七六年骨癌復發擴散開來，醫師判斷我沒剩多少壽命可活。或許我只能接受命運安排，抱著最樂觀的希望靜待結果——我當時若這麼想，應該很快就會翹辮子了，但我勇於相信自己可能恢復健康，也深深明白：想恢復健康就得做些驚人的事，我得盡可能努力配合自己所知的方法去做。

在我開始恢復健康之前，病情曾一度加重，但我反而變得更有決心，也更不厭其煩。我知道自己想死而無憾，不希望剩最後一口氣時還在懷疑多喝胡蘿蔔汁或靜坐久一點結果是否會不同。如今我們都知道，每個人能喝多少胡蘿蔔汁是有限的，而該靜坐多久則必須視平衡的狀況而定。我們每個人必須做的，是決定自己該喝多少胡蘿蔔汁、該靜坐多久，然後照著做——這就是正向思考的意義。

承諾與結果

幫助人們面對艱困處境這麼多年後，我認為人可以分成三大類：有一種人認為正向思考及生活型態療法並不適合他們，所以選擇離開。相較之下，大部分的人多半都可以真正瞭解我們的建議及其可能性，但這些人仍可分成兩類，我們稱之為「百分之百的人」及「百分之七十的人」。

「百分之百的人」設定明確目標並照著做——百分之百地照做！或許會有些小小的疏漏，但基本上是依據自己心智的決定而做。相反的，「百分之七十的人」缺乏目標，或許是設定的目標不切實際，或許是基於許多理由而無法堅持下去，但他們計畫要做什麼、設定個人計畫，與真正做了什麼之間的差距，會製造出內在的緊張，這種緊張通常會產生憤怒、責怪、羞恥及罪惡感等無益於療癒的情緒。

「百分之七十的人」急需幫助，通常我會建議他們：**如果他們相信做什麼對自己最好卻無法做到，要視為緊急醫療狀況。**這種情況必須特別注意，若不是修正預期目標，就是解決承諾和紀律的問題。如果這種理想與行為之間的差距——相信自己應做什麼，實際上卻做不到的鴻溝——繼續維持下去，不論時間長短，終將造成悲慘及不幸。這問題勢必要解決，至於該如何解決，我們很快就會談到。

只要我們的理想與行為一致，就會過得不錯。「百分之百的人」所做的一切讓許多人完全康復，就算有人因病去世，但仍「過得不錯」，而且可以死得其所。或許死亡本身就存在著遺憾與自然的絕望，但若做了一切合理的舉措，就會死而無憾，沒有罪惡感或羞恥感，沒有憤怒或憎恨——他們不會死得不明不白（見第十八章）。我要說的是，沒錯，討論死亡一點都不「負面」！人終有一死，讓我們為善終做好準備——我們當然可以有善終，這也是我們過得很好的證明。

不過，本章討論的重點是過得更健康，不只是過得更好或撐很久以後才會死，所以比較敏感的人必須注意將正向思考變成他的內在特質或一種學習的技巧。

入門須知

這裡有一個超棒的消息，我見過某些悲觀、負面的人學會正向思考三原則後，改變了自己的健康狀況。

不過，在學習這三原則並且釐清如何使用之前，你得先瞭解一些入門須知，讓我們開始吧！

讓自己更正向積極

如何變得更為正向積極，可以從注意基本心智狀態開始做起。第一個問題是，你到底有多正向？你對現在的態度滿意嗎？你需要努力才能變得更正向嗎？

如果你的心智狀態很正向，你該感到慶幸，你在心智發展得更完滿這方面有很好的開端。

如果你懷疑自己不夠正向積極，或是自知在這方面有缺陷，第一步就是明確地選擇。你若不是很積極，就是很消極——這看起來好像很簡單，因為事實就是如此。你可以選擇正向思考，保持這樣的心念，然後跟著步驟做下去，這個選擇十分重要！

理論上我們都會選擇正向思考，這應該很簡單，這是生命最基本、有意識的選擇。我們能夠決定自己能擁有正向思考的意圖，積極選擇有效的心智狀態，然後貫徹到底。為了達到這個目的，我們的心念必須更堅定，並緊緊掌握住每個機會。

加強心念正向思考的最好方法，就是透過冥想的幫助。冥想是很有效的方法，透過徹底思考某件事而讓心智清明，更有理解力且更有信心。要達到這個目的，必須從日常靜坐及有意識地放鬆身體做起。然後，除了把目標放在靜定的心智，還必須思考正向積極對自己的意義。我們必須從不同角度思考：正向積極的定義是什麼、將正向與負面做個比較、思考認識的人之中誰是正向的人，以及自己有哪些正向特質；此外，還要思考自己為什麼想變得正向積極，以及為什麼必須正向思考。

這裡有個支持你冥想的提示：正向思考或許就是搞清楚你的目標是什麼，只要懷抱自信就能做到，就那麼簡單。

沉思及冥想得愈多，就愈能對正向思考及其意義產生洞見。這可能得練習好幾次才能做到，所以必須重複練習冥想直到思考通透，瞭解正向思考對自己真正的意義、有什麼幫助，以及為何要正向思考。

我現在是個正向的人

請你再次確認這點。許多採用這個方法的人知道自己不夠正向積極，其他人則是被癌症的診斷結果給嚇壞了，因而喪失信心。超過三十年的經驗告訴我們，有許多人翻轉了這一切，這就是要學習訓練心智的原因，也是使用正向思考技巧的樂趣。

為了鞏固並強化正向思考的心念，你可以使用肯定句。肯定句是種簡短的陳述，反應出我們的目標與意圖。我們將在下一章有更多討論，不過立刻用它來建立正向態度會非常有效。

這裡使用的肯定句是：「我現在是個正向的人。」我們要做的，就是重複這個短句、這個肯定句，一次又一次地重複，直到它在內心留下無法磨滅的印象，讓自己心悅誠服。

肯定句非常美妙，而且十分有效！透過使用這麼簡單、正向的陳述，規律性地重複使用，可以改善我們的思想，並引導我們對於想做的事情付諸行動。

請你每天早上醒來第一件事就是花幾分鐘，不斷重複對自己說：「我現在是個正向思考的人。」請利用時間這麼做，一天至少兩次。特別是開車時，可以大聲地說——如果你高興，也可以用唱的！加點趣味在裡頭也很有用，你可以用不同的曲調唱，以戲劇化的手法持續做下去。

至於從何時開始做會最快產生效果？那就是在你必須做新的決定的時候。這時內心會有個微小的聲音說：「我現在是個正向思考的人。」這就對了！為了滿足內心的小聲音，你會做出正向的決定！當你變得愈來愈正向而積極，你會發現真的很有效，而且下次要更積極也比較容易。當你把想做的事付諸行動，會完成正向的循環，而這一切將穩定地幫助你療癒，擁有更好的人生。

你很快就會發現自己有新的感受，一種對自己的處境有責任的感受。你會做所有該做的事，因為你對它們有正向的感受。你會想這麼做，這是你的選擇。你會因此覺得能夠掌控自己的情況，也會發現內在資源快速地強化並發展。

同時你也會瞭解，過去你若不是正向積極的人，當然會因「受害意識」而感到痛苦。這是**「為什麼是我」的症狀，會讓人覺得無力對抗無常的命運，因為命運是如此無情地鞭笞我們！這是最負面、最具毀滅性的態度，讓人深陷其中動彈不得**。如果你已從新的角度瞭解正向思考的優點，請溫柔地對待自己。現在，你是個正向思考的人。請靜靜地提醒自己，你現在已經不一樣了。請找出自己不再負面思考的地方，並不再重蹈覆轍。

你可以想像得到，這段日子一定會有高低起伏，所以必須準備堅持下去。當你做出正向的行動時，請喜悅地恭喜你自己。然後，請再次確認你的新態度，並尋找下個付諸行動的機會。

擁有正向態度的你，現在已準備好解決一切因癌症而出現的挑戰，並設定清楚的目標。下一個步驟將提供打開心智力量的主要關鍵。

正向思考的3大原則

在仔細討論之前，先簡介三大原則：

原則1 **設定清楚的目標**。請記住，心智是目標導向、做決定的工具，所以一開始就要有清楚的目標。進行療癒時有許多選擇，我們將探索做出正確決定及設定清楚目標的有效方法。

原則2 **全力以赴**。一旦有了清楚目標，就必須完成。有時盡力去做好像還蠻容易的，有時則必須努力才能做到。我們將研究如何採納好的想法並付諸行動，以及如何盡一切努力去做。

原則3 **讓自己快樂地做**。如果能享受進行的過程，就會更容易堅持，也才能持續下去，否則就會逃避、健忘、沒興趣或找藉口不做。享受正在做的事的價值顯而易見，而且會發現獲得正向思考的最後關鍵既簡單又有效。

我們先從第一個原則開始做起，就是設定目標。

第1個原則〉 設定清楚的目標

步驟1〉由誰決定目標？

在設定目標或決定該怎麼做時，誰會告訴你如何做？是否有外界權威人士，例如醫師、律師、自然療法師、家長、孩子或伴侶？住在後院隔壁房子的女鄰居？還是你自己？

由誰決定目標？權威人士當然很有幫助。真正專家的意見很寶貴，向擁有知識、熱情及自信的人請益並瞭解他們在做的事，永遠是值得考慮的選項。只是，最後誰必須為你的所作所為負責？你要為自己做什麼？

我必須於此再次提到恐懼。恐懼是一種會瓦解人的力量，當恐懼感很強烈時，我們會非常焦慮，無法確定自己的所作所為是好是壞、是對是錯、該或不該……，希望外人告訴自己該怎麼辦。在危機之際有這樣的反應是完全可以理解的，在此時尋求值得信任的意見也是明智的選擇。

不過，如果你珍視自己的品格，想為自己的選擇多負點責任，你得知道：處於強烈恐懼狀態時所做的重大決定潛藏著極大風險，恐懼通常會讓人反應過度、幾近瘋狂、反應遲鈍、過於消極或過度激動。再次提醒你，**在做重大決定時，特別是在受到驚嚇後，你得先花點時間平撫情緒**，如此才能放鬆，知道如何面對恐懼，透過冷靜、清明的心智匯整出自己需要的資訊，做出決定並設定目標。

步驟2〉決定的過程——如何使用左右腦做出最好的選擇？

人類的心智既理性又有智慧。我們能邏輯思考，也可以更抽象、更直覺、更明智的思考。邏輯與智慧兩者都很有用，事實上，沒有智慧的邏輯思考，很可能是極其危險的。

我們生存的世界對科學有著高度評價，這對於以邏輯評價事物很有道理，但我們需要增添智慧。智慧最尋常的表現形式可能只是簡單的「普通常識」，我們很快將會探討如何發展圓滿的智慧。

▶從充分的資訊及邏輯開始做起

你必須明智地考慮各種範疇，從中找出最好的選項，同時聆聽最有經驗的專家意見，明智地詢問他們會如何選擇。如果他們是你，會怎麼做？如果你是他們的孩子、父母或另一半，他們會建議你怎麼做，或把你送到哪裡進行治療？然後根據他們的意見，在你認為合理或能力所及的範圍之內，盡可能進行更多研究。

不過請你考慮一下——也算是警告，如果你不希望腦子一團亂，或許最好略過下一段文字。

幾年前，英國有份非常重要的研究報告被當成提供女性乳癌患者具體的建議。研究者提出兩個假設性案例，一個人得到初期乳癌，一個人則是乳癌復發，然後將兩個假案例送到英國各大癌症醫院及治療中心，請對方提供患者最好的建議。沒想到結果卻相當失敗！醫療單位提供的治療法固然有些大同小異，但其中也有不少建議有極大差異，這點在報告中被特別提了出來。以那位罹患初期乳癌的假案例來說，有三十五家醫療診所的建議療法都一樣！至於另一位復發的假案例，則有四十五家提出同樣的建議！若是得到初期乳癌的案例真有其人，她到大型醫院接受治療後想徵詢第二意見，恐怕得跑到第三十五家醫院才找得到。

所以囉，想一想如果你只使用邏輯思考的話，會怎麼做？

在真實生活中，女人一旦得到乳房腫瘤，一般會先去看家庭醫師。如果醫師懷疑腫瘤是癌症或確認是癌症，病人通常會被轉診至專科醫師。病人可能認識當地的家庭醫師很多年了，也可能不是，但幾乎可以確定的是，她沒有看過專科醫師。

專科醫師的建議應來自病人的狀況及治療選項，才能合乎邏輯地提供真正有用的資訊。只是，合理也意謂著根據病人狀況仍有其他治療選項，為此而去尋找其他三十五位醫師的建議，值得嗎？當然不值得！最近有許多重要癌症中心透過團隊來解決這個問題，這個趨勢是集結外科、腫瘤科、放射科及其他專業人士共同討論個別病人的需求。

但是病人本身呢？我強烈建議你**把時間花在做決定，而不是純粹思考合不合邏輯**。腿斷得很嚴重時，邏輯思考會讓你認為必須動手術，類似的例子比比皆是。在這種情況之下，你要做出決定並不會遲疑得太久，但癌症的治療選項沒那麼簡單。事實上，許多癌症療法的過程十分難熬，必須考慮有無副作用，而其潛在效果也值得討論。遺憾的是，在這種情況之下，邏輯性的思考並無法提供明確的答案。

在匯整各種意見之後，能讓你清楚何種療法有效，進而判斷什麼是重要資訊。我們在第三章討論如何決定進行療程時提供了相關案例。

▶加入深思熟慮——發展清楚的思維、自信與智慧

深思熟慮的意思，就是把某件事徹底想清楚，深入地瞭解它。此外，**深思熟慮也能直接喚起直覺，幫助我們拋除所有疑慮，堅實地建立清楚的思維與自信。**最後，我們會更努力投入療程，也更容易實踐自己的決定。

深思熟慮很容易，在做任何重大決定時都應如此，在設定正向思考目標時，更應該這麼做。

我們要研究並學習讓這個技巧發揮功用。這次我們以檢討飲食習慣，以及決定該如何吃來說明，以下是進行步驟。

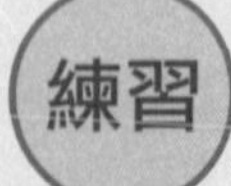 深思熟慮設定目標（以設定飲食目標為例）

＊選擇討論事項（以設定飲食目標為例），並決定最後的結論。

＊將所有討論事項以問句列出來，例如：吃什麼對我最好？

＊做功課。使用你的聰明才智與邏輯思考，閱讀、上網、向專家請益、跟朋友討論、聽CD，最好要做筆記，像是某個人這樣說、某本書這麼說之類的。列出來自不同建議的食物清單，其實很簡單。

＊設定在一定時間內做出決定，有兩種方法可以做到。如果你想買臺新的洗碗機，或許會等到收集完所有相關資訊後再做決定。假設你設定了價位，就可以在合理的時間內找到符合這個價位的機型，並收集有關它們更仔細的資訊。只是這裡討論的事項有關食物，你很難明確收集到相關資訊，因此你必須告訴自己：「我盡可能在兩週內收集所有資訊（這裡的兩週只是抽象的用法，選擇你自己的時間表，不用一字一句照做），然後盡可能做出最好的決定。」

＊要做決定的那天，給自己一點時間（半個鐘頭或一個鐘頭會很理想）和空間（在你經常靜坐的地方或任何安靜的地方都可以，確認你可以不受電話或其他讓你分心的事情所干擾），帶著隨手做的筆記或收集的資料。同時請拿支筆及一些紙，以免你可能想要寫什麼。

＊請坐下來，開始研究這些資料，重溫所有關於這個議題的資訊。如果手頭沒有紙本資料，請跳過這個步驟。

＊請有意識地身體放鬆，讓心智冷靜下來。如果你有靜坐經驗，這個過程跟靜坐有點類似。這麼做是為了放鬆身體，讓心智冷靜，如此才能讓心智處於進入深思熟慮的絕佳狀態。

＊一旦進入了這種放鬆狀態，請有意識地把注意力放在研究所有你還記得的事實上。

❶這裡的範例是，你必須回想自己的飲食習慣、各式各樣為什麼你想改變飲食習慣的議題，包括哪些人給你什麼建議，以及你從各種不同書上看到什麼資訊等。

重點 整個過程清楚而合理，也就是左腦的運動。你可以主動思考這個問題及相關議題，主動把焦點放在問題上面，進行徹底的思考。

❷在進行任何步驟時分心或心思晃到其他事上，請盡快認知到這點，溫柔地對待自己，然後簡單將注意力放回與食物及飲食習慣相關議題。

* 當你持續把焦點放在這個問題時，有時心思會自動變為抽象、直覺性的右腦思考模式。你會重新審視並分析所有已知的事實，拼圖般片斷的資訊會自行組合，讓你看到更重要的觀點。這種清明的洞察力可能發生在一瞬間，幾乎就像：「啊，我知道了！」那個瞬間簡直有如神啟。

重點 你愈常練習這個技巧，就會愈有效。這對解決問題、發展創意及觸發平衡思考來說，是奇妙又有效的方法（附帶一提，這對於準備創意寫作而言，也是絕佳妙方）。

* 一旦思維清楚了，最好把接下來洞察到的一切寫下來。或許你曾有過類似經驗：也許是在沖澡時，或是半睡半醒時，腦袋有如五雷轟頂，你突然想到困擾不已的問題的解決方法；或者是你在穿衣服或吃早餐時，某個念頭突然自記憶中浮現！有時候，深思熟慮的過程中出現的洞察也是如此，因此最好記錄下來。我總是拿著筆和紙進行這個練習，當內心浮現答案時，才可以趕快寫下來。

這個深思熟慮的技巧可用來解決所有問題，讓深藏於內心的智慧變得更清晰。最後，只要跟著內心的智慧走，所有方向與目標都會顯現出來，這對你來說，真是「對（〔right〕／右腦）極了」！

在考慮吃什麼食物時，我們可能會思考某些特定問題，像是該不該吃番茄？生吃還是煮熟吃？我們會全面探討這個問題，例如清楚瞭解為何要吃有機食物，並下定決心非如此不可。

經常有人問我：「為什麼我得相信這個練習有用呢？」這個嘛，**如果你沒有清楚的思維，而是心懷疑慮地練習，最後等於只是花時間思考而已。**雖然做了也無害，卻無法產生深遠的洞察力！洞察力就是指一個人有確認的信心，這會帶來內在深層的認知而沒有疑惑——你真的會知道該怎麼處理番茄！只有你自己才能確認這種洞察力，你會因此容易感到有自信、容易承諾努力，而且通常都會成功。

若是你做了一切努力，還是有所懷疑呢？

步驟3〉有懷疑時，就做些什麼吧！

在做決定前能先確認適不適合，當然是最好的了，但疑惑仍然是可能的事，這是否意謂著我們無法有效地設定清楚的目標？

深思熟慮的好處就是讓所有選項更清晰，當你瞭解這點，多數的事都可選擇做、不做或延遲做。愛爾蘭諺語說：「如果你拖著不做某件事夠久，它就會自行解決。」或許癌症發生時，也可以早一點用這種態度來面對。

面對縈繞不去的懷疑，許多人都發現有個好方法——**接受懷疑，但仍做出決定。**透過這個方法做決定，對貫徹計畫、全力以赴很有用。時時審視自己進步的程度並調整，永遠是最能讓計畫有效進行的做法。

體悟心智在其他方面如何起到作用也很有幫助。正如我們所確認的，心智是目標導向、做決定的工具，它有點像是導熱飛彈，而不是箭（很抱歉我用了類似戰爭的意象來說明，但這裡很適合用這個譬喻）。當弓箭手瞄準目標把箭射出去時，箭是根據弓箭手的目標及條件而飛，如果風把箭吹離了原有路徑，它並沒有自行調整的機制，但導熱飛彈卻完全相反，它會鎖定目標並接收反饋結果，如果目標移動，就會自行調整路徑。

步驟4〉與「錯誤」為友

心智的功能有如導熱飛彈：它是設計來處理複雜事務，並且改變我們的人生；它是設計來接受反饋結果，檢驗我們是否朝著目標有所進步，調整人生路徑並堅持到底，直到抵達目標。

有的人很怕犯錯。有些錯誤令人遺憾，稍後我們再來談如何轉化罪惡感、羞恥感、尷尬及自責等經常伴隨錯誤而來的感受（見第十六章及第十七章）。然而，**錯誤其實有另一種解釋：錯誤就是反饋，而且是十分有用的反饋。**據說愛迪生在發明燈泡前做了一萬次實驗才成功，有人問他做錯九千九百九十九次的感覺是什麼，他說自己並沒有做錯九千九百九十九次，而是經過九千九百九十九次的嘗試才完成目標——每次嘗試都有所收穫，終於在第一萬次的嘗試中，造成全球性的革命。

勇敢點，試著開始吧！堅守自己的目標，對目標保留些許彈性，並對反饋有所回應。準備擁有更遠大的目標，並對於如何抵達目標保持彈性。

步驟5〉藍波還是武術家？

請原諒我再次用了這樣的譬喻，但我必須在討論心智狀態時提到正向思考。雖然「做了什麼」的確很重要，但我們「在做」的時候的心智狀態可能更重要、更有意義！

你應該對藍波很熟悉，他孤獨、堅強、不妥協、不屈不撓，他個性急切、易怒、精力充沛，內心不太平靜或不太冷靜。這與武術家恰恰相反，他們同樣都有決心，有意願竭盡所能付出，但武術家的內心擁有深層的冷靜，以及顯而易見的內在平靜。**靜坐能提供正向思考的基礎、環境及氛圍，讓我們更容易做決定、貫徹到底，也更容易享受所做的一切並達成目標。**

步驟6〉你的最初目標——你可以如何健康地想像自己？

當癌症找上門時，你的目標是什麼？你能想像最好的結果是什麼嗎？不論結果如何，那將是你的最初目標。

你是否能想像自己完全痊癒——沒有癌症，再次擁有正常生活，健康並且滿足？這樣的想像對你是很容易，還是很困難？對你來說，想像自己得了癌症卻活得很好，簡單嗎？你只想追求良好品質的人生，而不想把焦點放在疾病本身？你可以想像病情穩定嗎？你的內心是否有深層的恐懼，或者已接受因病死亡是最終結局？這些都是很有挑戰性的問題。你大可懷疑，多數人都會懷疑，**正向思考並不是否定懷疑與恐懼，而是瞭解懷疑與恐懼，聰慧地使用心智來移除、跳過它們，並盡可能完成目標。**

正向思考的限制在於：是你相信各種可能性，而不是別人。「你」相信什麼？有些人就選擇接受自己終將死於癌症。或許在你相信「什麼」的那一刻，你的限制在於你只是想像病情是穩定的，若是如此，癌細胞會產生加乘效果，癌指數也會倍增，這也是為什麼一旦腫瘤大到可以被偵測到時，通常都會增生得很快（請注意，這只是一般性的結論，有些癌症成長的速度很慢），在這種狀況下，得等到癌症日趨穩定，才能算真正進步的訊號。等病情穩定以後，或許你可以進一步想像腫瘤縮小了一點。

正向思考對於「發展中」的目標非常有用。儘管有些人竭盡所能地爭取全面、遠大的目標，像是從一開始就期望完全康復，但多數人認為循序漸進地來會比較容易，也更實際且有效。

步驟7〉把目標寫下來

如果有重要目標的話，請寫在一本特別的筆記簿或容易注意的地方。寫下來可讓目標更清楚，而且更容易記住！

步驟8〉最後，決定目標有多重要

一旦弄清楚目標，下個問題就簡單了。個別地來看，這些目標對你有多重要？它們只是一般性事務？達成目標的話還不賴，但也沒什麼了不起？它們是否關乎生死？你是否願意付出一切達成目標？

我在癌症復發時變得非常不屈不撓，接下來幾年，我的所思所想、所作所為都是在過濾掉不重要的目標，直到目標更清楚。

「這麼做，是否能幫助我恢復健康？」如果做了仍無法通過考驗，我就不會有興趣了。當然，我興味盎然地通過了考驗。有人總以為這樣做好像很難——就算不難，恐怕也不太有趣，甚至以為也不需要太有趣，但事實上，我在康復的過程中經歷了一段美妙時光。我有最好的理由去做有益的事：我得到癌症，我可以改變自己原先喜愛的事，做真正需要做的事，而且幸運的是，我以不屈不撓的態度做了該做的一切後，竟然完全康復了！

正向思考是衡量你願意為了什麼而承諾，以及願意付出多少的指標。第一個原則——清楚的目標，將會自然帶領你走向第二個原則。

第2個原則〉全力以赴

通常來說，正向思考的三個原則會一個接一個、自然而然地接續下去。當我們有了清楚目標，就會盡力而為達成目標。若是如此，那麼輕鬆地做就對了；如果你很難全力以赴，請讓計畫及所該付出的努力更為合理，並讓心智處於正確的狀態！

步驟1〉欣然接受你所做的一切

你得把所有選項想過一遍，根據目標做出決定，並且欣然接受。千萬別只是消極地接受療程或拖著不改飲食習慣；千萬別只是敷衍了事，只因有人叫你這麼做。你是自己的主宰，你可以掌控一切，請接受你所做的一切，歡迎它並貫徹到底。當你相信自己正在做的事，心智就會活躍起來，安慰劑效應便會對意識心智及有意識的承諾產生效果。

吉兒是支持團體裡一位極焦慮的女士。正為了癌症復發進行化療的她，很擔心自己及兩個年幼孩子的未來。在團體營造的安全的情緒環境裡，她首次分享了內心的恐懼，還當眾哭了出來。在她釋放內在深層的痛苦時，大夥兒無聲的理解帶給她莫大支持的力量，她覺得自己終於卸下肩上的重擔。

吉兒在醫院進行例行化療時會嚴重嘔吐，她無法決定是否要繼續化療，化療可能有某些好處並帶來希望，但潛在的副作用也造成她內心的恐懼。清除情緒方面的障礙後，她決定貫徹決定，繼續做完化療。

現在吉兒的心智更清明了，她可以邏輯地思考，決定做出對自己有利的事。她坦然接受化療，期待去醫院進行對她有用的療程。她也接受生活型態計畫，吃得正確，固定進行治療，並且運動。她告訴團體裡的成員說，她對化療不再有任何不良反應。兩個月後，她的病情有了驚人的進展，主治醫師提到這點時還鼓勵她說，不管她是做了什麼，一定要堅持下去！

步驟2〉檢視你的目標是否明確

這點非常重要。以我個人的經驗，欠缺決心貫徹到底常見的因素就是缺乏明確目標。如何解決？請重看第一個原則，設定明確的目標。

步驟3〉明智地運用理想

本書最主要想呈現的，就是如何以理想方法建立生活型態，以內在潛能結合行動產生療癒。請記住，無論如何，理想只是理想而已。理想可能很難完全達到，但理想能夠提供目標，指引方向，讓我們有強烈的感受來完成目的。只要我們朝理想邁出一步，就能變得更好。

如此一來，當我們在安排應做事項——在哪裡做、從哪裡開始做、可以做什麼等等——時，都會很愉快。如果一開始你很緊張、很焦慮，只能放鬆一〇％，至少已經進步了一〇％，這是很好的起點，也會讓你感到很欣慰，因為**你已經比過去放鬆一〇％，不該去擔心其他九〇％還沒放鬆**。正向思考就是承認自己獲得一〇％的成就，把焦點放在進步，並隨著時間推進讓自己更努力地追求更多進步。

步驟4〉尋求啟發性

之前我們強調過希望的絕對重要性。許多人發現，當自己需要被啟發時，收集一拖拉庫的啟發性資料來閱讀、觀察或聆聽很有用。你可以在練習靜坐的地方放些具啟發性的人或風景照，任何能啟發你的東西都行——即使只是心裡想著具有啟發性的人，如家人、朋友、地方領袖、靈性宗教人物，對提升性靈都會產生巨大影響。

步驟5〉發展建設性的紀律

紀律的最佳詮釋就是「個人的仁慈」（personal kindness），這種紀律不是強加於人的紀律，而是自我紀律，奠基於清明心智理解什麼對自己有益，以及身心最需要什麼。自我紀律是有決心執行對自己有益的事，是做出適當事情的能力，是關於如何善待自己……，就這麼簡單，雖然不容易，卻總是仁慈的。

這裡提供一種有效且實用的建議：每天做一件事進行紀律的練習，例如不要只為了開心而選擇食物、做運動並視之為有紀律的行為……。我呢，則是洗澡時改用冷水——這對我來說需要很大的紀律！雖然這麼做讓人很振奮，而且我已經做很多年了，但還是需要努力才做得到。透過選擇來練習紀律，會讓自我紀律變得更容易——面對療癒過程中的高低起伏時，維持這樣的紀律尤其重要。

另一個建立個人紀律的方法，就是發展「沒有」的能力，或許只是簡單不吃一塊蛋糕，或許是不吃一餐或禁食一天。

請建立自己的紀律方法！

步驟6〉發展溝通的技巧

罹癌病人常在支持團體中把心思，尤其是情緒，都放在自己身上，扭轉這點有助於改變病情的發展。

- ▶**開始寫日記。**研究顯示，這對於免疫系統大有幫助。書寫時請簡要記述事實，重點放在個人細節，這有助於記錄每天發生了什麼。寫日記的真正益處在於你詳述並列舉個人感受，以及對發生的事有何反應。這能幫你發洩情緒，同時在一個安全、私密的環境表達感受。此外，書寫可讓一切更清楚，也更容易。我在恢復健康的過程中每天寫日記，而且覺得很有用。
- ▶**寫信或是寫e-mail取代寫日記，近來也有許多人發現設立個人部落格或透過臉書分享訊息很有用。**這可以減少病人或家人一再對外重述最近發生了什麼等細節的時間，也表示打電話或面對面見面可在更私密的交換經驗時使用。
- ▶**決定誰是你的「聆聽者」。**請找一個安全的環境，一個團體、有經驗的諮商師或你信任的朋友，都可以成為「聆聽者」。他們需有足夠的穩定度聽你說話；他們不需要為問題提出「答案」，也不需要修補任何事，只要以開放、不批判的態度聆聽就夠了。這能讓你表達自己的想法、感受及情緒，否則它們會一直壓抑在心裡。罹癌患者當中若有這種具有同理心、不做價值判斷的聆聽者，實在是上帝的恩賜。

▶**慢慢對親友敞開心胸。**罹患腦瘤的布萊恩的預後很差，他希望保護十一歲的女兒及十三歲的兒子，所以只說自己有偏頭痛。他兒子漸漸對他充滿了恨意，女兒躲得遠遠的，布萊恩的太太凱絲則十分擔心，並對必須偷偷管制醫師及朋友打電話討論布萊恩及孩子的事產生很大的壓力。整個家庭都在受苦，布萊恩變得愈來愈焦慮，隨著日子一天天過去，他終於明白再也瞞不下去了，在考慮過這兩難的狀況後，他最後決定告訴孩子們真相。孩子接受了這個事實；後來，布萊恩的兒子偷偷告訴凱絲，其實他早就知道了。凱絲說，兩個孩子很快就表現出自在的模樣，而且願意，也可以討論爸爸的狀況。

步驟7〉大笑及選擇

哈哈大笑對任何情況都很有助益，就算你不知道，但許多研究都證實了這點。問題是，當情況十分嚴峻時要怎麼讓自己笑出來？

首先，避免抱怨。避開「自以為必須告訴你泰德叔叔也得了同樣的癌症，在試過各種方法後還是死了」的那種人，請告訴他們你要去度假，千萬不要打電話給你，你會主動跟他們連絡。

然後，請與能讓你感覺良好的人作伴。你可以簡單地測試一下：如果訪客來了以後，你的感覺比他造訪之前更糟的話，請直接把他們從邀請名單中刪除。當你需要有人作伴時，你會想與認真又可提升自己性靈，最好是能讓你開懷大笑的人在一起。

開心一點！生病已經夠慘了，何況悲慘也無濟於事。儲存一些有趣的光碟及書籍、看看幽默的文字、欣賞喜劇頻道，或三不五時加入大笑俱樂部……，每個人都不一樣，請找出什麼事能讓你放聲大笑。

步驟8〉瞭解性欲的變化

癌症可能會影響生活各個層面，性欲也不例外。治療可能會直接影響性功能，有些人很擔心或關心這會影響到性趣或性能力。

我們必須知道，性欲及性功能是另一個需要被討論與理解的問題。儘管藥物對於減輕憂慮及讓人更開放、更愛他們的伴侶相當有效，但你仍得調整自己的性生活。由於夫妻雙方都必須調整，因此溝通會變得很重要，許多夫妻以自己的方式解決這個問題，但若有必要，透過婚姻諮詢會很有幫助。就跟其他任何事情一樣，一旦能有效溝通並有所計畫，就能找到令人滿意的解決方法。

步驟9〉控制看電視的時間

回顧過去，我認為自己罹病之初所做的最好的事，就是把電視拋在一邊。當我還是獸醫時，一週工作八十個小時，被訓練得像十項全能，每天都工作好幾個鐘頭，最後整個人癱倒在電視前。我把看電視當麻醉，作為放鬆並讓頭腦清醒的次級品，但自從不看電視以後，我多出許多自己的時間。沒了電視，我每週能看兩、三本書，可以靜坐，甚至可以跟人們談話！

如果你可以控制看電視的時間，規定自己可以看什麼節目和多久看一次當然有很多好處。如果電視會讓你分心，或更糟——成為你與親近的人之間的障礙，請務必三思是否繼續。

步驟10〉在自己體能限制內規律運動

根據研究顯示，運動對幾種重大癌症都有深遠的療效，還能有效對抗憂鬱，讓心智處於正向狀態。請盡量每天運動半個到一個鐘頭，這樣即使偶爾漏做一次，還是能感受到運動的好處。

中等到溫和程度的運動有助於療效，以下兩個標準能讓你瞭解：以你的狀態和健康來說，必須做到什麼程度。

- ▶**第一，當你做完運動時，感覺比開始做時更好。**這表示你再度感覺煥然一新、活力充沛。如果你練習過馬拉松，標準就要高一點，而且運動完後通常需要休息一點時間才能恢復正常。但要是你運動是為了療癒，而你在做完運動後還必須躺下來半個鐘頭的話，就表示你運動過度了。
- ▶**第二，你在運動時喜歡與別人交談。**如果你爬山時會喘不過氣，甚至連一句話都說得零零落落，那就是運動過度。請停下腳步休息一下，讓自己恢復正常呼吸。

步驟11〉更有創意

創意是另一個經過證實可增強心智狀態與療癒希望的方法。或許你已經會畫畫、編織、玩音樂或修東西，請繼續做下去，並瞭解這麼做對你大有助益；或許過去你有熱愛的嗜好——做任何能夠創造熱情的事都很有幫助，你應該懷抱著熱情持續下去。

步驟12〉**投入大自然**

自然具有療癒性，新鮮的空氣、高大的樹木、開放的空間、海邊……，自然能啟發我們，讓我們感到舒適，與我們分享自然療癒的天賦。住在城市的人，請找出住家附近最棒的公園。請盡量到鄉間旅行，或花一天到海邊。請在大自然裡放鬆，舒適地坐下，細心觀察，靜坐冥想，感受它帶給我們深層自然的平靜及療癒的品質。

步驟13〉**更有耐心**

很多人在診斷出罹癌後便有如拚命三郎，或像在準備百米短跑，使用大量的精力去對抗挑戰，以獲得益處。然而，縱然某些人恢復健康簡單又快速，但對多數人而言，其實更像跑馬拉松。

因此，請更有耐性一點，運用健康情緒的相關章節（見第十六、十七章）對抗沒有建設性、負面心智狀態造成的錯誤傾向，同時營造出開朗心情、忍受痛苦、不屈不撓，成功奏效的能力。

步驟14〉**練習感恩**

請在每晚睡覺前反省一天做了什麼，並找出三件值得感恩的事——可能只是很簡單的事，像是陽光燦爛或下雨；也可能是你經驗到仁慈的行為或透過環境學習的事物。這個簡單的**感恩練習已被證實可以對抗憂鬱症，而且更驚人的是，它可以溫暖你的心，讓你所做的一切都有正向的態度**。

步驟15〉**靜坐**

正向的心智狀態油然而生，很明顯地與平衡的靜坐、內在的自信、自然的樂觀態度有關。我們在自然狀態下是正向的，平衡的靜坐可以簡單地讓我們回復到那樣的狀態。

步驟16〉**考慮使用肯定句及意象法**

我們下一章再來解釋這點。

步驟17〉為好事而慶祝

請把目標放在發現健康、正向及美好的喜悅。**如果你是在暴躁、仇恨及悲慘的心智狀態下做了所有被認定是「正確的事」，其實會傷害自己的健康，更是冒著可能更悲慘的風險！**

如何找出在做對自己有益的事時的喜悅？這與第三個原則有關——享受地進行。請記住，當你有所察覺，便可決定自己的心智狀態；察覺得愈深入，將有助於你做決定。請決定什麼對自己最好，並且選擇變得愉快，還要選擇興高采烈地做。慶祝你的人生！

> **注意！**這是份非常重要的清單！你當然不可能，我也不建議你明天就做完所有的事。此外，你們當中有些人早就準備做了，另一些人也將迅速加入行動行列，並瞭解做這些事情的直接意義。請從這些清單著手吧！正向思考的藝術，在於我們可以持續進步並從中不斷獲得益處。

第3個原則〉選擇喜悅地正向思考

我們已仔細討論過正向思考的兩個原則，學習到如何「設定清楚的目標」及「全力以赴」。第三個原則有關做事的態度，也就是享受堅持的過程，如果無法享受，你會很容易半途而廢。

第三個原則的關鍵字就是「選擇」，「選擇」享受自己正在做的事。這是心智能教導我們最偉大的課程，我們可以選擇如何回應環境。

許多人是過去事件的囚奴，「我當然會生氣，你看看他對我做了什麼。」「我當然很難過，她離開我了，不是嗎？」「我當然會大笑，你聽聽他是怎麼說的！」「我很悲慘，你不知道我病了嗎？」這些想法都會讓你無法自環境中掙脫，但你其實可以提升看事情的角度，再決定如何回應。

維克多・弗蘭克（Viktor Frankl）是世界知名的醫師，他在二次大戰時被囚禁在納粹集中營裡，僥倖存活了下來，並寫了《活出意義來》，提出兩項深具力量的觀察。

第一，是生存意願的力量。在像集中營這樣艱困的環境中，人要死亡太容易了。弗蘭克觀察到，那些有理由活下去的人，做了許多別人不會做的事——人一旦放棄希望，很快就會死去。思考到這點，是否激勵你更想活下去？為什麼你想恢復健康？康復之後你想做什麼？弗蘭克認為，**只要有足夠強烈的動機，就能生存下去。**

弗蘭克的第二個觀察，與我們的討論直接相關。他所身處的集中營竭盡所能地剝奪俘虜的自由，而且以徹徹底底的殘忍去執行！可是弗蘭克觀察到，如果人們的心智狀態能理解並保留某種自由，這種自由將是任何人都無法奪走的！這種終極的自由，就是決定如何回應環境的自由。因此，集中營裡或許存在著決定如何走進毒氣室的自由，一個人走進去時是又踢又叫，還是昂首闊步？不論哪一種，除了牽涉其中的當事人，沒有人能決定他們怎麼做——若當事人擁有清明的心智，沒有任何人能剝奪他們選擇的自由。

瑪喬莉曾經擁有幸福的生活，她在七十多歲時嫁給年輕時的男友，三個孩子也都不錯，但她卻罹患了凶猛而痛苦的癌症。她是虔誠的基督徒，固定到住家附近的教會聚會，在社區十分活躍，美妙的人生讓她不曾受苦，為什麼她會罹患如此嚴重的病症？這是什麼道理？癌症大大挑戰了她原有的信仰，並讓她深自反省。對她來說，「為什麼是我？」是個深奧不可解的謎。

然而，瑪喬莉對此的反應頗不尋常，她依舊對上帝深信不疑。在過去，她的信仰從來沒有被檢驗過，因為她日子過得太愜意了，太容易就能對上帝充滿信心；如今，一切已不再那麼容易，瑪喬莉卻認為生病的試鍊就是要讓她安然承受痛苦——看她的信仰是否可以通過真正的考驗。

若讀者誤以為我希望大家要像瑪喬莉一樣，那就弄錯重點了！隨著一次次嚴重的不適與疼痛，瑪喬莉的病情不斷地惡化，但卻發生了件怪事——她變得更有力量，她的信仰照亮了一切。並且，在病情持續發展、身體狀況逐漸惡化之際，有愈來愈多朋友來到她身邊。她的家人告訴我，他們覺得瑪喬莉是在示範如何坦然承受痛苦，並且得到善終。

或許你並不覺得這是個積極正向的故事，但你還是弄錯重點啦！瑪喬莉瀕臨死亡時，身體很脆弱卻精神奕奕，這點大家都看得出來。我認為這是因為瑪喬莉找到了對抗癌症的方式，她帶著深層的滿足與平靜而死。她臨死時知道自己已選擇了要如何面對環境，因為看清了這點而沒有任何動搖，她滿懷強烈的信仰而死，確認自己對宗教的信心。

瑪喬莉的家人呢？他們有很深的失落，卻仍認為這段經驗對他們深具意義，他們的悲傷與振奮交雜——他們知道自己成為不凡經驗的一部分。

所以，請享受正向思考吧！當然，要是你的情況很棘手，可能需要花點功夫才能做到，請重新思考三大原則中能激勵自己的細項，你還是做得到的！這是個選擇讓自己更為正向的行動，無論你是希望提升心智，或完成更精采的事，都將有辦法更愉悅地進行。

重點整理 **正向思考需要……**

*深入瞭解心智的功能，尤其是正向思考的三個原則。
*讓自己積極地正向思考。
*收集足夠資訊作為決定基礎。
*冷靜清明的心智可以做出最好的決定。為了擁有冷靜清明的心智，我們需要：
❶沒有壓力與混淆。
❷沒有衝突情緒。
❸沒有無濟於事的習慣及偏見。
❹擁有使用理性、邏輯心智的能力，以及我們的直覺及內在智慧。
❺擁有冷靜清明心智最可靠的技巧就是靜坐。
*勤奮——向目標全力以赴的能力，同時擁抱目標，堅持下去並且完成目標。
*良好的支持。

只要做到上述幾點，許多不平凡的事就可能會發生——事實上，我們認為不平凡的事，可能會變得稀鬆平常！

有些人對「新年新希望症候群」並不陌生。我們抱持著良好的動機許下新年新希望，但卻很難做得到，更糟的是，我們根本常忘了有這回事。在下一章，我們將深入研究並瞭解信念與習慣在生活之中產生的力量，以及如何妥善地使用它們。

Chapter 8

深化自癒力的習慣與信念

用無意識心智型塑健康

無意識心智是信念與習慣的儲藏庫，而信念與習慣可以強而有力地型塑我們的生活。大家都知道，常說「負面」的信念與習慣具有強烈的破壞性，相反的，若能有效運用虔誠的信念與健康的習慣，將能讓我們得到自由，並且催化深度的療癒。

比方說，若信念讓人深信「癌症會導致死亡，我們什麼也不能做」，那麼一旦被診斷出癌症，我們就會深陷病痛之中；但若相信可以戰勝癌症，最後就可能克服病魔。不過，若我們認為必須改變飲食習慣才能創造康復的絕佳機會，卻又陷溺在個人的舊習慣裡無法改變，就會再次陷入疾病之中；如果我們可以自然地適應新習慣或學習如何做到改變習慣，那麼改變的過程將會既愉悅又驕傲，而且會讓自己與周遭的人都得到益處。

信念猶如雙面刃

信念與習慣可以束縛我們，也可以讓我們得到自由。

無意識心智的潛能是另一個康復的重要因素，我們將在本章瞭解它的角色，以及如何將它的效能發揮到極致。這裡的重點是發展在康復過程中強力支持我們的信念與習慣，同時使用肯定句與意象法。首先，我們要探討信念對於毀滅及恢復生活具有同等驚人的影響。

信念的毀滅性力量

有關心智毀滅性力量最極端的例子，就是古代澳洲原住民的經驗——

指骨效應。正如我們在第二章談到的，指骨是極有影響力的儀式，它不直接具有物理性力量，卻經常造成死亡。我們知道，被指骨後存活下來的少數澳洲原住民，其實是透過另一種有如解藥的儀式，讓被指骨的人相信該儀式的力量遠超過指骨儀式。

當我更進一步研究這點時，發現指骨儀式中有個關鍵因素，它能製造出絕望感，一種沒有任何希望、期待，終究只有一死的強烈信念。至於解決儀式，則提供與受害者信仰系統一致也令人滿意的原理，讓真正康復的可能性發揮效應——這種解藥般的儀式以希望取代了絕望。

瞭解這點可提供我們有關康復的兩個關鍵——希望與安慰劑的力量。

信念的療癒力量

如果指骨效應示範了信念的負面影響，安慰劑則顯示出正面影響。

新藥在接受測試時，大家都相信它可能很有效。醫學界人人皆知，信念本身會產生非常正面的結果，因此裹著糖衣卻沒有治療成分的藥丸常被用來測試信念能為病人帶來什麼益處，並將新藥與安慰劑的效果進行比較，以測試新藥真正的效果，而這個糖衣藥丸就被稱為安慰劑。在許多情況下，安慰劑的「治療」效果大約有三〇％，在對治疼痛方面最有效，「它真的能減緩疼痛」！安慰劑有如重劑量的麻醉藥，經常能舒緩疼痛——心智可讓信念產生效力，這點確實讓人驚訝。

這裡以一位罹患嚴重喉癌，醫師亦束手無策的美國「鄉下人」的故事為例。

> 在被當地醫師診斷出罹病之後，這位鄉下人被告知最好到大城市的醫院做新型放射線治療。他懷著敬畏的心情來到大醫院做基本檢查，當溫度計放進他嘴裡時，醫師敏銳地覺察病人以為這就是最新的神奇療法。經過幾次這樣的「治療」之後，病人的癌症竟完全消失了！

想到這個病人竟是被溫度計所治好的，可能會讓你覺得很好笑，但請不要忽略這個範例在此原則中顯示的重要性。

這個案例顯示安慰劑確實有效。

在癌症治療當中，或許可視心智的角色為信念的「安慰劑」，因為這可以解釋心智以實際方式造成正面效應的諸多案例，包括做出良好的選擇及承諾。同時，清明的心智本身也可以奇蹟似的影響復元機會。我們徹底研究與使用信念力量，透過安慰劑效應來示範正面思考的益處，都是為了避免指骨效應的產生。不過，與其讓安慰劑的「詭計」成功，不如尋求具有同樣潛力的智慧運用。

那我們該怎麼做呢？答案很簡單。**只要對自己的所作所為深信不疑**，就能從採用的療法中得到最大效果，並減少潛在副作用，更能從使用的自救技巧中獲得益處，而吉姆的故事讓我們可以一窺這種可能性。

吉姆被診斷出已擴散的前列腺癌，只剩幾個月壽命，整個人因此陷入沮喪與絕望中。白手起家的他暫停工作，每天躲在家裡，拉上窗簾，沒人知道他整天都在哭泣！直到傍晚太太與孩子回家，他才努力振作起來，裝出勇敢的模樣，繼續掙扎下去。他說，那時的他只是在等死，他覺得自己很悲慘，完全感覺不到希望。

有一天，在本書於一九八四年首次問世後不久，吉姆在當地一家報攤看到書名，覺得自己或許能做點什麼，於是他買了書，準備和太太一起看。

吉姆的太太安琪拉知道我帶領的自救團體離他們家不遠，於是帶吉姆來到這裡。頭幾個星期他感到十分困惑，無法理解為什麼透過飲食、正向思考、使用心智的力量及靜坐，竟然可以做到醫師做不到的事。然而，希望激發了他的一切。

很快的，吉姆家的窗簾打開了，他也不再流淚了。他開始與太太及三個兒子談話，他們熱烈地響應飲食習慣的改變，並在吉姆開始規律靜坐後全力支持。

他第一個進步的徵兆是疼痛消失了，吉姆說，靜坐減輕了疼痛感，讓他對自己所做的一切深信不疑，並讓他有信心堅持下去，尤其他最先對這個做法不是很有把握。吉姆的病情得到全面、長期的緩解。

我們從這些故事所得到的最重要結論就是：**絕望、懷疑或恐懼會傷害所做的任何事**，或者像吉姆的例子一樣，讓我們更消極、沮喪及悲慘。最極端的可能是，得到和指骨效應一樣的下場。

如何建立希望？

起初帶有懷疑與恐懼都很正常，請再讀一次前面吉姆的故事。幾乎每個來到癌症支持團體的人都懷抱著恐懼、懷疑、困惑與不確定感，大部分的人在一開始都是如此。因為知道這個現實，所以我們必須列出所有可能發生的問題。這些問題本身並不值得恐懼，但它的確會產生作用，好消息是我們可以做些什麼，壞消息是那些不知道或不做任何回應的人限制了自己的可能性，而且通常都過得很悲慘。

以下幾點會對你很有幫助：

步驟1〉懷抱希望

懷抱希望是一個出發點。希望是真實的，只要懷抱希望，一切都有可能。事實上，康復的過程相當有規律，或許這時你該重讀第二章討論希望、數據及個人的部分。更重要的是，**你不要只是相信有康復的可能性，還要再三地確認。**

不過，希望及信念的可能性來自於你所掌握的知識及影響知識的情緒混合體。我們都知道，有些人的情緒遠遠凌駕於理性，而他們的希望多半關於情緒，而非理性。這未必是什麼大問題，但若恐懼凌駕於理性，就可能產生很大的麻煩！

步驟2〉你的希望必須明確

明確的希望非常重要，而清除情緒障礙，才能讓希望明確，我們將在第十六及十七章談到如何處理這個問題。**明確的希望來自知識，所以必須盡可能獲取正確的資訊**，這對處於資訊爆炸年代的我們來說充滿了挑戰，請重讀前面如何做決定的章節，包括如何篩選決定、誰來作決定、什麼可以信任，以及誰與什麼可以相信（見第三章）。重要的是花點時間設定明確的目標，並下定決心全力以赴。

步驟3〉行動

只要我們懷抱希望，就必須為這個希望做點事。容我提醒你，期待最好的結果卻什麼都不做，就是一廂情願，即使擁有特殊的心智狀態，仍與正向思考的效果有很大距離——請將希望轉化為具體的行動。

我們要運用前一章提到的技巧：用支持第一個正向思考原則的八個步驟——設定清楚的目標——開始做起P089，依據這些指示，能幫助我們做出良好決定，並建立對這些決定的信心。然後我們會使用第二個原則P096，不計一切地貫徹到底。所以，請放心！起初有懷疑與恐懼是很正常的，希望可以讓你重新振奮，至於被稱為「信念」的信心與確定的感覺，則可以讓你更確實地改變與進步！

你所能做的最好的事

接下來有個很重要的觀點，那就是無論我們做什麼，它本身都是很實在的事，而且對信念有十分重要且附加的影響。你會增加的是指骨效應，還是安慰劑效應呢？

如果你面前擺了一盤很棒、很健康的有機沙拉，而你腦海裡唯一想到的很可能是：「天啊，又是沙拉！我一定是瘋了才會吃這種東西！」然而，透過心智想像好食物對身體具有明顯影響，其實是很容易的事，所以請換個角度，眼前擺著同樣一盤沙拉，但你心想：「哇！這真是太棒了！這對我很有好處，我可以感覺到被療癒了。」如此一來，你就不只會從食物中得到益處，也可以從心智中獲得好處。

請想清楚你所做的一切。**決定做什麼對自己最好，接受它，相信它可能成為事實——這也是你所能做的最好的事，然後全力以赴。**盡其所能地強化這點，並盡可能運用各種方法去支持你所要做的事，像是閱讀強化自己正在做的事的書，或是使用正向思考的技巧，以及確認從自己所作所為中得到最大效果的方法。

接下來，我們來談談習慣在康復過程中的角色。

習慣的療癒力量——做好份內工作

習慣具有很大的力量。請想像一下，若你沒有開伙的習慣，每頓飯都得從頭開始學起，你得想想如何計畫每件事，還要解決許多相關資訊及技巧，這恐怕得花上很長一段時間。相反的，如果你經常做飯，就會做得很快、很輕鬆，而且令人滿意。**習慣能讓人自動自發做事，而且是透過一而再、再而三的反覆練習學習怎麼做。**

重要的是，在療癒的過程中，我們的習慣要能夠讓我們得到自由，支持我們愉悅地去做有益的事，否則反而會產生許多限制。我們需要打破各種限制，確保自己的習慣能產生作用——良好的習慣才能帶來良好的健康。

克服「新年新希望症候群」

我想過去許多人都有過「新年新希望症候群」，你知道的——今年我一定要戒菸、今年我要每天運動，或今年我要改改脾氣。這些良好的意圖總是那麼有意義，都是符合邏輯的選擇，顯然也都很棒，我身邊每個人都很喜歡，也支持這種改變，這實在是太簡單了！可是通常這些希望在過了每年一月第一個星期之後就沒了，讓人無法持續享受改變帶來的好處，而這種惱人、周而復始的罪惡感之所以出現，不只是因為我們沒有改變，更因為**我們根本忘了自己許下什麼希望**。

透過自己的力量進行療癒最大的挑戰，就是自己必須負擔絕大部分的工作。你必須花時間靜坐，你必須吃擁有療效的飲食及運動……，很顯然的，在療癒的路上，我們必須發展並維持健康的習慣，這得仰仗習慣的改變，而且還要有效率地做到。

當目標看來可輕鬆完成——決定要做什麼，而且能簡單實現——時，人人都可以輕易地準時達成目標。不過，多數人總是容易滿足（以某種可笑的方式），太輕易且太快放棄理想。

我們必須瞭解心智會限制自己的潛能，受困於既有模式，但心智也能讓人自由。問題是，這一切是隨機發生？還是可以掌控部分？現在我們必須深入研究心智，瞭解習慣是如何養成的，以及如何以輕鬆的方法改變習慣，維持良好的習慣並享受它們！

習慣與信念的養成5大步驟

習慣與信念都是種自然而然，某種程度來說是無意識做事的方式，我們可以有意識地記住、辨識及討論習慣與信念，但這兩者都是由無意識心智所掌控的。

習慣與信念可讓我們獲益，藉由建立發展及學習肯定句、意象法等技巧，我們將不再受習慣和信念的束縛、限制，進而做我們該做的事！

步驟1〉習慣與信念是經驗的產物

習慣與信念在我們年輕時便已養成。一生之中，我們有許多經驗都是透過習慣與信念的參與、學習及使用而來，透過五官——用眼睛看、用耳朵聽、用觸摸、嗅聞、用嘴品嚐，我們瞭解這些經驗和生命中的功課。

重要的是，我們必須知道自己是透過五感認知一切，並視之為真實的存在。然而，有時我們用眼睛看、用耳朵聽、去感覺某些事情是真的，卻可能會在之後發現自己錯了！如果我們的認知不正確，而這個認知又關係到重大的人生議題，可能會因此發展出不正確的信念，這將會對人生造成重大的影響——更進一步來說，認知不只受到生理感受的影響而已。

步驟2〉我們的認知受到情緒及心智狀態的影響

我們對經驗的認知以及它們的意義均受到情緒及心智的影響，舉例來說，據說生氣的時候我們認知及參與發生在周遭之事的能力會喪失九〇%。此外，我們都知道心智是會被蒙蔽的，心智常因各種原因而缺乏清明度，藥物、年齡漸長、知識或智能不足等因素，都可能對認知能力及發展真正有用的信念系統產生影響。

因此，有時候某件事物我們只看了一眼，或只發生過一次，卻能因產生強烈情緒而留下深刻印象，至於其他在人生中不怎麼重要的時刻的事，發生沒多久就忘了；有些事則是因為一再發生，所以我們會記得。有些事會根深蒂固地存在腦海裡，有些則不會。

步驟3〉我們的經驗會儲存在記憶裡

有些經驗會一直保留下來，這些經驗將成為記憶，儲存於大腦的無意識區域。伴隨著記憶而來的情緒，會影響我們認為這段記憶是否重要。一般來說，愈戲劇化、愈強烈的情緒，會讓記憶保存愈長的時間。

步驟4〉記憶以影像留存

我們在分析記憶時會發現，它們是以影像保存下來——基本上包括影像、聲音（文字）及感受。口感及氣味可能也會保留一點。

步驟5〉累積的記憶會造成習慣與信念

記憶累積得愈來愈多，就會漸漸形成習慣與信念。信念來自人生中的各種經驗，而這些信念可能導致正向或負向的期待。若我們發現自己說「這實在是太好了」、「我總是這麼倒楣」或「我不像會做這種事情的人」，那麼你就是在發出期待的聲音，而這些聲音直接反應了你的信念。

是束縛，還是自由？

信念與習慣可以限制我們，也可以讓我們得到自由。

茱莉亞是位非常討人喜歡的女士，外向的個性讓她擁有成功的設計事業，但她的個人生活卻被情緒壓力給拖垮了。她得到了癌症！在進行居家癌症療程期間，她提到過去與原以為速配的男士的感情挫折。

茱莉亞很快便瞭解到，她無法與人建立親密關係，總是在發展深層關係前設定重重障礙。她發現自己不只是愛情「失敗過」，事實上，她每次都用同樣模式主動摧毀它們。

茱莉亞回想起過去，她從小生長在一個鄉間大家庭，那似乎是很棒的鄉村生活——可以靠近大自然，有著簡單的生活型態，擁有許多朋友，長時間與家人在一起。她七歲得到麻疹時，被隔離在家族偌大農莊的一間小儲藏室。一下子從廣大、開闊、慈愛的家人圍繞的環境，突然被父母限制在沒有窗戶、通風很差，還有很多老鼠的小房間裡，她開始懷疑自己是否做錯了什麼。於是，七歲的她下了個結論，那就是：她一定很壞，沒有人真正愛她，她根本不值得人愛！

長大成人以後，茱莉亞理解其實家人很愛她，但那段深刻的童年經驗深深埋藏在無意識心智裡，強烈地型塑了日後的行為。茱莉亞這才瞭解到，原來她在人生中放棄了所有感情關係，是因為一直深信自己不值得被愛。

茱莉亞還觀察到另一項重要的事：她的人生目標就是要成功，她終於知道自己那旺盛的企圖心是來自於不斷想向她及別人證明自己的價值，不過她為了成功，也付出了許多代價。

現在，是尋求另一種價值的時候了，她知道必須改變過去一直信守的內在信念。

身為人類，我們的行為基本上都是根據信念而來。事實上，當我們在做相信的事時，會感到舒適而滿足，心裡很平靜。當行為與信念不符時則會很不舒服，會深深覺得一定是做錯了什麼而強烈地想做點事來彌補。

造成信念的原因很重要，因為信念將成為行動的準則。所以，假如我們剛好相信吃速食或垃圾食物沒什麼關係，很習慣吃又很喜歡吃的話，就會繼續吃下去。或許你覺得這是個極端的例子，但我們都有各自相信的事物，也有習慣根據這樣的信念行動，只是這些讓我們感覺良好的事物未必都很健康，甚至會讓我們難以保持健康或變得更健康。如果我們無法改變不健康的舊習慣及信念，或是沒有辦法調整並維持健康的習慣與信念，「康復」則是促使我們改變的最好動機！

利用無意識心智的盲點

請記住，習慣與信念存在於無意識的心智，會累積成為生活經驗。令人開心的是，我們可以學著以良好的習慣與信念取代不好的。

要怎麼樣才能做得到？其實很簡單，因為無意識心智無法分辨實際生活經驗（以及附屬於這些經驗的意象）及透過人工塑造（透過使用肯定句及意象法）的正向經驗之間的差別。而要建立、改變或加強習慣及信念，則必須將這些習慣與信念有效地固定在無意識心智並有所回應，所以，我們必須學習使用肯定句及意象法。

貝蒂是位年長的女士，一生都在幫助人。她支持先生的工作，把家人照顧得很好，對社區也付出許多。現在，她癌症復發並擴散，就醫學角度而言，已沒有任何指望——她不再需要進行治療。然而，貝蒂熱愛人生，覺得還有很多想做的事。她帶著不太情願但很有責任感的丈夫菲利普來到我們的支持團體。菲利普參與了所有課程，儘管他總是保持距離，看來有些冷漠。

剛開始貝蒂的病情惡化，疼痛加劇讓她極為沮喪。菲利普察覺到妻子的情緒，問她到底怎麼了。或許是太痛苦，或許是因為她已決定面對現實，貝蒂表示，她接受命運的安排，放棄康復的希望。

從此，貝蒂成為十分負面的人。

後來，我們聽了她的解釋才知道，因為早年發生了一連串不如預期的事，她接受這些經驗並發展成悲觀主義——在她內心深處，始終相信事情總會變糟。

幸運的是，菲利普在參與團體課程時發現了這點。他參與討論信念、肯定句及意象法的課程，知道貝蒂正努力讓自己相信肯定句的正面效果。他看著太太整個人十分憂鬱地坐在那裡，嘴裡卻說著：「我現在是個正向的人！」於是便對她說：「這太奇怪了。妳現在是怎麼回事？」

「你這是什麼意思？」貝蒂非常憂鬱地回答道。

「喔，我以為妳現在是個正向的人。」

後來貝蒂告訴我，就在那一瞬間，先生的這句話，似乎扭轉了她內心的開關。

「沒錯，」她說，「你說得對，我現在是個正向的人！」

從那時起，貝蒂便把焦點放在生命中正向的事情上，取代過去悲觀的看法。現在的她變得很樂觀，在任何情況下都能找出正面的觀點，並在過程中找回內在平靜。她的身體狀況驚人地恢復了，且在二十多年後，她冷靜及愉快的態度仍啟發了所有認識她的人。

我極力推薦各位花點時間，好好思考這幾個擁有強大力量去改變既有無助的信念，建立全新、健康、有效的信念及習慣的原則。你愈瞭解這些原則，就愈能思考、記住它們多有用，也愈容易使用這些技巧，讓它們產生愈大的效果。

一旦充分瞭解這點，接下來便請付諸行動。使用肯定句及意象法，可以讓我們運用技巧來改變心智。只要遵照幾個簡單步驟，就可以練習這種能為生活帶來益處的技巧。我們先討論肯定句，然後再討論意象法。

使用肯定句2大步驟

肯定句是簡短明確的聲明，可簡化具體的目標。**重複並一次次說出肯定句，可去除矛盾的習慣或信念，並在無意識心智留下新的習慣與信念。**面對新的處境需要回應時，我們可以檢查一下無意識心智，讓肯定句引領自己。上述貝蒂的故事就是肯定句有效的最好例子。

要讓肯定句更具有效果，必須包含三個重點，並微調句子內容。

原則1 3個重要的重點

肯定句要使用第一人稱、現在式，而且必須是目標導向。

使用第一人稱及現在式，代表我們必須使用「我是」、「我做」、「我有」等句型。

無意識只對當下有反應，這表示當我們檢查記憶並想起某種習慣或信念時，是在尋找該怎麼做。如果無意識說：「我希望自己未來可以更正向，並希望自己做得到，但或許我做不到，因為我試過了，效果不好，我想我還是放棄算了。」這時心智會混淆此刻該做什麼，而不會有所回應，讓我們疑惑不已。但如果無意識告訴我們：「我現在是個正向的人。」那麼我們對所做的一切都會感到快樂，並且願意繼續下去。我們勢必會變得更為正向。

肯定句必須明確指出目標，讓心智鎖定目標——這個目標就是最後的目的，因此，告訴自己：「我現在是個正向的人。」

原則2 微調

▶**正向思考：**明白指出自己需要什麼，而不是不需要什麼。心智是目標導向的，它會鎖定目標，需要對準正向的方向，而不是避免做某些事。所以，與其告訴自己：「現在我不是個負面的人。」倒不如用肯定句說：「我現在是個正向的人了。」

▶**避免比較：**千萬不要說「我跟誰一樣好……」或「我比誰好……」這樣的句子，你的能力與潛力可能比對方更好，也可能更差。把目標放在建立肯定句，可激勵自己發展出全面的潛力。

▶**除非必要，否則不要在特定時間思考：**跟比較一樣，限制自己一定要在什麼時間思考，反而會讓人沮喪或挫折。使用肯定句帶來的喜悅，部分來自於釋放個人的創意及內在智慧。事實上，我們本來就擁有在正確的時間與地點思考的天賦，若能這麼做，就會感到滿足及自在。

▶**明確、正確及負責任：**心智需要有明確的目標。目標愈明確，就會愈清楚，也會愈有自信成功。

▶**實際一點——期待討論：**你可能會被信念所限制，因而使用肯定句時往往會得到負面的回音。你告訴自己：「我現在是個正向的人了。」但內心卻出現另一個小小懷疑的回音說：「不，你不是。」這很正常，這個回音是舊信念的產物，如果沒有這個回音，你可能就不需要使用肯定句了。請記住這個過程可以指引或改變心智的注意力，調整它的力量與創意。這是在做出改變或以新信念取代舊信念的必經過程，也是簡單建立新信念或目標的必經過程，千萬不要因此而驚訝。只要肯定句產生比回音愈大的力量、愈高的期待、愈多的希望、愈強的決心及愈充沛的活力，並且一再地重複，慢慢就會取代舊有的信念，並迅速為心智領航。

- ▶**思考設定不間斷的目標：**你必須讓心智相信目標是合理、有可能成功的。有些人會想像自己完全康復，並以此作為目標；有些人則對病情穩定很有信心，認為這本身就是一大進步。設定自己做得到的目標，觀察自己快達成目標時，再思考下一步該怎麼做，以此延伸計畫並下定新的決心。
- ▶**使用行動字眼並增加興奮感受：**使用肯定句能迅速加深感受與情緒，也能讓潛意識接受，因此以熱情及興奮的語氣訴說肯定句，效果會更好。其中一個做法就是在肯定句的最後加上「哇！」：「現在我是個正向的人了，哇！」這可以將正向、期待的感受內化。若你不是會說「哇！」的人，可使用適合自己的字彙來取代，讓肯定句更為生氣盎然。
- ▶**使用字眼務必精確：**肯定句使用的詞彙具有強大的力量，所以要特別注意它們會如何被心智解讀。使用的字眼愈清楚明確愈好，明智地考慮各個角度後再選擇詞彙。在選擇使用肯定句之前，可以先靜坐與深思，這是確保肯定句的意義及效果有用的絕佳方法。
- ▶**保持平衡：**肯定句對於生命的方向有著關鍵影響。請再次思考自己設定的目標範圍，注意你及你的家人、朋友及鄰居，以及身體、情緒、精神及靈性需求。肯定句是非常有趣的工具，請把目標放在保持平衡。

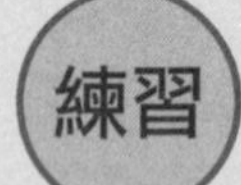

幫助個人發展的肯定句範例

以下是一些很受歡迎、經過多次測試的肯定句。

＊健康

「我每天在各方面都會更好更進步。」這是最古老、也最有名的肯定句，最早使用這個句子的是一百多年前的法國人——艾彌爾・庫埃（Emile Coué），記錄在他寫的《自我暗示，才能掌握自我》。這句話對激勵內在動力更健康具有驚人的力量與效果。

「在積極進行療癒的過程中，我感受到生命的充實，也讓自己掌握住每個可以康復的機會。」

*改善人際關係

「我以愛祝福這個人。」

*自信

「我值得活著！」

「我值得很快樂！」

「我值得被愛！」

*克服恐懼及面對死亡

「為了準備死亡，我轉化恐懼。」

「為了準備死亡，我過得很好，而且時間一到，我將有所善終。」

在討論如何實際結合肯定句、意象法及感受等更細部的操作細節之前，讓我們先討論如何發展意象。

意象法加深潛意識的印象

肯定句的重點是放在使用的字眼，意象法則是使用內心意象設定新的目標，加深潛意識的印象，以此刺激達到目標的動機及創造力。

我們可以使用三種類型的意象——原義（literal）、象徵及抽象。

原義的意象

使用這類意象的目標，是放在可以看見行為、事件或目標的意象。這表示你必須將目標——希望發生的情況——視覺化，並以內心之眼再三重複這個過程，就像不斷重放光碟。這種原義的意象非常實用，適合各種目標清楚的情況。它廣泛使用在體育活動，對於改變習慣及信念有很好的成效。

如果你有具體目標，像是降低焦慮或變得更積極，使用原義意象非常有用。想像原處於負面狀態的你，如今看到自己既冷靜又放鬆，擁有正面的選擇，行為舉止正如自己想像的積極，感到既驕傲又有成就感。

使用意象法還可以結合肯定句，例如在對自己說「我現在是個正向的人」的同時反覆使用言詞與意象兩種方法，確認自己行為有所改變。

原義意象法對於支持與對個人做出改變相當有效。若目標明確，但不確定是否能達成目標、情況十分複雜，或是用於療癒時，使用象徵或抽象意象則會更有效。

象徵及抽象的意象

就某種程度來說，使用象徵就如同利用載具乘載「意識的目的」進入潛意識，讓目的能被理解並執行。以治療為例，在療癒過程的複雜性及時間性中扮演重要角色的，恐怕要屬意識心智了。然而，我們不需要仰賴複雜的工具來學習如何影響身體的療癒功能，象徵或抽象的意象就是達到療癒最有力的工具，我們將在下一章研究並學習這幾項技巧。

更多的祕訣和提醒

我們應透過正向的期待、力量、自信及良好的感受，來重複練習肯定句。如果**一開始就有信心使用特定的肯定句，一天只要重複一到兩次，心態就會有所不同**。若是你想改變許多難以改變的信念，或是心智雜念紛飛，那麼就必須更常練習，而且練習時間要長一點。

使用意象法與使用肯定句很類似，都必須花時間練習，而且效果取決於意象是否簡單明確。

單獨進行一次象徵意象法的練習需要十分鐘，抽象意象法則需要長一點。以「白光療癒意象法」為例P137，會花上三十分鐘到六十分鐘。此外，進行抽象意象法後，能更簡單地進入深層靜坐的單純沉靜。

如何練習肯定句及意象法

肯定句與意象法可合併使用，是最直接，也有效的方法，但有時單獨使用其中一種可能會更適合。

舉例來說，肯定句本身可大幅改變長期不良的心智狀態，像是低度自信。你可能會發現一再重複說「現在的我值得被愛」很有用，只要心智建立正確而真實的自信，便可增加相關且支持性的意象來增強效果。在建立自信時，你會記得過去的自己很笨拙、沒自信及脆弱，但你現在要在內心複製同樣的處境，並想像自己處於冷靜、輕鬆、自信、感覺良好的狀態。同樣的，許多療癒狀況對於直接使用意象法也有很好的反應。

重複使用肯定句及意象法，我們有意識選擇的目標會深深地銘刻在下意識並固定下來，成為一種習慣及信念。這樣的信念，會讓心智竭盡所能地指引我們朝這個目標前進。

當意識與無意識心智緊密連結時，加深它們印象的過程都很簡單，也很有效。有個說明這種狀態的具體例子，就是睡前處於空白狀態時。當心智放鬆、沒有思考特定事情時，是非常平靜的，**早上睡醒之前或晚上睡覺前的空白，都是練習肯定句及意象法的最佳時刻。**

同樣的，**以肯定句來唱歌或開玩笑，可放鬆意識心智及其回應能力，並加深印象。**使用肯定句時請使用韻律簡單的字眼，並把它大聲唱出來，既有用又有趣！

透過鏡子直視雙眼，以充滿力量及確信的口吻大聲說出肯定句，會非常有效。

此外，**建議最好結合意象法和靜坐，靜坐能提供整個過程安定、平衡及穩定的效果。**

如何結合放鬆、意象法及靜坐

▶以左右對稱的姿勢坐著，讓自己感到有一點不舒服。
▶盡可能放鬆身體，讓自己感到舒緩。
▶開始加深印象——同時或單獨使用肯定句及意象法。
▶完成練習前請放掉任何意象，讓心智處於自然、安詳、靜止的狀態。

支持良好目的，對反饋有所回應

為了增強良好目的的效果，使用肯定句及意念法必須結合下列有力的支持：

▶發展支持系統。與親朋好友共同討論目標，讓他們幫助你選擇。將新科技列入考慮，以活化自己接觸社會媒體的機會。
▶尋找全面支持你的戰友，避免會直接或過度挑戰你的人。
▶看書、聽CD、看DVD，參加支持你達到目標的工作坊。
▶參加與你需求相關的支持或靜坐團體。
▶告訴別人你的目標——以示負責。
▶為挫折做好準備。改變習慣需要時間，準備長期抗戰。

▶對自己溫柔一點。決心讓自己更有耐性，進步時記得犒賞自己。
▶尋求反饋。準備好重新評估狀況，進行調整並繼續努力。
▶經常微笑！你必須感到一切都很有趣，才能持續做下去。請享受活著的感覺，而改變是生命的特色，如果你無法改變，就會死亡。享受改變，並慶祝自己的成功。

面對挫敗

或許你可以穩當地朝著目標邁進，然而也可能在過程當中歷經人生的高低起伏。挫敗會驅使你重新評估處境，並增強決心，進行有效的修正與改變。**確保不會失望的方法，就是盡其所能地做該做的事。**如果做每件事時都付出百分之百的努力，就算遇到挫折也不必後悔，不必有罪惡感，更不必懷疑「如果……」、「如果我做了什麼……」，至少你會很欣慰地瞭解自己已盡了力，並某種程度地接納及瞭解自己，這能讓你免於往壞處看，你將自在地期待新的解決方法。

透過這個方法，解決挫折問題的答案就十分明確了。過去我生病時，經常透過書本尋求挫折的解答。當我在面對挫折（我在康復過程中經歷了許多挫折）時，往往是經由直覺、有如磁石般的力量促使我閱讀某本特定的書。我會打開那本書，而答案剛好就出現在我所翻的那一頁！同樣的，老友們也會無預警地出現在面前，提供許多解答。隨著我愈信任這個過程，若是有問題或麻煩出現，只要我愈期待，答案就會愈快出現。真的有同步性這回事！或者這是種神祕現象的具體化？

建立目標——朝那個時刻前進

當新的目標隨著改變而來，並且需要有意識的努力才能進行的時候，我們會希望自己可以毫不費力地進行，讓它成為生命的一部分。當這種生命中自然的部分出現時，請準備好使用充滿創意的意象法，讓自己進入更安詳靜定的靜坐。

請為新的意象及靜坐品質做好準備。

隨著時間流逝，你的意象法練習將更為純熟，靜坐品質也有所提升。這會讓你的感受、生活與周遭的世界更一致。你會更穩健地往前邁進，對當下有更美好的經驗。你不再需要練習意象法，而設定目標及成就感的過程，也會隨著人生道路自然、輕鬆且有力地出現。

最大的禮物

身為一位精明幹練、管理併購或重組公司的會計，羅柏承認自己是個不可小覷的數字通。他不知道自己的孩子老跟妻子爭吵，對物質財富不屑一顧，而且很不快樂。

羅柏發現得到癌症時已經擴散開來了，他對於即將到來的死亡感到恐慌和害怕，希望能夠逃過一劫，一如往昔，他很快陷入深層的絕望，內心充滿想自殺的念頭。

在這段沮喪的日子裡，羅柏來到我們這邊，瞭解自己原來還有希望。他立刻以慣有的才能、熱情及努力，著手把握各種可能，讓生活恢復原狀。他改變了自己的態度，改變了生活型態，也改變了工作，然後他的身體狀況改變了，他變得像另一個人，也經驗了醫學無法解釋的神奇康復過程。

多年以後，羅柏為癌症替自己帶來的一切獻上感恩。就像許多癌症患者一樣，他在被診斷出罹癌之前過得有如行屍走肉，得忍受生命中的諸多妥協，希望未來能找到快樂或有時間讓自己快樂，而癌症卻顛覆了一切——罹癌後他的未來變得完全不可測。

或許是知道來日無多，羅柏必須面對現在發生了什麼。他再也無法忍受過去的妥協，並瞭解人際關係的價值，於是開始修補與妻子的關係，也更瞭解孩子。此外，他尋找符合自己理想與價值的工作。因為這些改變，他的身體變得更好了，他感謝癌症讓自己重新評估人生的優先順序及價值，讓它們各自就定位。

我有個不太愉快的觀察，那就是許多人在懷疑習慣與信念前就已有心理創傷，這表示我們總是視人生為理所當然，忍受妥協，希望以後再來尋求快樂。這或許正是我幫助罹癌者所得到的最大的禮物：**為什麼還要等？為什麼還要拖？**生命是如此寶貴、如此不確定，為什麼不趁現在，花點時間重新思考自己真正珍惜與重視的是什麼？

以下有個很奇妙的練習。透過練習這些想法，將帶給你人生極大的祝福。這個練習最美妙的地方——近來這個練習有如「人生清單」一樣非常受歡迎——在於它對每個人來說既清楚又有方向。對於沒生病的人來說，它在生病之前便能提供威脅生命的病症所帶來的提醒與益處！

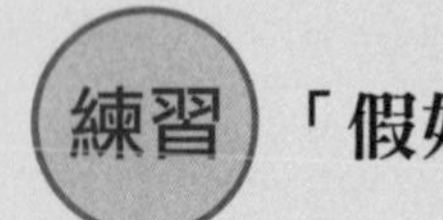

「假如」的練習

這個練習有兩個部分：

＊第一部分

給自己一點時間與空間，準備筆與紙，然後坐下來，開始幻想。想像接下來三個月，你生命中的每件事都會保持原狀，你擁有所有相同的可能性及限制。最後，你的生命（只有你的生命）終將結束，沒有商量的餘地，沒有延長的可能。這是個幻想的練習，第一個問題是：

「當你只剩三個月可活，對你而言十件最重要的必做清單是什麼？」

花點時間回答這個問題，然後寫下答案。接著重新看一次答案，或許你可以為它們排出優先順序。

＊第二部分

考慮一下最近你花了多少時間做這些事？如果你像很多人一樣，可能會發現即使是清單上第一順位的事，也沒有花太多時間在上面（一般而言，它們總是被擱置著不做）。所以，第二個問題是：

「假如你想完成清單上所有的事情，你會怎麼做？」

請好好思考這個問題。

Chapter 9

讓身心連結

神奇的心智救命法

珊蒂三十幾，快四十歲了。她有兩個孩子，先生事業非常成功。她得到乳癌，尤其是癌細胞已蔓延到骨頭的事，頓時讓全家陷入愁雲慘霧之中。她動了乳房手術，後來也切除了卵巢，希望藉此延緩癌細胞的生長速度。

多年前，珊蒂來到我們的支持團體，改變了飲食習慣，學習如何靜坐，並且開始使用意象法。她在使用意象法的時候很不容易看到圖像——她是那種「視覺化困難」的人。然而，透過一些嘗試與討論，我們很快發現她的肌肉運動知覺（kinaesthetic）很強——她可以感覺圖像。珊蒂是虔誠的基督徒，因此，她想像上帝在天上出現的模樣，然後祈禱能與上帝連結在一起。她專注地投入這樣的感受，感覺一道療癒的暖流從頭頂流入身體。

她看到自己骨頭的掃描，裡面的兩處有續發性骨癌——一處在左臀骨，一處在肋骨，但她看到掃描畫面時，注意力全放在臀部，而忽略了肋骨。

在診斷過了八星期後，珊蒂因先生工作的緣故，必須全家搬遷至很遠的地方，她敏感地認為病情會有所改善，而這個訊息將影響他們的決定。珊蒂的醫師覺得她最好保持現狀，並且強烈暗示她：搬家可能會讓病情惡化。但醫師對即將發現的事完全沒有準備——珊蒂的肋骨維持原樣，沒有改變，既沒惡化，也沒轉好；至於臀骨的情況，那不只是變好，而是癌細胞完全消失，原來損傷的骨頭也完全康復——這是徹底的療癒！

珊蒂開心地將好消息分享給支持團體的病友。她心裡描繪清楚的健康臀骨之所以成真，是根據她透過掃描看到的畫面。透過意象，她感受到一股來自神聖之處的能量。珊蒂說，她知道就是那股暖流帶來了療癒，但她也清楚，在自己把注意力放在臀骨時，她幾乎忽略了肋骨的問題。

珊蒂的下一步，顯然就是要直接引導療癒的能量進入肋骨。她回家練習療癒肋骨，但幾天後卻很擔心地打電話向我求救。因為當她試著把注意力放在肋骨時，內心卻升起一股強而有力的感受：她忽略了臀骨會讓那裡的癌細胞再度復發。

我花了點時間思考，然後問珊蒂說：「妳認為上帝有多大？」她說：「上帝有無限大。」我要她從這個無限大的資源中汲取療癒力量，然後告訴她所汲取的力量還不夠多！她為自己誤以為上帝的有限而感到可笑，也理解自己的不足有邏輯上的缺陷。有趣的是，她還是練習了大概兩個星期才充分感受全身得到療癒的舒暢，其中自然也包括她的肋骨。

告訴各位一個更好的消息，珊蒂的肋骨已完全治癒！

她與家人最後還是決定搬家——冒著忍受打包與整理的壓力、重大改變、重新適應、向親友告別、必須加強既有的人際關係、擁抱新的開始等。不久，由於壓力帶來的潛在影響，珊蒂面臨更多考驗而必須重新評估自己的狀況，她的病情並沒有改變——臀骨還是沒問題，肋骨仍受疾病侵襲。然而三個月之後，已經在新家安頓好的珊蒂病完全好了，臀骨及肋骨都痊癒了。

珊蒂的故事是用特定意象導致特定效果的病人中較戲劇化的案例，這是巧合嗎？或許。不過，若真是巧合，整個故事中未免也太多巧合了。

莎拉的背景及情況與珊蒂類似，她在三年前發現得到早期乳癌後，身上有十一處續發性癌症。

莎拉透過意象法掃描骨頭，修正意象，讓意象視覺化，並想像每個生病部位都得到治療。她的家人與醫師都很支持她使用身心連結的技巧與整體療法。三個月後，所有癌細胞都消失了——除了臀部一處仍受到癌細胞的侵襲。莎拉與家醫科醫師試著找出原因，直到他們檢查莎拉用意象法做的原始掃描圖——她漏掉檢視臀部！她記得掃描每個罹癌部位，就是忘了臀部。調整後又過了三個月，在她再次進行意象法掃描時，臀部已沒有任何癌細胞的蹤跡了。

罹患肺癌的史帝芬動了一次很大的胸腔手術，切除了一邊肺葉的下半部，但仍未扼止癌細胞繼續蔓延。在他切除肺臟時，氣管（支氣管）的部分極難處理，必須用U形釘封起來。

史帝芬動過手術不久，U形釘裂開造成支氣管胸膜瘻，肺部的破洞讓空氣進入胸腔。經過電腦斷層掃描發現，有一大塊三角區域受到感染。他四處探尋各種意見，希望肺臟能自動痊癒，或再次透過手術修復。醫師認為手術感染是癌症復發的後遺症，並告訴史帝芬，他的胸腔就像個堆滿雜物的儲藏室，無法自行痊癒，也無法動手術，太危險了，也不保證有用，建議先靜觀其變，若情況好轉，或許能透過手術把破洞封起來。史帝芬逼問醫師傷口是否會自行痊癒，醫師斬釘截鐵地回答：「當然不！絕對不可能！」

史帝芬曾向米爾斯博士學習靜坐，幫助自己在二十多年前度過充滿壓力的日子。雖然有一段時間沒靜坐了，但由於有一定的基礎，也深知靜坐的好處，他加入我們在當地的支持團體，不只密集靜坐，也開始新的練習：意象法。他每天花十到十五分鐘在靜坐時練習意象法，也得到額外的好處：腦海裡的意象可以輕鬆、自然地進入靜定靜坐的狀態——意象法強化了靜坐的效果。

史帝芬透過意象法，以電腦斷層掃描的手法掃描內心。他從具體的影像清楚看到內臟受損的地方，然後，他以有如顯微鏡般精細的角度，透過想像力，像工匠疊磚一樣，以象徵的磚頭疊成一個正方形，把破洞補起來成為新的肺細胞。他想像這些磚塊慢慢地、一個一個往上堆，重新建構出健康的肺部，然後將破洞封起來。三個月後，原本抱持懷疑態度的醫師拿出健康的電腦斷層掃描報告，告訴史帝芬：「支氣管胸膜瘻的問題已經自動痊癒了！」自動痊癒！史帝芬毫不懷疑，這全是靜坐及意象法的功勞。

這些成功案例只是巧合嗎？還是心智的力量超越一切物質障礙或有更深的意義？我相信，這些驚人且真實的故事背後必定存在著簡單的道理。若能透過嚴謹的調查進一步探討這些觀察與假設，將會發現這些理論有絕佳的科學基礎，而透過意象法的實際應用，要克服多數疾病是很有可能的。

意象法療癒的基本原理

想全面瞭解意象法療癒的來龍去脈，必須回到最基本的起點，那就是身體具有療癒自己的絕佳能力，這是種用來對付創傷與疾病的精密設計。身體的本能是自動保持在平衡狀態，也就是一般所說的健康。

為了深入瞭解這點，我們必須瞭解如何控制這些療癒機制。我在六〇年代晚期及七〇年代接受獸醫訓練時還不太瞭解這點，但至少知道免疫系統對身體防禦能力的重要，而免疫系統是靠白血球發揮作用的。我也知道細胞免疫是什麼——細胞本身有能力對抗感染，甚至對抗癌症。然而，這些療癒機制卻被視為是獨立運作（獨立於神經中樞系統或心智的控制）。近代知識的發展竟如此漫長，至今我們才知道，大腦會透過兩個主要方式進行療癒：一種是透過它所製造的化學物質，一種則是直接透過神經路徑。

不同的心智狀態、感受及情緒讓大腦製造出不同且特定的化學物質，即神經傳導物質，也就是傳送分子。接著，大腦會將這些神經傳導物質釋放進血液裡，進入血液後，它們會流經免疫系統細胞，並附著在細胞表面黏膜的接受器，驅動細胞變化並影響其功能。

另外還有個重點，那就是**擁有多少免疫細胞並不重要，重要的是它們的活動力，以及它們如何有效影響細胞的運作**。人們有很長一段時間都以為白血球是免疫系統的前線，也有很長一段時間認為白血球太多會像白血球太少一樣產生問題，近來有更多研究顯示，就算血液中白血球數量正確，卻仍有可能因不夠活躍而沒有功效，或是極為活躍且非常有效。很顯然的，一個活躍、充滿生氣的免疫系統是由適當數量細胞所組成，這對良好的健康與活躍的療癒力來說都是不可或缺的要素。

身心連結醫學的主要原則就是**負面思想會影響免疫系統的功能，而正向思考可以增強免疫系統**。如果你感到沮喪，為了尚未解決的悲傷而痛苦，或是壓抑自己的情緒，大腦就會釋放出特定的化學物質，直接抑制免疫功能；就好的一面來說，當你得到啟發，充滿希望或感受到大量的愛，以及笑得十分開懷時，大腦就會釋放不同但類似的特定傳送分子，經由血管附著在免疫細胞以促進它們的活力。

更驚人的是，現在我們已經知道：免疫系統的細胞——白血球——會製造自己的傳送分子，然後釋放進血液裡，這些分子會回到大腦予以反饋，並完成身心之間療癒功能的迴路。這是另一個重要原則，有助於我們瞭解身心連結醫學的運作。

大腦的療癒中心

近來所有的發現均指出，大腦有個療癒中心，擁有控制並調節整個身體療癒的功能。

這個療癒中心的概念，與大腦有個跑步中心極為相似。決定跑步的過程，始於一個有意識的念頭：「我要跑步。」當有意識的念頭進入無意識，大腦自動運作的「跑步中心」就會擷取這個訊息，辨認出它來並表示：「當然，我知道怎麼做。你想跑多快？」然後大腦再次透過有意識的目的，讓訊息變快或變慢，至於真正跑步的過程，仍在大腦自動控制的管轄下。

我很喜歡看小孩子學習走路及跑步，他們危危顫顫地撐起腿，抓著椅子或餐桌的腳站起來。他們內心像是在說：「我要跨越這個房間！」然後充滿希望與期待地邁開步伐。他們搖搖晃晃地走了幾步，然後跌倒了。他們失敗了，但直到現在我還沒看過有哪個小孩躺在地上，放棄地說：「唉！我猜，我就是那種永遠學不會走路的小孩！」不可能，因為學走路是再自然也不過的事。他們會重新站起來，一次又一次地嘗試，直到學會為止。

我認為**大腦療癒中心與跑步中心有相同的潛能，只是我們還沒學會有意識地將它們連結起來**。我們需要一個有效的機制，透過大腦自動、無意識調節的療癒來連結意識的目的：「我希望被療癒。」是不是聽起來很熟悉？顯然提供連結的，就是創意地使用意象法。

在療癒過程中使用意象法可以連結意識的目的與自動療癒的功能。我們可將意象法視為一種載具，透過療癒中心及一連串身體奇妙的療癒機制，讓它承載意識心智所傳遞的療癒訊息。

意象法或靜坐，哪個較好？

在運用技巧掌握痊癒的可能性前，我得提醒你一點，當你在正念靜定靜坐的簡單靜默中回到深層的平衡狀態時，療癒會自由且自然地流洩。

進行療癒時最常出現的問題，就是靜坐時間夠不夠？是否只要使用意象法而不用靜坐？或者兩者都要？

我鼓勵想積極療癒的人練習簡單的正念靜定靜坐，它能提供深度的平衡、穩定的療癒基礎，並在這樣的基礎上得到療癒。

大約有四分之三我協助過的病人使用意象法，這個練習對剛得到癌症的人特別有用，尤其是對未來感到恐懼與焦慮，或是得知惡耗、對未來喪失希望的病人。心智活潑的人使用意象法很容易，附帶的好處是能與其他療法結合，透過心智充滿活力與創意的能量支持療效。

積極使用意象法進行療癒的原則，就是這些意象必須要精確而完整，而且使用時的感覺很棒——最後一點尤其重要。**剛開始時，最好使用自己熟悉的意象**，讓你瞭解自己正在學習的起步，感覺會更好。你會對進行的事更有信心，而無視於時間等背景因素，而且只要練習得愈勤快，技巧就會愈純熟——這種滿足的感受與基本的自信，是成功的必備條件。

有哪幾種意象法可運用？

同時也請你記住，在選擇療癒技巧的時候，可使用三種不同形態的意象法——原義、象徵或抽象的意象。正如前面解釋過的，原義意象法P117的療癒是發生在生理上的事實，其中牽涉到許多複雜的互動過程，而且是直接透過大腦有意識的反應，要比大腦療癒中心自動、無意識的調整要有效。雖然我們已使用過原義意象作為範例說明，但由於它有使用上的限制，因此半原義的意象（例如電腦斷層掃描、X光、免疫細胞的照片等）可為意象法提供有利的起點。

深具療效的意象法十分有益，但它需要縝密的思考與完整的計畫，讓我們進一步探討如何實際操作。

象徵意象療癒練習5步驟

首先，以下是使用象徵意象法的必備步驟：

▶建立具有代表性的象徵意象。

❶疾病。

❷任何療法。

❸免疫系統及其他有關身體的療癒機制。

▶結合這些意象付諸行動，移除疾病的意象，以象徵性的全面健康取代。

▶檢查這些象徵性意象是否精確與完整，以及使用時是否感覺良好。

▶若需要，透過靜坐、其他意象練習及正向思考的原則來支持練習。

▶評估自己進步的程度，視需要修改或調整意象。你可能會發現一段時間後，練習意象法的衝動會逐漸遞減，改而經由持續靜坐得到全然滿足。

步驟1〉發展意象

使用個人象徵性意象進行療癒時，這些意象**必須能顯示出疾病**，而且必須是理智，尤其是直覺可接受的意象。象徵性意象非常個人化，最好是可以直接分辨的意象。若想要檢測意象是否有用，使用時感覺很棒就有用。

以下是取得療癒意象的四種主要方法：

透過其他人的意象得到啟發

有時你看到別人的意象或聽到其他人在討論時會有所啟發，使得你在閱讀或聆聽時，屬於自己的意象因而突然冒出，但根據我的經驗，使用對別人有效的意象，對自己往往不怎麼管用。有個很好的例子能說明這點：

年邁的瑪格麗特在讀過西蒙頓（O. Carl Simonton）的《恢復健康》（如果你正在使用意象法，強力推薦你閱讀這本書）後，跑來找我。她的個子不高，身材嬌小，衣著得體，個性保守，極度有禮，擁有令人喜愛的溫暖、善良的個性。她接受西蒙頓書上的建議使用強烈的圖像，拚命想像癌症就像體內的一堆肉，免疫系統則有如一群沒被拴住的野蠻、飢餓的狗將身體團團圍住，正狼吞虎嚥地吃著那堆肉（也就是癌細胞）。當瑪格麗特詳細描述這群狗時，我被她描繪的恐怖畫面嚇得倒退三步。直到我提醒她用這個意象來代表免疫系統有多麼恐怖時，她才知道得改變這個意象。

我們聊開了以後，我知道瑪格麗特的最愛就是她的花園。我們一起討論出她可以想像自己的身體是一座美麗的花園，癌症則是雜草，而免疫系統則是聰明又勤快的老園丁。瑪格麗特所做的化療是種具選擇性的除草劑，可以有效清除花園的雜草（癌細胞），但其他花草（身體）不受影響。園丁可以在花園施肥，代表新的飲食習慣是要吃好食物。

瑪格麗特這個精確的意象很棒，而且與她的天性及生活一致，但我總覺得不夠完整。我自己是個園丁，我的經驗是，花園一出現新雜草，就得趕快除掉，免得又長出來。我向瑪格麗特提出疑問，她的經驗也一樣，於是我們在一連串意象中加入幽微的暗示，讓自然再次發揮其可能性：噴灑過除草劑後，園丁會不時到花園巡邏，尋找是否有新雜草，並在造成嚴重危害前剷除掉；園丁還得經常照顧花園，讓它更健康、更強壯——健康到沒有疾病可趁虛而入。

使用半原義的意象

本章一開始提到的三個案例，都是根據掃描或X光片使用半原義意象，珊蒂P123、莎拉P124及史帝芬P125都是看到代表癌細胞的意象作為有效意象法的起點，他們都以電腦斷層掃描或X光片作為癌症的代表或象徵，而實際上它們的原義也是如此。他們使用的，就是我們所說的半原義意象。

我們很難預料哪種意象法最合適。不過對左腦型的人來說，愈接近原義的意象愈容易想像，所以會採用半原義意象法；反之，像瑪格麗特P129這樣比較有創意的人，則喜歡使用象徵性意象。這些規則總是有許多例外，具有醫學背景的人常發現半原義的意象比較清楚，使用上也比較簡單。

外科醫師湯姆的脊椎罹患嚴重且複雜的罕見癌症。他自己很清楚預後不佳，而且治療只是暫緩之計。不過，他對罹病部位有詳盡的解剖學知識，他研究自己的X光片及電腦斷層掃描，得到有關腫瘤及癌細胞如何損害脊椎的清楚圖像。

然後，湯姆在心裡想像出一個清楚的圖像，就是那個部位恢復健康的模樣。他不斷想像癌細胞日益萎縮，健康組織逐漸再生。「緩和」治療的效果對他極為有效——身上的癌細胞消失了，脊椎也恢復了原有功能。湯姆重生了，而且後來又多活了許多年。

開發出明確的健康、被治癒的細胞圖像，有助於病人們運用意象法並痊癒，例如許多罹患肝病的人會被要求去找屠夫，親眼看看什麼是健康的肝臟才能使用意象法，這樣的意象會留在病人心裡，成為他們最後的目標。

特殊的靜坐靜定狀態

學習過意象法並瞭解前面的原則，經審慎考慮，會自然浮現意象。

亨利得到前列腺癌，此外多處骨頭也有續發性癌症。他發現，自己在靜坐前使用意象法作為前導會很舒服。他想像自己躺在童年住家附近河邊一塊平坦的石頭上，徹底放下與放鬆，既輕鬆又舒坦。等他學會具有療效的意象法後，只要根據自己的狀況開始想像，意象便會自然出現在心裡。

有天靜坐時，他想像自己坐在那塊可以放鬆心情、進入靜坐狀態的石頭上。這回，一連串療癒的意象竟自動出現了，好像他真的做了那些意象顯示出來的事。他感覺自己把罹病的骨頭自手臂中抽出來，然後毫無困難地將骨頭拿到河裡清洗！他從石頭邊拿起一支很大的刷子，將它伸進骨頭的骨髓，將所有癌細胞都刷掉，再放到河水裡沖洗。他看見黑紅色斑點般的癌細胞被河水沖刷掉，並喜悅地看著顏色順著河流愈來愈淡。等到第一塊骨頭變得又亮又白、完全沒有癌細胞時，再將骨頭放回原位，然後抽出第二塊清洗。他持續這個練習，並驚人地獲致長久的健康。

讓身體製造意象

會計師查爾斯的事業相當成功，卻承受極大壓力。他被診斷出罹患大腸癌，同時還得到無法透過手術治癒的續發性肝癌，因此在來到我們的療癒營時，其實是絕望大過希望。

我們在上靜坐課時，有時會使用米爾斯博士的輕觸法，讓病人更放鬆，並將注意力放在特定部位，這能幫助病人產生關於自己疾病的意象。

查爾斯在靜坐及意象法方面並沒有太大進展，他的內心依舊忙亂不已，直到有天他在靜坐時感覺有隻手溫柔地搭在他的肩上，他知道，那是醫療團隊同仁的手。透過那樣的觸摸，他深深地感覺到一股確定及冷靜的感受，紛亂的思緒也安定了下來，感覺得到心智的改變。然後，他感覺這隻手從肩膀離開，取而代之的是另外兩隻手，而且更強而有力。查爾斯這位長期的不可知論者（無法證實上帝存在又不否認上帝存在的人）發誓說，他認為那是耶穌的手！那雙手以無條件的愛充滿了他，為他的肝臟帶來熱與能量。他開始流汗，且帶著微笑。他深深地被感動了，並開始感受到療癒。

查爾斯始終感覺得到這雙手，並成為內心強烈的意象。這段經驗改變了他，並開始走向療癒之路與性靈之旅，而他活下來的時間比醫師所知有續發性肝癌的患者都要來得久。

對某些人來說，將注意力放在罹癌的部位，或輕輕觸碰那個地方，可以有效地從癌症本身取得意象。

步驟2〉練習療癒意象的順序

將意象法的原則付諸行動吧！許多人都看得到意象的順序，就好像看DVD或卡通一樣有連續畫面。有些人在療癒過程中會不斷告訴自己看到什麼意象，或反覆確認自己看到哪些意象，如果可能的話，最好在進行的過程中加入身體的感覺——對某些人來說，這代表身體可以感受到能量的流動；對另外一些人而言，這可在療癒過程中感受到暖意。

最理想練習意象法的地方，就是發生疾病的部位。與其透過腦袋想像療癒的（原義的）意象不斷流動，或想像眼前有個螢幕不停地放映著影像，不如把注意力放在身體受損之處，將意象加在這個部位。許多人都覺得將雙手放在這些部位會很有幫助，可以強化意象在此發生作用的力量。

療癒意象的順序，是使用意象法的起點，如此可結合療程與免疫系統來排除疾病，並讓健康的組織得以重生。史帝芬P125的順序就是絕佳範例，他使用強烈象徵化的手法，讓健康的組織得以重生，並完成療癒之效。

步驟3〉檢查意象是否精確、完整且讓自己感覺良好

意象不夠精確或不夠完整，可能導致成效不佳、造成懷疑或自我放棄等更嚴重的問題。第一次使用意象法時，會產生有效的意象並成為練習的核心，但這些初始的意象有其限制，必須有所調整。

確認療癒意象是否必須調整的最好方法，就是列出意象的完整順序。你只需要幾張A4的紙，以及彩色鉛筆或蠟筆，然後畫出一連串圖像，就像故事看板或連環圖畫。這些圖像必須以疾病的象徵作為起始，顯示出各種療法如何對治疾病，想像身體如何對抗並進行療癒，以及兩者之間如何互動，最後終結在擁有全然健康的意象。

想避免意象不夠精確或不完整？外人往往可以指出其缺陷，最好徵詢有這方面經驗的治療師的意見，聰明的朋友也幫得上忙。你必須解釋使用這些意象的目的、它們的象徵意義，以及彼此之間如何互動。

南西同時得到胃癌及續發性肝癌。她的胃癌經過手術後已經沒事了，可是肝臟仍有嚴重的問題。南西想使用意象法讓自己好起來，因此請我檢查她的意象。她掃描自己的肝臟，清楚看到肝臟三處有癌細胞，她使用小精靈作為免疫系統及治療的象徵：小精靈有兩隻腳，而且有很大的牙齒！她知道自己需要一組數字正確的小精靈——十二個。南西經由極其個人的意象，想像十二個小精靈住在肝臟。她每天練習三次，在心裡置入小精靈的意象，看著他們吃掉三個部位的癌細胞，然後再把他們放回肝臟的後方休息。

這樣的意象算是十分精確，卻不夠完整。南西一天進行三次治療，每次大約五分鐘，至於其他時間，則是指示免疫系統休息！顯然南西必須讓療癒二十四小時運作不能間斷，但南西很擔心小精靈（免疫系統）整天工作會過勞而無效！在討論過這個表面上看來的兩難後，南西決定要想像兩組以上的小精靈，然後制定排班表，讓小精靈可以輪班休息！對南西來說，如此可讓免疫系統完整運作且更有效率。她後來多活了很多年，比醫師預期的還要久。

步驟4〉支持你的意象法練習

意象是產生正向期待的最好工具，將所有希望與信念加入練習，可以支持你的意象練習，從而建立自信，對療癒的可能性產生信心，並增強治癒的信念。靜坐，或使用肯定句及意象發展特定正向思考的練習也都有幫助，務必瞭解整合療法的價值，並提醒自己周遭親友對心智狀態的影響。

身邊親友的態度、希望與信念，將對你的病情造成極大影響，我們常在抗癌小朋友身上目睹這種情況。

奈森是珍十八個月大的孩子，癌症療程對他來說並沒有用。醫師告訴珍及她先生羅傑說，奈森恐怕活不了多久。珍與羅傑學會靜坐及練習意象法後，將奈森的飲食改成簡單的全食物，此外，在奈森睡覺時，他們倆至少會有一人將奈森抱在懷裡，一天至少兩次，而後進入靜坐狀態，想像靜坐狀態可傳到奈森身上。他們想像奈森被包裹在充滿愛的毯子裡，療癒的光線圍繞著他、穿透他。他們在奈森持續進行抗癌療程的同時，還為他進行特定的意象療癒，奈森的病情開始好轉，並且痊癒了，現在他是個健康的青少年。

注意！父母可以耐心地將靜坐及意象分享給摯愛的孩子，要做到這點，你必須完全無私——盡可能保持沒有任何欲望或期待，沒有任何自私的動機——地將靜坐與意象轉到無條件、充滿愛的善意裡。這點非常重要，而且必須謹慎地進行。**如果你試圖為了所深愛或照顧的人進行這項練習，卻發現進行時充滿沮喪或著急的情緒，最好別再做下去。**

你必須知道，在進行這個練習時，你不必為了最後的結果而承擔責任，換句話說，這個練習是有幫助，但這只是幫助療癒的其中一個因素而已。你所深愛的人是否恢復健康，還得取決於其他許多因素。我想說的是，盡其可能地做，不必產生痛苦或罪惡感；盡其所能地做，這也是你唯一能做的。

同時請留意，周遭關鍵人士的信念或意象也會產生影響。拉瑞・多賽（Larry Dossy）在他的傑作《心風潮——揭開信心療法的奧祕》中談到祈禱的力量，以及思想對療癒的影響，這是極具說服力的觀點，如果醫師堅信你的病情將有所好轉，這樣的思想將會產生影響。**癌症病人都應將目標放在康復，找到相信自己可以長期倖存的醫療人員。**我常建議病人必須與醫師討論這個敏感話題，並堅持一定要這麼做，直到發現能以這個方法支持自己的醫師。

步驟5〉評估進步狀況，必要時進行調整

設定特定目標後，評估自己進步的狀況非常重要。評估療效的程度可以很容易，也可以很困難，端視你需要什麼樣的反饋而採用什麼測試方法。使用這種反饋的頻率，必須視進步情況而有所轉變，以及測試方法是否有侵入性。我強烈建議你必須**用真正的醫療檢查來支持自己的感覺及直覺**，雖然心智、心與靈魂對我們的生活具有重大且深刻的影響，但我們所賴以生存的仍是肉體，因此我十分重視身體進步狀況的評斷與重新評估。

意象法常因時間及療癒狀況而有所改變。

因為乳癌的擴散，泰莎的腋下淋巴結長了續發性腫瘤。她使用小精靈的意象（沒有腳，也沒有大牙齒）代表療癒，她想像小精靈正在吃掉癌細胞，一天三次好增強療癒效果。有天當她準備使用意象法時，這些小精靈竟罷工了！他們真的拒絕工作，動也不動。

泰莎非常擔心，我建議她立刻檢查出了什麼問題。原來，她身上所有的癌細胞都消失了，所以小精靈不想浪費時間啦！與我討論過後，泰莎決定不再指派小精靈進行巡邏，而是任他們在她身體裡晃蕩，尋找零星癌細胞，以確認不會舊疾復發。

另外還有個在進行療癒及練習意象法時很重要的問題，就是每次療程是否需要改變意象。以罹患乳癌的朱蒂來說，她做過手術及放射性治療，但肝臟出現續發性癌症，她使用意象法來支持治療，而且最後的意象是體內癌細胞消失無蹤，全面恢復健康。不過，有一點始終讓她感到困擾，就是每回當她進行下一次療程（她每天進行兩次）時，癌細胞又會重新出現。她每次都會想像除去癌細胞，但每回練習卻都得重新來過，癌細胞是她製造出來的嗎？難道不是每練習一次，腫瘤就會更小一點嗎？或者只要練習一次有效的意象法，就能讓所有癌細胞都消失？

這是許多剛開始使用意象法的人常出現的問題。真正的答案是，當你使用意象法傳遞意識所發出的「我想要療癒」到大腦療癒中心時，大腦的自動反應會控制療癒的過程。你必須**排練整個療程的順序——所有意象出現的先後順序，包括從一開始知道得了什麼病，到最後恢復健康**。

這和在內心排練從甲地移動到乙地類似，我們可以想像自己一路走來的步伐，並在終點結束。同樣的，我們使用療癒的連續意象指示大腦自動療癒中心該怎麼做；我們將完成這趟療癒之旅的工作委託給療癒中心，將希望的結果清楚傳遞出去——治癒疾病，所以每次都得將整個過程排練一次。

如果療癒之旅的效果不易維持，那就只能等到醫學檢驗結果出來再重新評估，並根據新證據進行修正或調整意象。但有時候，正如泰莎的故事，意象會自動改變，並預測或指出身體疾病的真正變化。

象徵意象療癒法的最後注意事項

很多人都覺得意象法是療癒旅程中最重要的部分，我認為這個說法很公允，因為對很多人來說，意象法在催化療癒方面扮演非常重要的角色。

我常建議病人**透過象徵、生動的意象來增強療效，並經由簡單的靜坐練習平衡**。隨著時間過去——或許是六到十二個月之後——我注意到一個十分常見的現象：人們覺得意象已經夠多了，而靜坐本身似乎十分完美，因此靜坐成為接下來每天練習的基礎。大家逐漸發現意象法的重要性並樂於使用，但只有在準備妥當時才偶爾使用，而且通常使用的都是抽象意象。

抽象意象的療癒

幾乎所有文化的療癒主要意象都是水與光，通常建議使用的抽象療癒意象也都是水與光。

這裡有兩個最有效的技巧，一個是透過呼吸的白光意象練習，另一個是透過能量流動來進行白光意象練習。這些練習對健康的人來說同樣具有強大療效，只要能更加熟悉白光意象法，便能為增強能量做好準備。在疲倦時做這個練習，可利用無限資源的能量來快速活化系統，我就經常在長途車程使用這個技巧，而且非常有用。

白光意象法練習是參加健康營學員中最多人採用的療癒法，它的技巧簡單，結合了意象法的原則，相對來說比較不複雜，對很多人都十分有效，還能提供心靈直接且深遠的經驗。

使用白光意象法進行療癒時，有個細節必須特別注意，就是必須要有疾病的意象。使用電腦斷層掃描或X光的意象通常會自然連結到水及（或）光的意象，至於生病部位，許多人喜歡簡單地把它想像成彩色腫塊。這個技巧非常適合對治癌症、多發性硬化症等疾病。一旦產生疾病的意象，透過呼吸或能量的流動，將光從頭頂照進身體裡，必能慢慢消除疾病的意象。

利用呼吸進行白光意象法

使用以呼吸為主的技巧時，可以想像呼吸的是白色的氣體，看著它、感覺它（或許會感覺到一股溫暖或刺痛）流向疾病所在。通常在想像並感受那個部位時，會覺得比其他部位更硬、更結實，也會覺得有點痛，比其他部位溫度更高（偶爾會感覺比較冷）。此外，**生病的部位通常是有顏色的。**

當呼吸的白色氣體到達生病部位時，會在外圍盤旋不去，慢慢地融化疾病，或讓它燒起來，釋放出一縷灰色氣體。最後，你會將代表疾病殘餘的灰色氣體呼出去，排出體外。

吸氣時，白光（氣）代表療癒及所有肯定生命價值的物質進入體內；至於呼氣時產生的灰光（氣）則代表被瓦解的疾病和體內必須釋放的老舊、破損或不想要的東西。

許多人發現，吸入白氣後會直接導入疾病中心。想像它從裡面，而不是外圍（上面）開始瓦解會比較有效，另一個方法則是把重點放在有如雷射光的白色光束，想像這個集中的光束可以加強及促進療效。

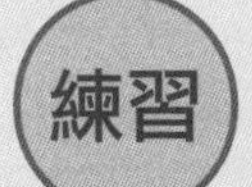

透過呼吸進行白光意象療癒

舒服地坐下來，輕輕閉上雙眼……讓自己的思緒往內……記住，這是一段療癒的時光……

感覺自己的身體是放鬆的……感覺肌肉愈來愈軟、愈來愈放鬆……感覺身體的重量在椅子上安頓下來……感覺所有壓力都釋放……感覺自己深層地放鬆……完全放鬆……愈來愈放鬆……愈來愈深層地放鬆……放下一切……感覺全身都放鬆……更深地感覺它……感覺放下一切……完全放鬆……這是種很棒的感覺……自然的感覺……感覺放下一切……放下……

當你感覺自己更深層地放鬆時，想像你頭頂上的一片天，那是你所知道最高力量來源的化身或象徵。它可能是耶穌的意象，或是聖母瑪麗亞，一個特別的聖人——佛祖，或其他傳統人物。或者你有更抽象的觀點，想像一個有如太陽般的光球，代表無限資源的能量及療癒力，同時也是愛與同情，這些都是肯定生命價值，也是內心認為對你最好的事物。

想像你身處於這個你最珍視的事物的化身裡……感覺到它的存在，並且放鬆……

你可以說點什麼，像是禱詞或要求……輕聲地說，像是對著它說……

或許它會有所回應，或是對你說些什麼……所以你可以聽到……

當你感覺更直接與它有所連結時，會更注意自己的呼吸……簡單地注意你的呼吸……請在以你當下感到舒服的節奏呼吸……吸氣，呼氣……一點都不費力……不費力……

當你持續將注意力放在呼吸時，想像自己正呼吸著來自頭頂天空意象的白色氣體……所以，經由每次吸氣，你可以看見純白的亮光從鼻子往下流動……流到你的胸腔，讓胸腔充滿純白的亮光……當你呼氣時，想像你正在釋放灰色的光線、灰色的氣體，同時夾帶著老舊、破損或不想要的事物……一切必須去除的東西……

當你再次吸氣時，想像你吸入一股純白的亮光……它帶著純潔、清新與活力……呼氣並釋放身體裡所有老舊、破損及不想要的東西……把它們通通呼出去，釋放出來……一切你必須去除的東西……

讓自己安住在呼吸的節奏裡……吸入純白的光……看著它流入你的胸腔……呼出一切灰色的光……吸入白色純潔的光……呼出灰色的、陳舊、破損的光……

當你持續這麼做時，可以感受到白色的光穩定地進入胸腔，而胸腔內光的能量愈來愈強大……愈來愈亮……愈來愈純潔……取代所有陳舊、破損及灰色的地帶……整個胸腔充滿了純白的光亮……它是整體……純潔……活力……療癒的象徵……你可能會感覺亮光的溫暖……或許當它流經身體時會有點刺痛……

當你每次呼吸時，都會吸引更多的白光……直到胸腔感覺熱熱的……充滿純潔的白光……就好像胸腔散發著純白的光……當你再次吸氣時，你會感覺白色的光開始流動……往下流進你的腹部……你可以看見白色的光向下流動，感覺很放鬆……感覺到釋放……感覺到療癒……淨化……感覺溫暖的白光往下流動……釋放所有老舊與破損的能量……釋放任何部位不舒服的疼痛……感覺這些部位充滿舒服與輕鬆的白光……釋放……放鬆……放下……

現在當你吸氣時，從最高力量來源吸入更多純潔的白光……看著它流進你的胸腔……然後，當你呼氣時，讓白光往下流進下腹……往下進入骨盆……釋放所有的緊張……更柔軟一點……帶來溫暖……然後放鬆……感覺更深一點……完全地放鬆……

現在吸入更多的白光，看著它往下流入你的腿部……你的大腿……更柔軟……釋放緊繃……充滿新的力量……純潔……帶來療癒……及完整……吸進更多白光……現在看著它進入你的小腿……進入你的雙腳……釋放所有的緊張……釋放任何老舊與破損的部位……帶來新的活力……帶來療癒……力量……如此，現在你的兩腿已經充滿了純潔、白色的光……

當你再次吸氣時，引導白光流入你的手臂，並感覺到放鬆、釋放……更柔軟……讓你的肌肉更放鬆……然後往下……感覺白光流進你的手指……感覺手指柔軟而放鬆……看著它們充滿純潔的白光……那是純潔的象徵……感覺到一股自然的活力……

當你再次吸氣，請你從最高力量來源吸入更多的白光……看著它充滿你的肺部……現在你看著它流入頸部……進入頭部……然後，它開始往上流動，感覺肌肉放鬆……感覺肌肉變得柔軟而放鬆……感覺它們非常自在……

任何破損的部位……放下……生病的部位都不再有病痛，取而代之的是純潔的白光……那是股新生的力量……純潔……療癒……整體活力的象徵……

因此，現在你感覺整個身體充滿了純潔的白光……透過每次吸氣，吸入更多來自高層來源的白光……你看著更多白光充滿整個身體……你的整個身體藉由白光散發出強烈的光芒……

然後，當你吸氣吸得更多時，可以看見白光往外擴散開來……超出你的身體……把你整個人包圍起來，好像是一只蛋……好像是包裹著光的繭，純潔的白光……讓你充滿了能量與活力……感覺它是一個整體……感到它的統一性……感到你是它的一部分……讓自己融入純潔的白光……感覺很平靜……靜止……感覺它流過全身……更深的……完全的……流過全身……感覺自己是它的一部分……靜止……

當你感到一股完整的感覺通過全身，現在你可能想指引白光流到你關心的人身上……與他們分享這種感覺……請你想像他們站在你的面前……想像……當你吸氣……白光穿透了你……當你呼氣……它就像探照燈照亮了你所關心的人……你看到白光充滿了他們……他們的身體發出白色的光……看到他們像個繭似的被純潔的白光所包圍……那是純潔……整體……療癒……新生活力的象徵。

然後當你吸氣時，吸入更多的白光，並將白光散發到你所關心的人們身上……感覺白光流遍全身……看到他們擁有新的整體……新的平衡……意圖看到他們更完整、也更健康……純潔而有活力……將這樣的經驗與他們分享……感到他們也充滿了同樣純潔的白光……加入你的祝福……

現在，再次將注意力放回你的身體……讓自己再次融入白光純潔與完整的感覺……吸氣……吸入更多白光……看著它從你自己實相的化身中流洩出來……像個漏斗似的流進你的身體……這時，想像當你在呼氣時，光線從你的身體裡散發出來……擴散在你的周圍……流洩在你所在的位置周圍……看著白光充滿你所在的空間……任何站在附近的人……他們也充滿著純潔、完整、健康與活力……感覺你的愛隨著白光流洩……感覺到溫暖及快樂……

當你繼續吸氣時，吸入更多這樣的能量……當你呼氣時，讓能量擴散至你所在的位置之外……擴散至身邊的人……身邊的建築物……感覺它離開，橫越整個國家……吸入更多的白光……像個漏斗一樣把它吸進來……從天上的意象中將它吸過來……讓它經由你的身體，橫越整片土地……擴散開來……你可以想像整個國家都經過純潔白光的洗禮……

吸入更多白光……把它呼出去，感覺它繞著整個地球……整個星球都包圍在純潔白光裡……現在請與全球的人分享平靜與合一的感覺……將這種感覺擴散出來，感覺它散布在周遭，整個地球都被籠罩在純潔的白光裡……

請你繼續吸氣，感覺到白光往下流洩……再次感覺自己與它合而為一……感到它進入你存在的每個部分……感覺自己擁有它的純潔……它的平靜……它的療癒……以及它的活力……瞭解這個白光象徵著愛的行動……讓自己融入這種愛的感覺，這種純潔的愛，讓它流入並充滿你整個人……感覺它流遍你的全身……感到它的平靜……與靜止……感覺自己融入這樣的靜止，讓它貫穿你的全身……深深的……全然的……靜止。

透過能量流動進行白光意象法

透過能量流動使用白光意象法，與把重點放在呼吸的做法十分類似，除了必須把白光想成是液態。液態白光滲到體內時相當緩慢——有點像水滲透進乾旱的沙地，這種溫暖的液態白光很溫柔，也可有效去除老舊、破損或是不想要的事物！你可以想像疾病有特定的顏色，把它視作能夠被液態光去除——就好像在水龍頭下洗去衣服的汙漬。液態白光也可被指引到任何更需要它的地方。這個技巧也可用類似雷射的方法操作，液態白光可以從外部或內部洗去或燒毀疾病。

透過這些象徵性的意象，有時疾病，特別是癌症，可得到部分或完全的療癒。請透過良好的感受及充分的信心來練習。這些療癒的意象法技巧及原則，對於控制疼痛也很有效，下一章將有更仔細的討論。

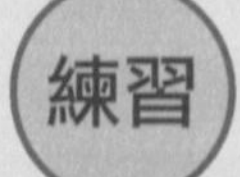

透過能量流動進行白光意象療癒

選擇姿勢，放鬆身體（見先前使用呼吸法時的指示）。

現在想像你站在天空底下，那是你所知道最高力量的來源，也就是你個人實相的化身。它的意象可能是象徵化的上帝——耶穌、聖母瑪麗亞或特定聖人；或者你比較喜歡更抽象的意象，例如太陽可以代表宇宙能量的來源。你覺得什麼象徵意象最有幫助，請想像它們同時也是能量來源與療癒力量，是愛與同情、愛的善意，你衷心地認為對自己最有益的代表。

有時你會覺得自己很接近它，或許想說點什麼……禱詞、說明或要求……或許有時你會聽到有人對你，或是為你說話……你可以聽得到。

一旦你感受到它的存在，好像它就在你頭上的天空……想像一道白光開始從它的中心流向你……大量傾洩出能量與愛的善意……如果你把重點放在一個人……想像這道光從他的心流出來……如果你使用的意象是太陽，請想像一道光從太陽中心流出來……

現在，這道溫暖的液態白光來到你的頭部……不只環繞你的身體……也貫穿了你的身體……溫暖的……液態……白光……慢慢流進你的身體……就像水滲透到沙地裡一樣……

溫暖的液態白光……從無限的資源流出來……流入你身體的每個部分……像是要洗淨你的內在……它將洗掉所有老舊、損壞或是不想要的東西……帶來新的能量……活力……療癒的感受與完整性……你可以感覺它充滿你的身體與你的存在……

你或許可以清楚地看到它，或是經由自己的感受而經驗它的存在……感受到一股溫暖的能量或感覺貫穿你的全身……

當這道光流進你手臂的末端……會從手指流出去……當它流到你的雙腿……會從腳流出去……洗去任何老舊、破損或不想要的東西……

當這道光來到麻煩、緊張、疼痛或阻塞的部位時……它會洗去這些問題……清除掉它們……讓它們放鬆……讓它們放下……你可以看到有問題的部位有特定的形狀……或許是特定的顏色……當光到達這些部位時……你會看到顏色被洗掉了，就像放在自來水龍頭下的衣服汙漬被洗掉……你會看到這個部位從外圍被溶解了……或許你發現想像這道光如雷射般很有幫助……它會燒掉受到堵塞的部位……不論是從外部或是從內部……

你可以看到或感受到這股溫暖的白光充滿身體各個部位……感受到溫暖的白光擴散到全身……身體充滿了精力……活力……

當這種感覺環繞全身時……就好像你融入了它……你幾乎融入了白光……你感到它穿透你的身體……你的心智……就像是你成為它的一部分……它來自無限的資源……感覺好像融入無限，或是重新與它產生了連結……繼續下去……感受完全的融入……完全的融入……

最後請你安住在它所代表，及帶來的光及宇宙能量裡。

當你覺得該結束的時候，請動動你的雙腳與雙手，準備好時再輕輕張開你的雙眼。

注意！ 如果你曾想過這個問題，或許**最抽象的意象法就是靜坐時單純的靜定**。為了達到這個目的，你可以提醒自己：在進入靜坐的靜定狀態時免疫系統會回到自然的平衡，而在那個狀態下，免疫系統將會被全面活化以增強療癒力。因為你有這個堅決而強烈的目的，一旦進入靜坐深層的靜定狀態，就會被微妙而有力的意象能量活化。當你練習時，事實上是在使用最抽象的意象。我相信透過這個方法結合抽象意象法的兩個元素以及靜坐的靜定狀態，可讓奇妙且深度的療癒產生更多可能性。

Chapter 10

用心智控制疼痛

讓疼痛就只是疼痛

想像假使你可以控制疼痛，那將會如何讓人如釋重負！這是多麼強大的力量！只要訓練自己的心智，讓它進入個人自由與舒適的全新層次，轉化疼痛的經驗確實有其可能性。

我們都有過因劇烈疼痛而痛苦的經驗，許多人都仰賴外在的協助來控制疼痛。近數十年來，控制疼痛已成為一項進步神速的醫學專業，但我們這裡探討的是個人如何控制疼痛。

然而，重要的是將這些控制疼痛的良好觀念具體落實為事實，我們必須要有所行動——先瞭解理論，然後練習相關技巧。

重新認識疼痛

有關疼痛的基本假設有兩點，那就是疼痛包括生理感受及心理反應，只要**學會在承受生理疼痛時不會有心理反應，就等於排除了疼痛**。純粹的疼痛，沒有任何心理反應，一點都不痛！很有趣吧？

減少恐懼，減少疼痛

恐懼是重新恢復健康的最大障礙！**癌症常帶來兩種恐懼：疼痛的恐懼和過早死亡的恐懼。**這些恐懼都是大眾聞「癌」色變的主因，我們創造出一種對疼痛與死亡過度驚恐的文化，並視其為無法控制、負面的事，這種恐懼往往會造成個人在面對癌症時的無助，進而必須仰賴外在的協助，但這麼做對我們的生活並沒有太大助益。

恐懼的影響遠超過病情本身，親友也常擔憂自己所愛的人是否「為疼痛所苦」。這樣的擔憂很自然也很合理，但根據我的經驗，**親友的恐懼反而會強化並加深病人的憂慮**，親友不自然的過度關心，會造成病人在處理病症時的緊張與焦慮，讓治療無法有滿意的效果。疼痛需要被控制，但維持整體生活的品質才是最重要的！現代人處於一個一點疼痛就吃止痛劑的社會，實在讓人無言以對。

我們需要嶄新的觀點，透過發展個人能力來控制生命中大部分但非全部的疼痛。當然，未必只有癌症病人才能從這個觀點獲益。在我看來，這是自我防禦與追求幸福的首要條件——可以在沒有恐懼及困難的情況下應付疼痛，本身就是件很棒的事。

有個觀念是這樣的：我們可以自己控制疼痛的感覺，這對許多人而言可能是個全新的技巧，所以我在下面率先提醒你一件事。

疼痛是錯誤的訊號

我們必須瞭解任何疼痛背後的原因，這點很重要；此外，還必須留意任何可能的警訊，並採取適當行動。我們可以學著不被疼痛影響：讓頭痛不造成任何困擾，讓背痛不致造成行動不便……，就算是慢性疼痛也無所謂，只要確定該疼痛不必進行其他或更多治療就好。

> 安的脊椎骨有三處萎縮，她使用我們正要學的這個方法，讓所有惱人的疼痛都消失了，行動力也恢復正常。在背部不太穩定的狀況下，她很注意不讓自己練習過度。

記住，在你厭惡頭痛之前，必須瞭解那只是單純的頭痛，不會造成更嚴重的問題——**在處理疼痛之前，請記得檢查並釐清造成疼痛的原因。**

醫療如何控制疼痛

不久之前，無法控制疼痛對癌症病人來說始終是個惱人的問題。毫無疑問，如果你感到疼痛並且持續感到疼痛，你的好奇心將會被消磨掉，注意力也會被耗損掉……，其他事情對你而言將變得不再重要。如果你真的感到疼痛，治療疼痛是當務之急。

請別為尋求協助感到羞恥或罪惡感，無法承受疼痛就該想法子得到適度的舒緩。只有疼痛得到控制，你才有機會重新發展出自己改善的方法。令人欣慰的是，現在多數大型醫院都增加了控制疼痛門診，探討全方位控制疼痛的可能性。英國有間大型醫院的報告指出，他們在一年之內收了四百位有特殊疼痛問題的病人，可惜只有十人的疼痛得到滿意的紓解。

透過醫療手法舒緩疼痛，通常都是使用止痛劑。止痛劑確實有一定的功效，但會產生副作用，有些止痛劑會讓人上癮，有些止痛劑則會影響正常思考，降低生活品質。透過諮商、催眠、針灸等協助，以及使用機器進行物理治療如經由電流刺激神經、肌肉、細胞的電氣療法還不錯；透過手術切除疼痛部位的神經也很有用；安寧照護團隊十分擅長控制疼痛，有需要也可請教他們在這方面的專業知識。

有些不算極端，但頗具實驗性的方法也可以減緩疼痛：有開業醫師指出，在靜脈注射大量抗壞血酸鈉——即一般熟知的維生素C，可減緩持續性疼痛；Iscador是一種德國槲寄生萃取物，注射效果頗為良好；在許多病例中，使用極富爭議的Laetrile（杏仁核萃取物）也能減緩疼痛。

我在家裡常使用兩個很管用的方法：**一是把永遠有用的熱水瓶放在生病的部位，一是效果廣泛的咖啡灌腸**（在討論飲食原則時，會討論更多咖啡灌腸的細節，相關準備工作則見附錄F）。另外，許多人發現改變飲食習慣可大幅降低疼痛感；移除身體中任何有毒的物質，也可進一步減輕疼痛。

控制疼痛的2個有效方法

在探討真正的疼痛不會痛這個前衛觀點前，必須注意心智會透過兩個方法改變我們對疼痛的感受，那就是抽離法及正念。

抽離法

抽離法就是將注意力從疼痛感受轉移到令人喜悅、可控制的事物，我們可以在無意識的狀態下，經由思考不集中或是審慎使用意象法或假設法來進行抽離法。抽離法很有效，它可以減少、避免，甚至是忘記疼痛。

薇拉因為脊椎側彎而參加靜坐團體，希望以此舒緩疼痛。她表示，讓自己忙個不停很重要：「當我去上班與人有所互動時，就會忘了背痛。我愈投入工作，感覺時間過得愈快。我覺得愈忙愈好，一天中最糟的就是睡覺的時候，我花了好多年時間，只為找出最舒服的睡覺姿勢，因為睡覺時痛得最厲害。」

這種情況十分常見。讓自己忙碌，特別是全心投注於工作或分心（例如看一部好電影），都是一種抽離法。**把對某樣事物的注意力放在心智最重要的地方，疼痛的感覺就不會那麼嚴重。**

當白天所有事情都做完了，心智再也沒有其他需要關注的事情時，疼痛就會成為晚上的最後一件事。「到底還要痛多久？」「明天會更好，還是更壞？如果更糟怎麼辦？」沒有足以分心的事，也沒有抽離的方法，心智與情緒開始出現混亂，因此疼痛感會更明顯、更強烈，也更令人沮喪。

瞭解解除疼痛的方法，以及抽離法及分心如何影響疼痛感，會讓我們更有信心控制疼痛。抽離法很有用，全心投注在喜悅與振奮的活動能紓解疼痛。若能同時透過連結身心的技巧使用抽離法，更能有效消除疼痛。

本書的目的不是討論催眠或自我催眠，但催眠可以有效舒緩疼痛的原理就是抽離法，因為把注意力放在其他地方，疼痛的感覺就被轉移了。

利用意象進行抽離法來舒緩疼痛

我們可以透過意象並使用抽離法舒緩疼痛，這是最有效的方法之一。在你感覺特別平靜與舒服的地方，透過技巧創造出心理意象，這個地方將成為一個「內在聖殿」，一個可以閉關、投注注意力、在此休息並感覺空間與舒適的所在。在這個練習中，我們要把注意力從疼痛轉移到內在聖殿。

這個練習的最終目的，是想像自己置身於內在聖殿。你要使用所有感官——透過雙眼看見聖殿，有如它真的就在那裡，聽見那裡的聲音，嗅聞那裡的氣味，感受身體的感覺……，或許那裡有什麼事可以體驗（例如想像自己在海裡）。這個練習能將日常意識存在的事實，轉移到內在平靜且舒適的地方。

以下就是這個練習的說明。你可以在讀完，並充分理解以後再進行，這樣才能完成練習；你也可以用緩慢、穩定及放鬆的語氣念出來，可能會更有用。許多人認為這個練習能夠有效分離疼痛，並且發現一個舒適的內在天堂，小孩子尤其擅長使用這個練習。這個技巧對於短時間減緩疼痛非常有效，請務必試試看。

練習 內在聖殿

擺好姿勢，以自己的方法花點時間放鬆身體。

請想像一個意象，那是個你感覺特別平靜而舒適的地方……或許是你以前去過的地方，或只是幻想中的地方……想辦法在內心製造出這個意象，你可以探索它更多的細節……

你在這裡看到什麼？……附近有什麼？……遠一點有什麼？你可以看到什麼？……它是什麼形狀？……什麼大小？……什麼顏色？……顏色的深淺？……現在是幾點？……如果你看得到天空的話，是陰天還是晴天？……你注意到這裡有什麼動靜？……還是一片寂靜？……你在這裡看到什麼？

現在請你注意這裡可以聽到什麼聲音……附近是否傳來任何聲響？……遠處是否傳來什麼聲音？……你在這裡可以聽到什麼？

現在把注意力放在這裡，你可以聞到什麼……什麼香味？……什麼臭味？……或許只是空氣本身的味道……你可以在這裡聞到什麼？

你在這裡可以感受什麼感官上的感覺？……你或許會注意到這裡的溫度……溫暖？……還是寒冷？……或者中等？……你是否感受到微風吹拂過皮膚？……還是溫暖的陽光照在臉上？……同時也請你注意自己所在的位置，以及你與它接觸的感覺……是軟還是硬？……乾或濕？……你在這裡發現什麼樣的身體感受？

你是否想改變這裡什麼，好讓它變得更平靜與更舒適？……如果你想，現在就可以做……

現在請你安住在置身於這裡的感覺……讓這些感覺存在心裡，並抱著這樣的感覺休息……只要簡單地放下……放鬆……釋放……放下。

九歲的馬蒂因癌症測試與治療的需要，一天必須進行注射好幾次。最痛苦的是腰椎穿刺，當針穿過下脊椎的骨頭進入脊柱好抽取脊髓時，他得躺得直直的。光做一次這個療程就已經夠恐怖了，隨著腰椎穿刺的次數愈多，馬蒂開始變得十分痛苦。

馬蒂使用兩項技巧改變自己的痛苦。

第一，他學會如何「全身發軟」，這是小孩用來形容放鬆身體的用語。幾個月之後，他懂得先讓身體保持僵硬，然後再放鬆，好讓全身發軟。他很快就掌握到進階肌肉放鬆練習的精髓，學會這種既快又簡單，而且又有效的方法。

第二，我們教馬蒂進入個人聖殿。對他來說，那並不是個真實存在的地方。他創造了一個有如迪士尼般的夢幻城堡，裡面充滿各種有趣及好玩的角色及動物，讓他很開心，也可以讓他「分心」。

每次馬蒂的醫療團隊在進行新療程前，都會給他時間練習，為後面的療程做準備。當馬蒂被通知療程要開始時，他會先讓全身發軟，好像只是讓身體躺在診療臺進行治療，而他沒有親身參與那段痛苦的療程，反而是開心地藏在自己的奇幻空間。當療程結束時，他可以很快、很輕鬆地離開自己內在的聖殿，讓注意力移回自己的身體。這些頗為簡單的步驟轉變了他的疼痛經驗。

泰瑞莎是一名年紀略長的女性，多年來的慢性風濕痛讓她非常痛苦，也限制了行動自由。她在嘗試著靜坐時，發現要克服疼痛得控制太多事，而她就是無法放鬆或找到平靜——即使是團體靜坐也沒什麼進步。透過內在聖殿的意象法練習，她發現疼痛立刻得到了紓解。在第一次感受到疼痛減緩時，她說：

「這真是太美妙了！我來到一個新婚沒多久便造訪的熱帶海灘，我們在那裡玩得好開心，我可以感受到溫暖，而且在沙灘上很放鬆。我好像在那裡慢慢睡著了，這是長久以來我記憶中最不感到疼痛的一次。」

泰瑞莎所做的下一步更有幫助。她記住自己在聖殿的感覺，並讓那樣的感覺跟著她。

內在聖殿練習對於抽離疼痛十分有效，因為它本身會與疼痛分離。在做這個練習時，必須將注意力從當下的現實世界，轉移至奇妙的內在世界。許多人都像馬蒂一樣，發現這個方法對於紓解短時間的疼痛十分有效。另外有些人，像泰瑞莎，則可以紓解長年的疼痛。

抽離法有一定效果，而且相當有用，但它牽涉到的是抽離——抽離了與當下真實經驗的連結。是否還有其他可能性？除了逃避疼痛，我們是否可以全心將疼痛拋諸腦後？如此一來，會發生什麼事？這得讓我們回到學習如何感覺疼痛只是生理感受，免除任何心理反應。

以正念控制疼痛

這是個控制疼痛的綜合性方法，必須花點時間學習、瞭解與練習。不過，只要花時間練習，就能愈快掌握這個極為有效的方法，學會控制特定的與慢性疼痛。

疼痛的生理與心理面向

現在我們要探討一個比較前衛的假設，那就是**真正的疼痛不會造成痛苦**。這是真的！首先，你可能很輕鬆就可以移除疼痛。我們可以從過去的經驗得知，只要疼痛到達某個程度就會非常痛，不論它是來自生理因素（像切到手指）或心理因素（像失戀）——只要在日常生活中感受到痛苦，就會產生疼痛。我個人就曾經歷過一段非常痛苦的時光，因為我得了據說是最疼痛的癌症。那麼，我怎麼會認為真正的疼痛不會痛？只要我們瞭解自然的痛苦及其基本元素，就可以感受並瞭解疼痛不會真的造成痛苦。

動物提供的線索

幾年前有隻四個月大的小狗來到我的獸醫診所，主人是名警察，他帶著小狗走進診所，告訴我說小狗被車撞了，恐怕得讓牠安樂死。

我第一眼見到那隻小狗時，簡直無法想像牠主人為什麼要這麼做，因為牠滿臉笑意，對診間東張西望，還拚命搖尾巴，不僅生氣勃勃，還想舔我呢！牠前腿皮膚都沒了，膝關節也斷了，兩個開放式關節空盪盪地晃來晃去！如果這種情況發生在人身上，除了會造成驚嚇，也會讓人處於緊急狀態，但這隻小狗卻好像什麼事也沒發生一樣。

我在檢查傷勢時必須移動牠的腿，起初牠的反應是拚命把腿縮回去，無法抵抗時就開始咬我。我請護士幫忙按住牠的頭，只要牠躲不掉，咬不到我，就會任人擺布，讓我檢查。牠的尾巴不再搖晃，看起來很不開心。我很快檢查完牠的腿，把牠放回診療臺，結果牠又開心地搖起尾巴。

我把牠麻醉，以便把傷口清理乾淨，再用石膏固定雙腿。大約兩個月以後，打掉石膏的小狗又能跑跑跳跳了。又過了一個月，牠腿上的毛已經全長回來，又是一隻正常的小狗啦！

對我來說，這次的經驗顯示出疼痛與什麼有關以及該如何處理。這表示在適當條件下，疼痛未必會產生痛苦。疼痛是一種刺激，而對那隻小狗而言，疼痛是個警訊，告訴牠如果有所行動或被移動，牠的腿會更痛，所以牠盡可能保持不動，對刺激有適度反應。如果是在野外，牠可能會保持靜止很長一段時間，直到雙腿自動癒合，就像我們替牠打上石膏一樣。

疼痛是種警告式的刺激。根據我們的推測，那隻小狗並不舒服，但疼痛仍只是種刺激而已。當牠擺出讓自己處於最輕微不舒服的姿勢，就是準備好接受刺激，讓自己狀況更好的時候了。

疼痛的心理因素及人們的痛苦

在相同情況下，人們的反應與小狗剛好相反。我們在腿斷時會因生理因素而造成疼痛，同時心智會開始運轉：「唉，我猜我腿斷了！我還能再走路嗎？我的保險到期了沒？誰可以代替我工作？我得付多少錢給醫院才能治好？」類似的問題會不斷在腦海出現。這是心理性的疼痛，是擔心與焦慮；這是心智的反應，會讓恐懼隨著生理發生的事實而來。

能夠免於疼痛痛苦的關鍵原則，就是瞭解**真正的生理疼痛不會造成痛苦或傷害，它只是種不愉悅的刺激，而心理疼痛則是難以忍受的痛苦**。瞭解生理疼痛與心理疼痛的差別，是處理疼痛時應秉持的基本態度。

請想像氣溫高達攝氏四十二度，又熱又不舒服——但會產生痛苦嗎？恐怕只有少數人會感到痛苦或受到傷害。這個氣溫並不會對生理造成傷害，何況明天可能就會涼快一點；我們忍受這樣的高溫，盡可能繼續工作。

請想像：若氣溫高達到四十三度，將導致人們開始死亡，接著會發生什麼事？疼痛的心理因素將會轉化為行動：面臨高溫的恐懼，人們肯定會擔心天氣狀況，並極力限制自己的活動。我相信即使氣溫降到四十二度，仍會讓人們感到非常痛苦。

人類的這種心理性疼痛非常強烈，然而，前面討論過的驚人現象——安慰劑效應，其實可以擊敗心理性疼痛。許多實驗都顯示出安慰劑的效果，即使是最嚴重的疼痛都能得到控制，而且已有大量科學證據證實它在醫療上具有令人關注的益處。安慰劑是非生理疾病可接受的療癒外在動力，我們可以學習掌握安慰劑的效果並運用於自身，以體驗真正、純粹、沒有痛苦的疼痛和控制疼痛的方法。

以前，我一直有在使用低劑量的止痛劑。在我體格還很好時可以跑四百公尺，但無法跑更長，因為那實在太痛苦了！快跑一千五百公尺，還是跑馬拉松時，必須具備高度的疼痛忍受力，可是我沒辦法。在過去，即使只是拆開手術縫合的線，我都會感到劇烈疼痛。還記得在我截肢以後，總是避免使用止痛劑，深怕從此會過於依賴它。我罹患的骨癌非常疼痛，沒有一種疾病比它更痛，因此癌症復發後，我很害怕它造成的疼痛。如果止痛劑沒效怎麼辦？我該如何處理強烈的慢性疼痛？

我從經驗與訓練中學會了控制疼痛——我們經常透過訓練讓自己的表現更進步，沒有人會認為訓練自己接受疼痛很奇怪，那麼，為什麼不能訓練自己面對疼痛時的表現更好呢？

當我學會了以後，已不再逃避生命中的疼痛經驗——我對疼痛再也不會感到恐懼。過去我只要去看牙醫就嚇得全身僵硬，現在我視看牙為確認免於疼痛的機會；我可以不用止痛劑縫合傷口，並再次對疼痛、真正的疼痛並不痛苦而感到驚訝。

我們是如何學習疼痛是痛苦的？

當小孩跌倒傷到自己時，需要的是安慰及治療，不必反應過度——小孩會很快受到周遭情緒的影響。看看大人對小孩跌倒的反應：「喔，我的天啊！」大人驚聲大叫，恐懼地舉高雙手，「你這個小可憐，哪裡痛痛？」我就親眼見識過周遭反應對自己孩子的影響。

我的大女兒蘿斯瑪麗原來是個很能忍痛的小孩，一般撞傷或擦傷只會讓她不開心，她更感興趣的是如何才能快點回到學校去做些有趣的事，而不只是擔心疼痛。她的忍痛力很強，反倒是我得拚命說服自己別過度擔心。

很快的，我變得很欣賞她這點，也覺得生活裡的小意外沒什麼大不了的。然而，她兩歲大以後有幾次摔得並不嚴重，但大人卻以刻板的方式表現出大驚小怪的模樣，沒多久，日後就算她傷得不嚴重也會大哭，而且是真的覺得很痛。有趣的是，當她傷得愈嚴重時，反而愈沒反應，就像小意外成了情緒的清倉拍賣會一樣。蘿斯瑪麗花了很多年才重新學會接納疼痛，並且適當地處理它。

蘿斯瑪麗四歲時腳底長了一個很深的疣，很不舒服。最後，她在我替動物動手術時說，她決定要把疣切掉。她會覺得手術很痛嗎？「不會痛，把拔，只要全身癱軟就好了。」她學會了如何放鬆自己，而且很擅長這點。她讓自己「全身癱軟」——深度放鬆自己，讓肌肉像個布娃娃似的放鬆。對我來說最困難的，反而是必須控制自己的反應，但對蘿斯瑪麗而言，切除這個惱人的疣理所當然，而且很簡單。或許我們不該再為這個原理而驚訝！

轉化恐懼，讓自己獲益

大部分人到了一定歲數，對疼痛的心理反應早已根深蒂固。這些心理反應是我們的恐懼，或試圖讓自己獲益的反應。

我們很容易理解恐懼是什麼。有關個人的恐懼，像是：「為什麼那麼痛？」「情況會更糟嗎？」「我能再恢復健康嗎？」「我會不會死？」或是經濟方面的恐懼，包括：「我付得出醫藥費嗎？」「我能繼續工作嗎？」「我能重返職場嗎？」也可能是社交上的恐懼：「我會不會被排斥？」「我的家人會怎麼做？」「我的朋友會怎麼想？」「我會不會被拋棄？」在罹患疾病，特別是癌症時，不必花太多時間就可以為恐懼的事列出一張清單。

有許多方法可以轉化恐懼，第十六及十七章在談到情緒健康時會討論到一些技巧。現在，**在我們面對恐懼——尤其是與疼痛相關的恐懼時，最需要學習的是接受現狀，並在必要時果斷地採取行動。**這是正念教導我們的事：如何避免擔心明天會發生或不會發生什麼，以及擁有清明的心智承諾自己做該做的事。同時，規律的靜坐及持續練習正向思考都會帶來心智深層的平靜、接納與承諾，許多人發現學著更警醒、靜坐及正向思考，都能明顯地減輕疼痛，甚至感受不到疼痛。

疼痛的心理反應還有另一個面向，就是疼痛的感受有其隱晦的動機。人們常試圖從疼痛中獲得些什麼，卻很難想像在人生中可以從疼痛獲益。我們絕對可以從疼痛中附帶體會到一些事實，其中一種令人質疑的事，就是人們常對生病產生罪惡感，因此接受自己「必須受苦」。**我們對疼痛的反應是我們的態度、情緒狀態及身心健康的產物，並不需要透過接受疼痛來懲罰自己**，請再次使用正面思考的原則，將注意力集中在愉快的活動——大笑永遠都比止痛劑有用！

不過，疼痛的附帶好處涉及其他人。透過「感到疼痛」，親友會圍繞在身邊，滿足我們情緒的需求。我要再度重申，真的不必產生罪惡感——除非你是有意識地這麼做，一定有更好的方法，我們將在第十六章談到該怎麼做，並探討如何不透過疾病與疼痛而滿足需求。

疼痛的心理因素相當複雜。要妥善地處理疼痛，必須誠實面對自己的本性，以開放的角度審視我們的目標與生活，以及自己有多渴望達成目標。我再強調一次，這能讓癌症成為自我發掘及自我發展的練習。

有位叫約翰的年輕人很害怕注射的疼痛，他的恐懼造成化療時的極大阻礙。每次他要進行注射時雙手都會迅速抽搐，讓針頭很難插進血管，搞得大家十分痛苦。自從學過放鬆及適當處理疼痛後，約翰不只不會抽搐，甚至感覺不到針頭插進血管。這種疼痛經驗及療程感受的轉換，讓他產生全新的自信，而這樣的自信也回過頭來幫助他轉化了疾病與人生。

我們必須學習以截然不同的方式感受疼痛。首先，我們將釐清如何在疼痛時不感到痛苦，然後審視透過使用意象法、正念及警覺等技巧產生驚人的效果。

讓疼痛不痛苦的訓練

步驟1〉大紙夾將心理反應與生理感受分開

我們必須瞭解，儘管疼痛本身的強度十分多樣，但它仍只是種感受而已。我們也知道，疼痛的心理反應會造成深層的痛苦，所以必須學會不予以回應，感受疼痛純粹的形態——沒有痛苦。

我們可以練習將心理反應與生理感受分開，再將它應用在控制疼痛。為了避免心理負擔過重，我們必須覺得很安全，知道自己能控制情況，將心智與情緒的影響排除在外，在靜坐時進行這個初階練習可符合上述要件。

準備

首先，請選擇一個適當的刺激，不致造成身體的傷害，在文具店都買得到的大紙夾之類的夾子會很適合。

大紙夾有不同尺寸，在選擇時最好先試用。事實上，大型紙夾效果很強，小型紙夾則可製造更尖銳的疼痛——有人認為小紙夾反而更痛！請選擇適合你使用的尺寸。

每個人疼痛的忍受度不一，請找出手臂或手掌可讓紙夾夾住，產生能忍受疼痛的地方，上手臂的肌肉較厚且硬，可試試手臂更裡面的柔軟部位。若有必要，可以夾住兩隻手指中間，或只用夾子一角製造出強烈但可接受的疼痛。夾上夾子，讓自己得以控制，只要想停止隨時可把夾子拿掉。

放鬆，使用刺激及觀察

現在，請採取平常的靜坐姿勢，放鬆身體，讓心智進入休息狀態。準備好（若需要亦可微微張開眼睛）便將夾子夾到手上，看會有什麼反應。

你若感受到痛苦，可能會注意到一種自然的反射動作，那就是肌肉緊繃——你的手及手臂會最先收縮，要是身體有很多反應，整個身體都會變得僵硬。此時你若刻意讓身體放鬆，將會出現很怪的現象：痛苦的感受漸漸消失，只剩下純粹的刺激，你可以用冷靜的態度感受真正的疼痛。嘗試這種實驗愈多次，你就會愈有信心，也愈能感受到真實、沒有痛苦的疼痛。

這種反射動作很重要，我們必須全面領略它的意義。不只是焦慮或壓力會造成緊張，夾子夾在手上也會造成痛苦的疼痛。同樣的，放鬆可以紓解緊張、高度的焦慮及壓力，也可以解除疼痛的痛苦。放鬆是最主要的關鍵，**只要學會身體放鬆，消除緊張，就可慢慢控制疼痛。**只要每天以標準方法練習靜坐P079，上述練習就會更簡單，也更有效。

試驗更具挑戰性的狀況

在使用這些初期、簡單的做法時，必須用比較大也比較適合的東西來嘗試。首先，使用可造成更強刺激的夾子，或將肩膀以下的背部平躺在石頭上，或其他可感受疼痛的方法。

接下來這一個步驟很重要，就是不要試著控制練習，盡量讓情況符合真實生活。在靜坐時找人用夾子夾在自己身上以增加未知因素，可以讓你更能掌握心理因素，這就好像走到戶外靠近固定灑水器附近，它能提供一種無法預測的刺激；又或許，最後的測試是在蒼蠅蚊子滿天飛的地方靜坐！請創造出讓自己感受真正疼痛的機會。

步驟2〉在真實生活中試驗

透過練習有了信心後，就是在真實生活中使用這個新技巧的時候了。舉例來說，在注射藥物的過程中放鬆，想像自己完全感受不到痛苦。

想想拔牙時不用止痛劑是什麼感覺！我還記得第一次使用抽離法後，看牙不用止痛劑的經驗。我自認這個法子應該很有效，但沒有真正試過。為了處理一顆酸痛的蛀牙，我在看牙當天早上只安排了一點工作。在看診前幾天，我把靜坐時間拉長，增加靜坐次數。當天我提早到診所，在候診間坐下來靜坐。叫到我的名字時，我立刻跳上診療椅放鬆，盡快進入靜坐狀態。我含含糊糊地說，我不要用止痛劑，牙醫很驚訝地確認我的意思：「你確定嗎？」我很堅定地說：「我很確定。」然後他便開始用儀器鑽牙了。

這次的結果令我大感意外，我不只感覺不到疼痛，而且幾乎感覺不到發生任何事。我詢問牙醫師療程是否應該很痛，他的回答是「是」，而且是非常痛。我蛀牙的部位很靠近神經，應該會很痛才對。我得意極了！這是我第一次看牙卻這麼開心！在我走出診所時，除了那顆牙所在的那半邊嘴又麻又歪，一點都不感到疼痛或不舒服，而且還解決了牙痛的問題。

後來我做了很多讓牙齒恢復健康的治療，包括安裝齒冠。因為有了信心，我已不再需要透過「偉大的靜坐」來強化了。有天早上，我不小心被電鋸切到手指，還好沒鋸斷！我沒有用止痛劑便動手把傷口縫合起來。當天下午，我在牙醫一個半小時的療程裡填了六處蛀牙，也沒有使用止痛劑或任何特殊準備。我感覺得到療程中的一切，卻完全不覺得痛，只是覺得有種寧可不要的刺激——在這不久之前，大家都知道我是個超級不會忍痛的人。

步驟3〉享受靜坐的好處

練習控制疼痛還有個好處，就是更深入地處於靜坐狀態。透過疼痛能很好地集中我們的注意力，確認自己投注在想達到的目的。如果心智能夠自由地奔馳，疼痛很快就會顯現其自身的威力，並提醒我們採取適當反應，這個附帶好處會讓一切的練習都值得了。

練習控制疼痛最理想的時機，就是感覺良好的時候。不必趕，花點時間練習才會成功。過一段時間，我們將學會接納不同種類的疼痛，並體驗全新的生活與生命。

不過，必須要提醒你的是，如果最近你因為疼痛而苦惱，無論是透過醫療系統或自己的努力，都要盡可能想辦法舒緩疼痛。許多人透過這個方法學會控制疼痛，它的神奇功效就是——在疼痛十分厲害時更顯得管用。

透過意象及覺知抽離疼痛

渥瓦克是專業漁夫，過去艱困的生活讓他的個性十分壓抑，常為了因疼痛哭泣而感到羞愧。在健康營課程空檔，我發現他那因鼠蹊淋巴癌引起的疼痛，不只讓整個右腿都腫起來，也讓他心煩不已。他還有慢性背痛，這也是他職業的後遺症。

儘管多年來親眼目睹意象法轉化疼痛的效果，接下來我要分享的練習仍讓我感到訝異。我必須承認，當我看到渥瓦克痛苦的模樣時有點猶豫，但我建議他可以與我一起練習意象法。他已經準備好嘗試各種方法，但我知道他不曉得為什麼疼痛竟在五分鐘內完全消失。幾個月後他告訴我，雖然疼痛又復發過幾次，但都很輕微且可以控制。他背痛已經十五年了，過去他試過各種方法都沒用，現在竟然已經不太會痛了。

我們到底做了什麼，會產生如此驚人的效果？如果你正為強烈的疼痛所苦，請跟著進行以下練習，勢必將得到驚人的轉換。

選項1〉抽離疼痛的練習

許多人認為這個練習的效果驚人，可快速紓解深層的疼痛。另外還有些技巧是根據這個練習而來，而且已有不少人從中獲益。

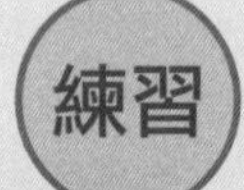

抽離疼痛

❶以平衡的姿勢坐下或躺下，同時閉上雙眼。

❷在不必特別在意這個步驟的情況下，盡可能全身放鬆。不要勉強自己，只要輕鬆地盡可能深層放鬆。如果你準備好練習靜坐了，請把目標放在回想深度放鬆的感受。

❸將注意力自全身上下移動，找出各個部位不同的感受——哪個部位比較痛、比較緊或特別有壓力等。

❹注意身體的感官感受，例如腹部。盡可能精確一點，像是靠近皮膚，或腹部深層；在這個部位的上面或下面等。到底是哪裡？

❺注意它的形狀。是球形、球面，還是棒狀？它的形狀是什麼？

❻注意它的大小。有多長？是兩公分還是四公分？有多寬？是兩公分寬嗎？有多深？它到底有多大？

❼注意它的密度……是像石頭一樣硬？……還是像海綿一樣軟？……是外面比較硬？裡面比較硬？還是整個一樣硬？……它的軟硬程度為何？

❽它表面的質地呢？是軟又蓬鬆或硬又光滑？摸起來的感覺怎麼樣？

❾它的溫度如何？溫暖？冰冷？還是中等？它有幾度？

❿它是什麼顏色？如果它應該有顏色的話，你認為應該是什麼顏色？

⓫現在把注意力鎖定在這個部位……當你下次呼吸時，想像自己隨著呼吸進行一趟身體旅行……到達你注意力鎖定的部位……然後想像吸入的氣

息溫柔地刷洗它的外表及周圍……呼氣時氣息溫柔地減弱至消失……像是海水拍打著岸邊，洗去沙灘上的一切，然後隨著呼氣離開海洋。

⓬上面的呼吸練習再做三次……每次吸氣時，氣息進入身體清洗那個部位的外表……呼氣時，讓氣息再次輕輕地減弱至消失。

⓭接下來，請你再次吸氣，想像氣息流入那個部位的正中央……當你呼氣時，氣息再次溫柔地離開。請再做三次同樣的練習……讓氣息進入那個部位的正中央……然後呼氣，讓氣息再次慢慢地減弱至消失。

⓮很好……現在請你再次吸氣，想像吸入的氣再次來到那個部位的中央，清洗它的外表……然後當你呼氣時，氣息慢慢地減弱至消失……請再做三次同樣的練習，吸氣並讓氣息環繞著那個部位的外表……呼氣然後慢慢地減弱至消失。

⓯很好。現在請你輕輕地用注意力再次掃描你的全身。請注意有特別感官知覺的地方。如果有的話，你可以重複整個流程如下個步驟：

⓰注意什麼地方產生感官知覺……在身體的哪個部位？……是靠近皮膚？還是更深層的組織？

然後注意它的形狀……是圓得像個球體，或是像只雞蛋？……還是球棒狀？……它有什麼特別形狀？

特別注意它的大小……它有多長？……有多寬？……有多深？……它有幾公分？……它的尺寸是什麼？

接著注意它的密度……是硬得像石頭？……還是軟得像海綿？……它是外表很硬，還是裡面很硬，還是裡外一樣硬？……它的密度是什麼？

然後是它的表面……是粗糙還是光滑……它的表面像什麼？

它的溫度呢？……是溫暖？……是冰冷？……是中等？……它的溫度是？

它的顏色呢？……如果它有顏色的話，是什麼顏色？

現在，請把注意力放在這個部位，下次吸氣時，請隨著氣息進入那個部位附近，吸入的氣息會洗清它的外表……然後在呼氣時慢慢減弱……請再做三次同樣的練習。很好……下次吸氣時，請隨著氣息進入那個部位的正中央……然後呼氣，再次慢慢讓氣息減弱……請再做三次同樣的練習。

⓱很好……現在你可以簡單地安住在自己的感受裡……你可以繼續練習，重複步驟⓰……也可以放下這個練習，簡單地安住在感受裡……簡單地放下……任由它放下……簡單放下……一點都不費力……不費力……放下得更多更多……更深更深……只是簡單放下……放下……放下。

重複上面的練習並持續掃描身體，將注意力放在疼痛的部位。

選項2〉抽離疼痛加強版

為了加強效果，尤其是幫助正為疼痛所苦的人，可請親友朗讀前面的指示。他們最好放慢速度，以平靜的口吻朗讀。當他們讀出指示時，請你大聲回應：哪裡疼痛、哪裡特別痛、疼痛的範圍有多大……。如果負責朗讀的親友在過程中與你呼吸節奏一致，同時以安靜、緩慢、自信的態度說話，效果加倍。在著手進行之前，他們必須先放鬆自己，讓內在平靜。

此外，你也可以為這個練習錄製指示的聲音檔來邊聽邊練習，你可以在心裡默默回答問題，但如果不覺得怪，最好大聲回答。

選項3〉隨著內在放鬆進行意象法

此外，還有個不同於釋放疼痛的法子，那就是若你使用過個人意象紓解過疼痛P129，請把注意力集中在疼痛意象之中，並有意識地放鬆。剛開始把注意力放在疼痛時，可能會增加不適，但沒有關係，這個過程將可以增強你通過疼痛的考驗，並免於疼痛的痛苦。

跟靜坐一樣，這個技巧需要有意識地放鬆身體，使用起來才更容易。這個技巧對初學者來說十分有效，如果你能從疼痛的內部舒緩痛感，會感覺它有如泡泡般以慢動作從破掉的外殼冒出，而後一股溫暖而放鬆的感受會充斥著疼痛內部。最後你會感到暖流流遍身體，並有著無比的喜悅。

選項4〉刺激腦內啡分泌

有時將注意力集中在疼痛及紓解的過程中會自然釋放出腦內啡，這是種有點像大腦嗎啡，可舒緩疼痛的物質。許多長跑選手都有過類似經驗。通常選手在跑了十二至十五公里後，會進入「恢復精力」或「打破疼痛障礙」的階段，因為身體本身釋放出舒緩疼痛的化學物質能產生強烈的愉悅感。這是身體在應付長時間疼痛時的自然機制，如此可帶來深長的紓解效果。事實上，它也能帶來深層的身心健康。

有些人已經懂得如何有意識地刺激腦內啡分泌，並以此來控制疼痛。

選項5〉與疼痛對話

有些人可以與疼痛對話，這乍聽之下好像有點怪，但有時在靜坐或進行意象練習時，疼痛的意象會自動浮現，我們可以與出現的人物、動物或物件溝通。富有創意的無意識透過意象讓我們與內在的智慧對話，對疼痛的本質產生洞察，並進而提出解決之道。

你可以問：「我可以跟疼痛說話嗎？」

如果答案是「可以」，不妨問問下列幾個問題。

「是什麼造成你疼痛？」

「你的目的是什麼？」

「需要做什麼才能消除疼痛？」

選項6〉靜定的祕密

請記住，只要靜坐經驗愈精進，就會對靜定愈有覺知。隨著對靜定的熟悉，我們可以把注意力放在靜定，並簡單地讓疼痛留在原處——讓自己保持專注。這個技巧包含幾個元素：

開始的準備工作，讓我們以正向的心態接近疼痛；透過生理放鬆可大幅提高練習效果，就某種程度來說，靜定可與極度的「安靜的所在」或「內在聖殿」做個比較。

這種靜定是一個永誌難忘的安靜與冷靜的來源，只要練習靜定愈多，便愈能理解自己的內在，並免於疼痛的困擾。靜定帶來的經驗是永遠而持久的，就像藍天一樣，無瑕而神聖。我們將瞭解自己內在有一部分是無法被傷害的，而這會帶來極大的安慰與解脫。

選項7〉夥伴及照顧者的角色

在控制疼痛的時候，支持者能帶來極大的幫助。**觸摸有著十分神奇的效果，充滿愛的手可以觸碰到心理層次而帶來舒適——這樣的接觸可舒緩多種疼痛。**

在進階肌肉放鬆時使用靜坐來引導會非常有效，而且對焦躁及痛苦的病人特別有用。如果在練習時提到病人的名字更好，我們可以說：「感覺你的腳趾，伊恩。收縮肌肉，伊恩——然後放鬆。」不需要每句話都提到病人名字，但過程中規律地提及名字會很有幫助。練習過程必須以緩慢、穩定且不帶情緒的語調不停說話，而感到疼痛者必須跟著指示做。最後病人將被導引安靜地休息，讓所有進入覺知中的思緒只是單純留在那兒，讓它們自由來去，別讓自己分心。這個方法對於練習內在聖殿或抽離疼痛也很有幫助。

別等痛到不行才練習

透過心智控制疼痛不需要迴避任何事，這是一種經驗疼痛本身樣貌的手段，讓我們免除恐懼或任何錯誤的想像。當我們這麼做，特別是結合正念與靜坐一起練習時，只會感受到疼痛的感官性，固然不太舒服，但不至於感到痛苦。我們只需要花點力氣建立並維持這個技巧，便會得到非常大的助益。我們將會理解並接受疼痛，而生活也可免於疼痛帶來的痛苦。

就從現在著手開始吧！或許止痛劑能讓生活更容易忍受，或許可以用更多自然的自救法減輕疼痛，之後我們還可以正向思考如何增強自我意象及身心健康的技巧中獲益，但**千萬不要忽略大笑及沉浸於純粹愉悅活動的重要性**。同樣的，我們得接受自己的處境，特別是處於疼痛狀態時。若能接受疼痛並任其流動，而非極力抵抗或對抗，疼痛就不會造成生活上太多不便。

有時候，透過簡單的靜坐便能減輕疼痛，控制疼痛也會更加容易；此外，你也可以從大紙夾練習中獲得益處。在我們討論過的各種可能性中，或許有些方法對你特別有用，像意象及覺知練習可能特別有效，靜定也會帶來深層的舒適。

最後，而且可能是顯而易見的，**練習控制疼痛技巧的絕佳時間，就是不覺得痛的時候。**為何要等到痛到不行才來練習？這是個人人皆可受益的技巧。請持續練習這個技巧，並記住：如果對靜定及其深層的冷靜的經驗更多，就會更有信心面對疼痛。何不實驗看看找出疼痛的真相？或許你會在過程中轉化疼痛的經驗。

我從癌症中感到最欣慰的，就是瞭解真正的疼痛並不痛苦。**疼痛只是種生理反應，痛苦是意識的回應，而我們可以選擇是否回應。**請瞭解這一切都是真的，並在日常生活中經驗這點，將可以徹底而長久地釋放疼痛。

飲食救命，
你必須知道的SOP！

Chapter 11

吃對營養

營養的邏輯

適當飲食可協助癌症病人恢復健康，很讓人振奮吧！

如果你得到心臟病，醫師給你的第一個建議就是該怎麼吃，也會討論你的生活習慣，包括喝什麼、抽不抽菸、運動程度、如何控制壓力、如何放鬆，以及是否靜坐等。如果你是第二類型糖尿病的病人，醫師會跟你談得更多，因為飲食習慣、生活型態、疾病與恢復健康的能力密切相關。心臟病與第二類型糖尿病是慢性、退化性，與生活型態有關的疾病，不過，只要注意飲食，以平常心過日子，通常就可以恢復健康——癌症也是如此。

事實上，所有卓越、長期的癌症倖存者都很重視飲食，我也一樣。根據三十多年來協助數千名病患恢復健康的經驗，我發現營養與飲食確實能帶來驚人的效益。

生活在科技年代的醫師可以透過遠距操作電腦，來指揮機器人進行精細而複雜的手術；在醫學日益複雜的情況下，尋求療癒時所想到的都是非常複雜的科技，然而，我們每個人都是靠著肉體生存於世界，身體的運作方式極其複雜，正如科技一樣令人歎為觀止，它非常仰賴我們所吃的食物以及飲料。儘管消化系統及體內一切都受情緒與心智的影響，但直接影響人體功能與結構的，還是提供給身體的燃料。

給身體最好的燃料

最近一個酷熱的夏日，我開車到加油站加油。站在我旁邊的，是一位看起來很熱、滿身是汗、脾氣暴躁的男子，正走到離他不遠的加油泵加油。

他有三個選擇——低辛烷、中辛烷以及高辛烷，而他似乎很清楚自己要加什麼油。

看他怒氣沖沖的模樣，調皮的我突然很希望他加錯油：「加柴油，別加汽油。」只見他專注地將正確的汽油加進車裡的內燃機，然後走進商店，買了一堆垃圾食物，繼續用垃圾食物填滿他極度精密、複雜且賴以生存的身體內燃機。

飲食習慣與為車子加什麼油是同樣的道理！我猜這傢伙跟我們一樣，會定期保養自己的車子，既然懂得保養車子，為何不懂得保養身體？食物打造我們的身體，支持它的運作及修補，如果你想擁有一個垃圾身體，就吃垃圾食物；想擁有健康的身體，就得吃健康食物；如果你只要求身體能發揮基本功能就好，那就隨便餵它吃什麼吧！如果你希望身體擁有驚人的療癒力，當然要盡可能用最好的燃料填滿它，然後你將會再次感到驚喜！

好食物帶來重生的希望

對我來說，食物是我罹癌後獲知的另一個好消息。瞭解營養在罹癌過程中的角色，有助於認識疾病。改變飲食習慣可以恢復健康，並帶來希望、內在的自信及樂觀的態度；改變家人、朋友及關心的人的飲食習慣可以讓希望成真，讓他們不會罹患癌症或其他慢性與退化性疾病。**只要吃得健康，就可以得到真正的健康！**

本書探討飲食的目的在於提供希望、清明與自信，我們將把重點放在營養如何支持康復與永續的健康，也要教你如何簡單就能吃到、做出並享受健康料理。

我的經驗是，只要瞭解均衡營養的原則，做起來就很容易。我們的目的是瞭解該怎麼做，為什麼要這麼做，以及為了療癒而享受飲食的樂趣。

讓我們從檢視與食物、癌症及存活有關的原則開始吧！

醫師不一定懂營養

你一定聽過專治癌症的醫師告訴你飲食有多重要，也一定聽過其他醫師告訴你吃什麼都沒差別。為什麼會有這麼大的不同？

我太太露絲畢業於極富盛名的雪梨醫學院，是專攻精神科的家醫科醫師。在她六年的醫學訓練中，從來沒有一個科目提過營養的重要，一科都沒有！這是醫學教育的常態，難怪許多醫師對營養一無所知，更不知道它對療癒的重要。

過去我接受獸醫訓練時也是如此，但這已不再是今天我的同事在接受教育的過程中會發生的事了。我有個女兒正在攻讀獸醫學，她有整整四學期必須修營養學。在獸醫學的課程中研讀七種主要動物，人類之所以特別，在於我們的身體，既然如此，醫學教育者為什麼會認為吃什麼不重要？這種醫學教育的疏失令我憂心，而這點也明白指出，除非你的醫師在研究所修過營養課程，否則將對這個範疇一無所知。

這個問題肇因於食物工業滲入整個社會健康專業人士的內心。**營養專家認為，人類需要的營養有公式化及標準化的飲食模式，但在我看來，他們往往是在替食品工業代言，而不是真正為社會的需求著想。**

我們確實知道，現代西方社會因飲食不當而造成六到十種導致早死的主要疾病，包括：心臟病、糖尿病、肥胖、高血壓、大腸憩室症，當然，還有癌症。

世界權威理查・多爾教授及理查・佩托教授（Professor Sir Richard Peto）在一九八一年首次出版的《致癌的原因》提到，根據估計，大約有三五%的癌症肇因於不當飲食；深具權威的研究單位——美國國家科學院（American Academy of Sciences）則認為有四〇%的男性與六〇%的女性因飲食不當而致癌。醫學證實癌症與飲食的關係，是在多爾及佩托教授的作品首度問世之後，在此之前，多數人均否定兩者之間的關係，甚至認為飲食只會增進健康。

然而，已有愈來愈多醫師會向罹癌病人提供飲食建議，而病人的狀況也讓更多人清楚得知飲食對癌症的重要，並對這個議題產生興趣。只是，一些飲食療法常被部分醫學權威人士視為另類療法，甚至不屑一顧，因此，你得下定決心，並設定清楚的療癒之路。

注意，我強烈建議：最好是在擁有相關技巧和營養知識且經驗豐富的合格營養師的監督之下，才進行重大的飲食改變——這點在疾病直接影響到消化道或消化道附近動過重大手術時尤其重要，理想上，最好是由合格且具經驗的醫師負責監督，但有些自然療法醫師也十分博學。根據我的經驗，病人狀況穩定時再改變飲食會較為安全，也相對容易，而且更有效，重點是：病人必須擁有開放的心態，準備學習相關知識；至於狀況不穩定的病人，請尋找適合且合格的指導者，並瞭解在改變初期必須全力以赴。

營養救命的臨床證據

努力選擇對自己最好的食物及其他事物是很自然的，而我們需要可靠的證據與清明的心智才能評估這些證據及動機作為選擇的依據，這點請參考第七章討論設定目標及深思熟慮的部分。

當我們研究營養對治療癌症的角色時，或許可以稍微偏離主題一點，花點時間瞭解什麼是實證醫學（Evidence Based Medicine，EBM），瞭解為何醫學專家給予它高度評價和我認為它常被扭曲，或許會有點幫助。

實證醫學是具有邏輯性且有用的原則，簡單地說，它認為任何醫學做法必須根據可靠的證據，沒有任何人可以反駁這個命題，但近來實證醫學常被誤導。為了瞭解這點，我們必須重回它的定義。最廣為接受的定義，是一九九六年出版的《大英醫學期刊》（*British Medical Journal*）裡所說的：

「實證醫學是謹慎而明智地使用最新、最好的證據，來決定對個別病人進行何種治療。使用的證據必須基於醫學方法，整合個人臨床專業，並自系統性研究中取得最有效的外部科學證據。所謂個人臨床經驗，是指個別醫師透過臨床工作及經驗所擁有的熟練度與判斷力。」

問題是，**醫學界常強調根據「科學」，所有期刊研究報告也過度強調這點，至於臨床經驗（在現實世界發生了什麼）反而被忽略了。**

科學當然很重要，研究當然也很重要，而且如果有更多食物有助於癌症的研究更好！目前已有不少與營養有關的知識與研究，但在審視食物對治癌症的研究方面，相關證據卻非常少見。這其中可能牽涉到許多因素，最明顯的事實是有關營養的研究複雜且耗資龐大，沒有研究所相關訓練的醫師不相信食物與癌症的關連，很難投注心力在這方面——**食物無法給予專利**，因此向來只有政府、慈善單位或食品工業才會投資這方面的研究，果農及菜農不認為有必要研究產品與癌症的關連，實在令人覺得可惜。

由於缺乏令人信服、業已問世的研究，實證醫學認為必須盡可能以最高標準來檢驗相關證據，因此，癌症、營養與治療之間的關係必須從臨床經驗中得到證實。

這正是我撰寫本書的目的！我的背景是獸醫，接受過基本但完整的營養學訓練。我從嚴重的癌症中康復，在極其艱困的條件下以食物及營養作為治療的主要方法之一。我有超過三十年協助癌症病人認真改變飲食的經驗，我想我可以說，我與基金會根據癌症病患該吃什麼提供了許多臨床證據，而這些證據可與任何個人或機構進行比較。

無庸置疑的，我非常重視研究，我持續研究營養學，廣泛地閱讀相關資料，不過根據經驗，發生在現實世界的事才是測試食物是否有效的關鍵。接下來，我將根據過去累積數千名病人的經驗，以及最新最可靠的證據，提供讀者最好也最實用的資訊。

從心智開始，選擇正確的食物

什麼是影響你吃什麼的單一因素？顯然就是心智。心智可以決定你吃什麼，以及多久做一次運動，此外，心智及其伴隨而來的情緒還能破壞或增強消化能力。在有壓力的情況下，飲食習慣會變得很差。許多人吃東西只為了填補情緒空洞，或是出於習慣、根據錯誤的信念、精神官能症或食物成癮症；多數人的飲食觀念深受廣告或權威人士——例如醫師——的影響。

我們的目的在於讓自己愉悅地進食，吃真正有益健康的食物，這也是我們必須練習靜坐的原因。靜坐帶來冷靜、清明的心智，讓我們有信心選擇正確的食物，以正確的心態讓消化良好，並有信心發展並維持良好的飲食習慣。此外，靜坐還能以邏輯的心智檢視社會及無意識對自己的影響，以及如何透過這些能量讓自己受益。

決定誰指導你怎麼吃？

這是決定你怎麼吃、靜坐多久、選擇什麼療程的關鍵。誰指導你怎麼吃？是醫師、營養專家、順勢療法醫師、住在後院圍籬外的女士、一本書，還是你自己？

到底該相信誰？我猜多數人傾向相信自己。然而，應該有不少人事到臨頭才發現，做飲食決定既複雜又讓人混淆。如果我們必須為自己的選擇負責，並且以科學的態度做決定，將有非常多事情得做，包括尋找參考資料，分辨其中差異，以及大量的學習。討論食物的資訊既廣泛又複雜，不同食物間的交互作用又十分繁雜，而人們對於食物的反應也很不一樣，到底該如何簡化這些資訊呢？

我的看法是，如果得等到所有事實明朗化、所有研究完成並達成共識才能吃下一頓飯的話，我們已經變得太老，而且早就餓壞了！我們現在就得做出最好的決定，而且要盡可能地做。這也是本書想助你一臂之力之處——用一個合乎邏輯、循序漸進的飲食方法來恢復健康。

吃堅果很好，不代表得吃一大堆杏仁

對有些人來說，只要一談到食物，他們的心智就會變得很複雜，情緒也會陷入紊亂。

人類是習慣的動物（第八章已討論過訓練及慣性思考的角色），而有些人就是對食物十分神經質，甚至有食物上癮的毛病。

我必須一再重述一點，心理會對如何選擇食物，以及選擇該怎麼做的能力產生重大影響。我們必須讓心智支持療癒，而不是放棄治療。我們必須誠實面對自己，討論這些問題，如果必要，也可尋求專業性諮詢，確保自己的飲食沒有問題。

影響飲食習慣的外在因素

我們從各種管道——家人、朋友、學校、書籍、雜誌、媒體——接收關於食物正確或錯誤的知識，也做了或沒做相關選擇。問題是：如何分辨資訊的正確性？如何面對具有偏見的資訊？舉例來說，許多人對乳品管理委員會的印象極佳，讓我們以為攝取足夠鈣質的唯一途徑就是食用乳製品，但你若透過附錄M的表格檢查沒有任何乳製品的蔬食飲食，將會發現這麼吃比一般建議應攝取的鈣質更多，甚至超過兩倍。建立健康的飲食習慣能讓我們分辨何者為正確資訊，從中學習與獲益。

飲食習慣絕對不只受到資訊的影響，我們生長的文化、社會結構及生活習慣都會造成差異。以心理學的角度而言，有人特別愛吃某種食物，有人深受情緒影響而決定吃什麼，有人吃是為了填補「情緒空洞」，有人則是透過食物來獎勵或懲罰自己，還有人為了表示叛逆而透過飲食、抽菸或喝些瘋狂的東西來顯示獨立性。

廣告及同儕壓力也會影響飲食習慣，厭食症以及暴食症都是極端的例子。近來，許多兒童成長階段的飲食，都受到食品工業，尤其是速食業者的龐大影響。

如果你想改變飲食習慣，最重要的是對這些幽微卻重要的議題保持警覺。為了確保未來擁有健康生活，我們必須瞭解任何負面的資訊都可能會影響選擇，並從中發展健康思考、健康飲食。我在第七章討論正向思考，可以讓你對心智的作用瞭解得更多，瞭解環境如何造成負面不健康的習慣，以及如何轉化這一切重新開始，為自己及所愛的人重塑良好的健康狀態。

你是為誰而吃？

為了進一步澄清心理學關於食物的研究，我們必須考慮牽涉其中的外在因素。你吃什麼是否只是為了取悅伴侶？家人？醫師？廣告達人？還是只是為了符合健康需求？你必須考慮周遭親友對你的影響。不過，你必須弄清楚自己的動機是什麼。

如果你必須改變飲食習慣，必定與周遭的親朋好友有關。他們會如何回應你的需求，如何支持你的選擇，你對他們的反應又會做出什麼回應，都會對你該怎麼做、做多久及做得好不好產生決定性的影響。

這也是為什麼與你珍視的人溝通良好十分重要，**一旦你決定在飲食上有所改變，建議你盡可能以白紙黑字寫下來，與生命中重要的人士共同討論。**下一章提到「預定計畫」的細項P175會很有幫助，請你以此作為基礎，強調你想怎麼做，以及為什麼想這麼做。

對家人來說，預防重於治療。健康的飲食可以預防各種疾病，包括癌症，所以健康飲食對全家人都有好處，而附帶的好處則是，全家人都吃得健康也能有助於支持病人，並讓準備食物更容易——全家人同心協力有助於治療，也有助於每個人建立長久健康的生活型態。

你有多清楚，以及多願意付出？

這是截至目前為止討論的總結，食物有助於療癒，可以預防疾病，讓我們感覺更好，現在我們必須把注意力放在實際上必須面臨的議題，包括花費及有效性、確實思考、情緒狀態、心理條件及習慣；有些人的性靈觀點、宗教信仰、倫理觀念及對環境的責任感，對於選擇該吃些什麼扮演關鍵性的角色。

因此，請你弄清楚為何要吃，以及該吃什麼，盡你所能花點時間解決這些問題是很有意義的，而當你繼續思考時，可能又會冒出更多疑問。請你接納這些疑問，用心思考，找出自己的解決之道。

不同階段的飲食模式

瞭解多數人，尤其是癌症病人的飲食習慣很有用，他們的飲食習慣可分成不同階段。

當你剛開始把注意力放在飲食的時候，你很可能會決定只做出一些，而不是很多改變，或許會有個過渡階段——必須揮別過去的習慣，調整並迎接新的習慣。

通常病人病得很嚴重時，只要在這個階段留意飲食，便很有幫助。病人在進步之後，則會來到修改、試驗與調適的階段。接著是穩定並維持的階段——也就是以正常、健康、不間斷的模式進食。

根據我的經驗，食物在康復過程中幫了很大的忙。我很確定在自己存活下來與恢復健康的過程中，食物扮演了極其重要的角色，直到現在我仍保持健康的飲食習慣，因為這能讓我感覺非常好。我享受我吃的食物，我享受它們對我有益的事實，也很享受吃了健康食物後感覺很棒的事實。我享受我很健康這個事實！

享受你選擇的好食物

到底是盡情享受大麥克漢堡好，還是勉強吃下新鮮的田園沙拉好？是吃什麼比較重要，還是吃東西時的心情比較重要？是否只要選擇有益健康的食物，而不必考慮進食時是否愉悅？還是只要選擇能讓自己享受的食物，而不必考慮是否有益？

你是否讀過尤迦南達大師（Paramhansa Yogananda）的《一個瑜伽行者的自傳》？這部傳記講述作者年輕時身為求道者而踏遍神祕的印度，只為尋求他的導師及上師。在還沒有名片及網路的時代，精神領袖必須彰顯大能來證實自己的能力，並藉此吸引信眾。他們有許多不同做法，最常見的就是展現神通或神蹟。尤迦南達大師描述自己親眼目睹許多驚人事蹟，包括「服毒藥的聖人」：有個人在吃了毒藥及碎玻璃後仍毫髮無傷，然後不斷以激動的情緒重複這種神通，直到暴斃。

我認為這類事就跟其他事一樣。有人確實擁有強大的心智與體質，可以控制各種不同品質的食物，不過，一個人必須擁有精妙的能力，才能吃進亂七八糟的垃圾而不受影響——特別就長期而言。

多數凡夫俗子的健康與療癒力均受食物影響。健康的飲食能產生長期的健康，吃得特別營養，將有助於從重大疾病中恢復健康。

吃東西的竅門有兩個。怎麼確定吃什麼有益？如何享受吃食過程並持續下去？

很簡單！你必須擁有充分的資訊及正確的心智狀態。

做任何事都必須從心智開始。心智決定買什麼食物，如何儲存及準備食物、該吃多少，以及用餐時的心智狀態是什麼。如何運用心智創造良好效果？使用心智及智慧收集充分資訊，訓練心智為我們服務——相信自己的選擇正確，引導我們決定該吃什麼，並享受進食的過程。

無論做什麼事，只要習慣了就好；一旦習慣了以後，就一點都不難。不論做什麼選擇，你都可以用心並享受地付諸行動；決定做什麼的心態並不難，只要一點點意志力，絕大多數人都做得到。

整個營養學的範疇充滿了刺激、爭議及有益的議題，你必須清楚明瞭怎麼做對自己有益，認定自己的選擇無誤。你必須全盤思考，然後做出肯定的選擇。

接下來讓我們思考如何落實這些原則。今晚該吃什麼呢？

Chapter 12

因人而異的飲食計畫

發揮食物的療效

如果你的閱讀範圍還算廣泛，其實有許多選擇可以讓你吃得更好。大部分的書都會列出可吃與不可吃的清單，並聲稱使用過這份清單的人都說有效。於是你檢查一下，閱讀另一本書，或拜訪另一位專業權威，並從他那裡得到一份保證有效的清單。只是你發現一個問題，每份清單都不一樣！你只好滿腔熱血地去看第三本書，找第三個權威人士，得到另一份清單，想找出哪份清單比較正確。到底該怎麼做？該怎麼做才有意義？

許多食物清單都很正確——對某些人而言，但我們卻常感到疑惑而無所適從，其實這是因為我們忽略了**「每個人都不一樣」**。某份清單對某群人很有效，另一份清單對另一群人也很有幫助，但最重要的問題是：你是屬於哪一群人？哪一份清單對你有用？以下是我的答案。

健康飲食與療癒飲食

為了不讓你產生混淆，我們從適合多數人的食物談起，建立一套實際可行、最符合個人情況與需求的飲食方法。我們必須採取兩個關鍵步驟：先建立「健康的界限」，再建立「個人對食物的覺知」。

步驟1〉建立健康界限

建立具有抗癌功效、適合自己飲食方法的第一步，就是建立「健康界限」。健康食物界限的背後有個簡單原則：設定界限的目的是為了**❶分辨別吃什麼**，以及**❷專注於飲食。**

健康界限可型塑健康飲食的基礎。健康飲食非常有營養，也比較容易實行，而且很快就能讓身體受益，能為癌症病人提供良好飲食的起點，也可成為家人最佳的飲食指南。

我們合理地認為，如果每個人都能按照健康飲食吃東西，整個社會的健康會大幅改善，慢性及退化性疾病也會大幅減少，這點在下一章會有更仔細的討論。

步驟2〉建立個人對食物的覺知

第二步是建立個人對食物的覺知。我們從健康界限中得到一般性建議後，可再根據個人需求找出療癒飲食法。這時，我們必須透過正念與靜坐的協助，建立關於食物的知識，增進自己對食物的敏感度及反應。

首先，必須發展自己的覺知。單純而簡單的深層靜止、一點都不複雜的正念靜定靜坐P079可以讓心智清明、提升覺知，愈常靜坐，就會愈有覺知，也會愈注意吃食物的反應。同時，只要愈常靜坐，內心就會感覺愈好，也愈可能做出更好的決定。你不只會更注意什麼食物適合自己，也會對這樣的觀察更有感覺，真正享受對自己有益的食物。

你的身體就是指引

除此以外，當你選擇了良好的食物以後，身體將是你的最佳助手——身體對食物的感受會更敏銳，讓你可以分辨什麼食物對你有益或無益。我們常在動物身上見到這點，動物生病時會本能地知道該吃什麼、知道什麼對自己最好，人類也可以重拾這種直覺或內在本能，幫助身體發展出評估食物對自己產生何種影響的能力。更重要的是，身體可以讓自己知道什麼食物有益或無益，如此便能發展出真正個人化的飲食。

你若希望身體可以評估何種食物對自己有益，就必須將它當作工具，一種有用、正確、清楚，而且必須是乾淨的工具。因此，**當你的身體堆滿垃圾，很難想像它會有分辨食物好壞的敏感度**，這也是我建議你某個階段採用飲食淨化或排毒的原因。身體淨化了以後，就會對所吃的食物更敏銳，也會給予身體更多反饋。

我們很快就會在第十四章探討如何進行身體淨化或排毒，目前所建議的事項與減敏飲食法頗為類似，這也是一般測試食物過敏的方法。

重點整理 療癒飲食

療癒飲食必須以健康飲食為基礎。我們必須勤奮地使用健康飲食原則，在建立自己的飲食習慣時以這些原則作為指引。以下是進行步驟：

❶從心智開始。靜坐能帶來清明與內在平靜，如此可增強理解能力，有助於做出正確選擇，並發展出對個人最有利以及最好避免吃什麼的警覺。靜坐也可幫助我們不受因改變飲食而產生的壓力所影響，我們的目標是清楚、自信及喜悅。
❷建立健康界限，使用健康飲食來確保自己飲食具備基本元素。
❸透過以下方法建立從一般到特定的食物清單。
- 更多的靜坐與深思——以及其所帶來的更深覺知。
- 只吃單一食物，禁吃部分食物或短時間禁食，提高對食物的敏銳度。
- 實驗過程必須以重新認識並減少敏感食物為基礎。

❹規律地食用已知具有抗癌成分的食物。
❺透過新陳代謝（經由吃適當的食物）為身體建立「對癌症不友善」的環境，讓人生有所不同。
❻喝新鮮蔬果汁來增加療癒所需的維生素。
❼考慮使用營養品。根據我的觀點，經由營養來對治癌症是有層級的。食物是第一優先，蔬果汁其次，第三才是營養品。
❽持續使用療癒飲食法直到癌症消失，然後再轉為使用健康飲食。

關於療癒飲食，詳見第十四章。
常有人問我在康復過程中，到底攝取了哪些食物及蔬果汁，而且問得很細。我大致可歸納為療癒飲食並結合葛森療法，詳見附錄G。但請務必記住，我跟你是不同的個體，這麼做對我來說很有趣，也很有益，但你還是得找出對自己最有效的方法。

要做得多徹底？

當我們在母親子宮裡的胎兒時期時，母子倆有著特殊的營養需求。等到成為兒童及青少年之後，根據成長速度的基礎重量，則必須增加二五%的食物，尤其青春期男孩的營養需求更是一路追加。當然，若從事的是體能需求很高的運動或工作，營養和食物需求顯然會比整天坐在書桌前的更多。

人類身體適應力很強，只要你平時在家都吃得很好，週末到外頭小小放肆一下並不成問題，但若天天都在外亂吃，很快就會對身體造成危害。

當我們健康狀況良好時，「我們經常吃什麼」很重要。然而，當我們必須對抗嚴重的疾病時，吃什麼無論在何時都非常重要。

這個觀點是根據我多年來的臨床經驗，以及歐寧胥（Dean Ornish）的隨機取樣。歐寧胥在九○年代首次發表研究便贏得好評，他認為透過蔬食、運動、靜坐、瑜伽、情緒治療及團體治療等，能夠醫治冠狀動脈疾病，後來他透過這個研究繼續調查罹患早期前列腺癌男性最需要什麼。

他的研究結果十分具有說服力。並不令人意外的是，罹患早期前列腺癌男性的PSA（前列腺癌細胞在血液中的活動標記）會升高，癌細胞的侵犯性也會升高，需要進行重大醫療處置。他們必須改變生活型態以穩定病情，這是最好的方法。一旦生活型態有重大改變，並努力維持下去，一年之後，他們的PSA及癌細胞的侵犯性便會開始下降，完全不需要任何治療。三年之後，即使有少部分患者（比病情在控制中的人要少很多）需要做更多治療，但多數人都因改變生活型態而獲益。

生活型態的改變會對生活造成全性面改變。得到癌症卻什麼也不做，癌細胞很可能會不斷發展；若積極介入，使用各種資源，就有可能治癒。

面對惡性腫瘤時，必須認真對待自己的飲食。如果你以為「保持吃得正確到恢復健康就可以了，之後就便能再吃垃圾食物」，那可就錯了！面對癌症要做的第一件事，就是康復，我們的目標是擁有長期的快樂、健康人生，而食物能提供療癒所需的基本成分，還能讓我們活得健康長久。

4大飲食選擇

讀到這裡，是開始做出重要決定的時刻了。根據營養及飲食習慣，有以下四個選擇值得考慮：

❶不做任何改變。
❷接受健康飲食。
❸遵照療癒飲食法。
❹努力遵循特定飲食法，如葛森飲食法，並尋求專業協助——最好是適當的診所。

選項1〉不做任何改變

如果你覺得自己飲食習慣很好，沒有改進的必要，那也沒關係。請你跳過下面十三、十四章，繼續做有益於個人健康的事項。

不過，我仍深信飲食習慣是恢復健康的基本工具之一。西方人大部分的飲食習慣都會增加罹癌的可能性，這些因素來自飲食中大量的脂肪、蛋白質、鹽、糖、精製食物、低纖食物，以及食物熱量太高與攝取過多酒精。大部分的人最好都得考慮改變自己的飲食習慣。

選項2〉健康飲食——以植物為主的全食物

這是相對簡單的步驟，也是為什麼要建立健康界限的原因。我們必須從飲食中刪去會危害健康的食物，並注意什麼食物對自己有益。

簡單來說，健康的飲食就是以植物性食物為主的全食物。對許多人而言，這是重大飲食習慣的改變，但它絕對符合多數人的生活習慣。

健康飲食對過去從不在意吃什麼而如今想有所改善的病人來說，是最理想的飲食，也是飲食習慣的「基本底線」；健康飲食對於病情有所減緩或基本上還算健康的人而言，是絕佳的選擇；對於想預防疾病及讓自己更健康的人來說，也是如此。對於傳播這種既基本、敏銳而又有用的飲食方法，我很有信心。

選項3〉療癒飲食

我強烈建議擁有惡性腫瘤的人採取這個方法。療癒的飲食包括：學習建立個人化、特殊化的飲食計畫，全力以赴並貫徹到底。認真對待飲食，以及想透過營養恢復健康的人，當然也可以選擇這個方法。

選項4〉特殊加強版飲食計畫

我強烈建議，進行這類計畫時最好要專業人士從旁監督，這必須要有豐富經驗的醫師參與療程。

訂定計畫

透過飲食恢復健康，必須設定清楚目標。以下是透過輕鬆飲食就能康復的計畫：

❶在一定期限內盡可能收集相關資訊。
❷寫下來，並加上你所知道各種有益的資訊。

❸評估這些資訊。記得深思熟慮以強化資訊的重要性，請使用第七章深思熟慮的技巧P092。
❹做出決定，並提出行動方案。
❺把支持你的家人、朋友及同事加入清單。
❻規定自己在某段時間實行新的飲食計畫。
❼在那段時間，盡可能全面貫徹計畫內容，讓它有機會產生效果。
❽最後重新評估內容，並再次展開新的計畫。
❾定期重複第七及第八個步驟。

你有非常多的事要做，請記住：

飲食不是抗癌唯一的方法，但是不改變飲食，就不可能抗癌。

健康飲食很簡單，也很可靠。貫徹這個方法可避免多數疾病，而且有驚人的效果。如果你想自癌症中康復，希望做些對自己及身邊的人正確的事，療癒飲食很有幫助，你有許多選擇的方法，包括靜坐、深思、與珍視的人共同討論。

當你準備好時，請翻到十三章，我們將定義什麼是健康飲食，並於十四章弄清楚什麼是療癒飲食。

Chapter 13

壞食物Out，好食物In

健康飲食計畫打基礎

健康飲食能預防主要的慢性退化性疾病，讓準備食物及進食更愉悅，對從疾病中康復有深遠影響。這個方法簡單易懂，也很容易做到。

雖說健康飲食可以為對「吃得好」感興趣的人提供理性指引，但另一個詮釋健康飲食的方法則是透過健康界限的概念：當你避免吃無益的食物而改吃健康的食物，就會處於健康的狀態。

對基本還算健康的人來說，這是理想的飲食方式。另一方面，對迫切想自癌症中康復的人而言，這是個快又有效的起點，透過這些指引，你很快就能改變原來可能會致病的飲食習慣，並快速結合有助於充滿活力與療癒的事物。一旦踏出健康飲食計畫的第一步，就可以客製化個人飲食模式，透過具療癒性質的飲食得到附帶的好處。

在釐清什麼是健康飲食計畫的同時，我們會著手進行更多規則。請記住關鍵的重點，從自己正在做的事情與能夠輕鬆實踐的細節中得到自信。

健康規則1｜瞭解規則，簡化細節。

當我們在討論跟脂肪、蛋白質、大豆等等有關的規則時，會以實用的方式進行。我們會解釋決定吃什麼與該避開何種食物背後的理性因素。當我們審視每種食物及相關問題時，會考慮以下三個問題：

▶**量：**應該吃多少？

▶**質：**如果可以選擇的話，吃什麼食物最理想？
▶**準備：**包括儲藏及烹飪技巧。

明智的選擇，取決於所吃食物的品質、數量及準備方式，這也是增進個人營養、健康及療癒能力最具威力的方法。

這樣吃脂肪

脂肪與油的差別是什麼？脂肪與油有類似的化學結構，而且從人體角度來看，功能也極為相似。我們稱在室溫下呈固態的為脂肪，像是豬油或動物脂肪；某些脂肪在室溫下是液狀，我們稱之為油，如橄欖油——儘管如此，一般我們都是用「脂肪」來統稱它們。

脂肪在身體的功用十分廣泛，既是能量的來源，也是儲存能量的主要管道。它也可以作為緩衝，保護我們不會受傷，隔離與外界溫度的變化，最重要的是將危險物質儲存起來。

當身體承載過多毒素，或是有害細菌進入體內時，為避免影響體內重要器官，身體會巧妙地將具有攻擊性的物質轉化成脂肪儲存起來，直到它可以代謝出去或排出體外。瞭解這點很重要，因為這表示**吃被汙染、不健康或來自有毒來源的脂肪，會在體內累積垃圾**。

此時，如果我們不健康、體重過重又快速減肥，就會負荷過多毒素，因為體內脂肪會斷裂，釋放出攻擊性物質到體內。

以好的一方面來說，脂肪在健康皮膚與頭髮也扮演著很重要的角色，同時有助於運送並代謝可溶性維生素A、D、E、K。此外，脂肪在整合細胞膜或細胞壁，也具關鍵性地位。

量

近來平均每個美國人攝取的熱量有超過四〇％來自脂肪，澳洲是在一五％至一八％。脂肪的攝取量必須正確，如果我們不想得到冠狀動脈疾病或動脈硬化，脂肪的攝取量必須降到一一％至一二％，這也許會很難做到，因為你或許得避開酪梨之類的食物——它的成分有五〇％都是脂肪。請確實遵照健康飲食計畫的規定。

該如何減少脂肪的攝取呢？只要**避開隱藏性脂肪並審慎地攝取即可**。

那些平常攝取大量脂肪的人，必須注意隱藏在油炸食物、醬料、速食及糕餅裡的脂肪量，也就是避開所有不健康的食物。

理想的脂肪攝取量，是健康飲食計畫的規則之一。當你遵照健康飲食計畫並按照建議吃東西，體內的脂肪就會自動減少至理想狀態，這表示你不必再為吃多少脂肪而測量、秤重或加加減減。

質

請瞭解各種型態的脂肪是否可以攝取，並選擇對自己健康最為有益，並有助於療癒的脂肪。我們必須注意脂肪的幾種類別並加以選擇。

飽和脂肪vs.不飽和脂肪

脂肪可以分為兩大類：飽和脂肪與不飽和脂肪，兩者間有個極大的差異。飽和脂肪是以雙鍵連結分子組成其結構，質地較硬，形狀較尖，有棱有角，這讓飽和脂肪在室溫呈現固態——像豬油（動物性脂肪）及椰子油（少數植物性飽和脂肪）。這種化學結構也解釋了為何不飽和脂肪在室溫呈現液態，以及為何我們會使用動物性脂肪與植物性脂肪這樣的名詞。

為了瞭解使用不飽和脂肪和避免使用飽和脂肪的真正原因，我們必須搞懂脂肪是如何進入人體的。

我們的身體由許多細胞組合而成，每個細胞都有類似的結構：細胞膜包裹在外圍，內部飽含液體，裡面的成分負責細胞的功能。每個細胞膜都有所謂的雙脂質層，有如磚頭或石頭砌成的牆。脂質就是脂肪，脂肪的雙脂質層是構成每個細胞細胞膜的一個組成部分——這是最重要的一點。

如果你吃的都是飽和脂肪，身體的脂質就多半是飽和脂肪；如果你吃的都是不飽和脂肪，脂質就多半是不飽和脂肪。前者會直接導致細胞膜十分稠密，沒有滲透性，它的質地會硬到無法吸收營養，也無法將廢物排出去，這將危及整個細胞的代謝功能。相反的，若細胞膜大多由不飽和脂肪組成，這些細胞會較為柔軟，容易滲透，運作起來也更有效率。

這個功能對紅血球來說非常重要。紅血球——它的樣子就像充滿水的氣球——負責輸送氧氣與其他營養到身體各部位，如果紅血球的細胞膜大部分是飽和脂肪，它們會變得很硬沒有彈性，而且因為尖角而十分黏稠——這是飽和脂肪的本質，也會造成兩個我們不願見到的結果：第一，紅血球不易改變形狀，好從細小的毛細血管擠出去與身體其他細胞結合；第二個的問題更大，紅血球的尖角會像魔鬼沾黏在一起，產生**血塊或血栓——這在任何時候都是極為嚴重的問題，尤其在化療階段，更容易增加風險**。

大家都知道，高血壓或心臟病病人需要施打血液稀釋劑——濃稠的血液是危及健康的重大因子之一。濃稠的血液與血液濃度與其流動程度有關，就像分別把一瓶裝了番茄醬的瓶子與一瓶裝了水的瓶子倒過來放，裝水瓶子裡的液體會流動，裝番茄醬的則呈現黏稠狀。

當血液是黏稠的時，它肯定不會流動，所以很難讓心臟把血液運送到身體其他部位，也很難讓血液進入並穿過微血管。因此，濃稠的血液會讓血壓升高，引發心臟病，也會增加血塊或血栓（化療最主要的副作用）。

讓血液稀薄、流動順暢的最好方法，就是避免吃飽和脂肪，並遵照健康飲食計畫的規則。

“健康規則2｜避免飽和脂肪。”

動物性脂肪全是飽和脂肪，無論是來自牛肉、雞肉、羊肉或豬肉。

另外，棕櫚油也應避免，它會危害環境及人類健康。**食物加工成品常大量使用棕櫚油，通常食物標籤沒有標示清楚的油都是棕櫚油。**棕櫚油很便宜，它的飽和脂肪能讓餅乾酥脆爽口；有些餅乾使用橄欖油，比較健康，但也較貴。許多生態保護區，特別是位於熱帶地區的土地日益稀少，就是為了採取棕櫚油。說來奇怪，環保分子拚命鼓吹大家減少消費棕櫚油，也有一定進展，而且棕櫚油對身體健康的危害已為人所知那麼多年，營養學家卻始終默不作聲。

“健康規則3｜固定食用omega3及omega9，避免食用omega6。”

omega脂肪酸可分成三類——omega3、omega6及omega9，人們需要這三種脂肪酸——人體免疫系統要發生作用，極度仰賴飲食的omega脂肪酸。

omega3是正派角色，對免疫系統及療癒功能十分有效；omega6則是小壞蛋，會削弱免疫系統功能，並導致無益的後果；至於omega9，對免疫系統不好也不壞，但有修補作用。

什麼食物含有這些成分？omega3最重要的來源是魚油及亞麻籽油——我大力推薦亞麻籽油。你可能聽說過吃魚的好處，其實吃魚最大的好處就是魚油，當然，想攝取魚油，就必須吃有油的魚——沙丁魚及鮪魚就是，不過大部分罐裝鮪魚的魚油都被去掉了，所以與其吃罐頭魚，不如吃魚油膠囊。請你特別注意，有些罐頭放的是不怎麼健康的油。此外，附錄H也有符合健康標準魚類的詳細討論。

omega6的主要來源是葵花及葵花油，最好不要食用。此外，最好避開菜籽油。

omega9多半來自橄欖油、酪梨及大部分堅果類。

要真正瞭解該怎麼選擇，有個關於脂肪的關鍵問題。

準備

健康的脂肪非常有益，但它們有個共同的問題：**脂肪很容易氧化而產生酸敗作用。**

酸敗的脂肪不論就短期或長期來說，都會嚴重危害身體。就短期而言，它會產生大量毒素；就長期來說，它們是致癌物，會導致癌症。

脂肪一旦曝露在空氣、高熱或光線下，就會氧化並產生酸敗作用。要避免這個問題，你可以：

> **健康規則4**｜避免讓油接觸到空氣、高熱及光線。

▶**買金屬罐裝或裝在深色瓶子的油：**避免光線照射。

▶**請使用冷壓或純油：**它們在萃取過程中沒有加熱。

▶**請買儲存在冷藏庫的亞麻籽油，別買放在架上的：**買回家後要放在冰箱，一旦開封了，最好在兩個月，至多三個月之內用完。

▶**請學著不放油做菜：**做菜時很容易讓油溫過高而產生氧化，最好的解決辦法就是——不用油炒，只要在上桌時淋點油在菜上就夠了。要做到這點得需要一些調適，一旦習慣了，就會成為健康並令人享受的習慣。至於它的正面附加效果，則是能更容易清洗碗盤！如果非得放油做菜，橄欖油可耐高溫（亞麻籽油則不耐高溫），如果用的是鐵鍋，請加點水，讓油溫不至於過高。

▶ **避免烤堅果或用高溫烹煮堅果類：**許多堅果類都含有五〇%的油，所以這個問題很嚴重——更多這方面的討論，稍後我們會提到。

重點整理 脂肪使用建議

* 在健康飲食計畫或療癒飲食中，必須遵照一般規則決定使用多少脂肪。
* 全程避免使用動物性脂肪（包括乳製品）。
* 學習不用油做菜，例如油炒、油炸等會加熱到脂肪的料理方式。
* 每天在食物中加入兩湯匙亞麻籽油——最好是食物煮過以後再加；有人則是直接用湯匙吃（不是我）。
* 各種菜餚都可以加橄欖油，它不僅對免疫系統無害，而且含有其他有益成分。
* 看清楚標示，不要使用棕櫚油。

這樣吃蛋白質

蛋白質是人類飲食中另一個重要成分。

蛋白質與身體運作的每個過程息息相關，也是構成身體完整結構的主要成分。對於免疫系統及健康的肌肉活動來說，蛋白質都不可或缺。它們是酵素的重要成分，在促進新陳代謝時，也可成為分子的傳令兵，如神經胜肽可在體內負責傳送資訊。

蛋白質由氨基酸組成，有些稱之為必需氨基酸，得從食物中攝取，至於其他不必需氨基酸，身體可以自行製造。

量

精通營養的人（包括主流專家）一致認為，**理想的蛋白質攝取量比一般認為的要少。**

就我個人的觀點，我在一九七五年被診斷出罹癌之前是運動員，常被鼓勵要多吃肉。近來大部分運動員都是吃大量碳水化合物，只吃適量蛋白質，如此反而表現得更好。有趣的是，或許是有史以來最偉大的運動員卡爾・路易斯（Carl Lewis）說，以植物為主的飲食讓他有更完美的表現；澳洲最偉大的游泳選手莫瑞・羅斯（Murray Rose）是嚴格的全素食主義者，他在一九五〇年代便贏得多項奧運金牌。

在七〇年代，通常每個人一天攝取不到一百二十公克的蛋白質。現在一般建議正常人每天必須攝取五十五至六十公克的蛋白質，所以就像脂肪一樣，這個份量可能是許多人每日攝取量的一半。我們會在談到準備P188的段落裡，說明為什麼是五十五至六十公克。

“

健康規則5 | 每天攝取55～60公克的蛋白質就夠了。

”

質

為什麼有那麼多權威人士關切營養，尤其是營養對療癒的影響，並建議以植物為主的飲食搭配一點肉或完全不吃肉？

要瞭解這點，我們必須先岔開話題，先思考狗、牛及消化系統。

消化系統

動物的消化系統可分為三類：肉食、草食及雜食類。狗是典型的肉食動物，天生就必須吃很多肉；奔跑在草原的牛則是典型的草食動物；至於我們人類，則是試圖從兩邊得到最大利益的雜食動物。瞭解人類的消化系統以及它與其他動物的差別，有助於理解該怎麼吃，及康復時該吃些什麼。

▶肉食性動物

狗具有十分特殊的身體構造來處理食物，我們接下來會將討論的關鍵點放在肉類。

當我們吃了肉或蔬菜，會從中攝取所需要的養分，並排除掉殘餘物、廢物。吃肉所製造出的廢物有點麻煩，它們含有大量的亞硝酸鹽及其他有毒的有機物；吃蔬菜則不會產生這些有問題的廢物。如果肉類代謝後產生的物質停在腸子時間過久，可能會直接危害腸道，或經由腸子吸收毒素而危害身體器官。

就身體結構上來說，狗本來就是肉食動物：牠們有銳利的犬齒，可把肉啃咬並撕成大塊，然後在其他動物搶走前很快把肉吞到肚子裡，牠只在口腔後方有幾顆咀嚼用的牙齒，而且用的機會不多，除非吃的是骨頭或類似的東西；其次，狗只有一個相對來說小巧的胃，能夠分泌鹽酸將吞進來的食物液化。

重點來了！因代謝產生的有毒廢物來自於消化之後的肉，狗必須盡快將它排出體外。因此每隻狗的腸子都很短，消化時間很快。消化時間端視食物得花多久才能通過身體——從頭到尾，從開始到結束——而腸子愈短，消化時間就愈快。

▶草食性動物

反之，牛這種典型草食動物的消化方式便與狗迥然不同。牠們吃素及吃草，必須有能力消化纖維質，所以牛的生理結構與狗有很大差異。

第一，牠們必須擁有研磨食物的牙齒，才能進行消化過程，因此牠們的牙齒雖然不銳利，卻很耐磨！狗的臼齒是永久的（人類也一樣），但牛的臼齒則經常在成長，這是因為牛的牙齒必須經常咀嚼食物，很容易磨損，必須持續汰換。

此外，牛有四個胃。四個！第一個胃就像大型儲藏槽，裡頭裝滿磨碎的草、水分、唾液及酵素。牛在消化過程中會製造大量甲烷，因此近來不少深明大義的環保人士極力推廣減少肉類的攝取，也就是減少製造對大氣層造成巨大危害的甲烷。同時，將同等重量的牛肉蛋白與植物蛋白相較，前者需要後者十八至二十倍的土地才能生產；此外，由於砍伐森林及土地利用等龐大問題，少吃肉、多吃蔬菜也是維護環境的重要原因。

回到牛的問題。牛因為有四個胃，消化的時間很長，所以轉化食物的時間要比狗更慢。

▶雜食性動物

身為人類，我們試圖控制飲食——就像控制其他事情一樣，所以人類擁有折衷的生理結構。我們的牙齒可以咬，也可以咀嚼。我們有含強酸的胃，以及長度適中的大腸。狗的消化時間大約需要六至八小時，牛是二至四天，理想上人則需要十八至二十四小時。

人類還有另外一個問題。纖維質在人類飲食中具有兩項重要功能，這點與我們現在的討論有關：第一，纖維質可以增加食物體積，並調節消化時間——**低纖維質的飲食會增加消化時間。**第二，纖維質有如海綿或緩衝，當我們吃了東西或腸子裡堆積代謝後產生的毒素時，**纖維質會像海綿一樣吸收毒素，並迅速將毒素排出體外。**

你或許已知道，一般西式飲食多肉少纖維質，這樣會製造更多毒素，不易藉由纖維質吸收或緩衝毒素，也無法縮短消化時間——簡直就是製造腸胃病及其他身體症狀的菜單！

很顯然的，人類可以選擇吃肉或不吃肉，但在生理結構上，我們比較適合攝取植物性蛋白質。

> **健康規則6**｜健康飲食要減少或盡量避免吃肉，療癒飲食則最好避免吃肉。

蛋白質的來源

▶植物性蛋白質

許多植物都富含大量有益的蛋白質。

蛋白質由氨基酸所構成，而人體需要相當多氨基酸。其中，有些氨基酸人體可以自行製造，稱為不必需氨基酸；有些氨基酸必須透過食物才能攝取得到，稱為必需氨基酸。相形之下，肉類常被視為是完全蛋白質的來源，因為它確實飽含必需氨基酸，但有兩種蔬菜也富含必需氨基酸，那就是大豆（它廣受歡迎的部分原因在於它是完全蛋白質）及藜麥。

豆腐裡蛋白質的質與量，可與雞肉相提並論，它有將近三〇%的蛋白質，富含人類需要的氨基酸；一般穀物（如米或麥）則是不完全蛋白質來源，只有雞肉一半的蛋白質，但仍是有助於人體的份量；各種豆類（像豌豆、豆莢及扁豆）都富含植物性蛋白質。

我大力推薦大家可經常食用藜麥，它是種古老的穀物，但直到最近營養成分才為人所知，並且大受歡迎。藜麥可以用來代替米或非洲小米，它有豐富的蛋白質（差不多有一八%），更重要的是，它擁有完全蛋白質，而且不含麩質，不但很容易消化，還可以溫和通便。藜麥可當作米來煮，而且很容易發芽。

> **健康規則7**｜規律食用煮過的大豆（如豆腐）及藜麥。

▶魚

消化魚肉所產生代謝廢物的量，介於肉類與蔬菜蛋白質之間，富含油類的魚，是提供有益身體的omega3脂肪酸的來源。

魚類於生態及生產方面的問題日益嚴峻，過度密集的養殖（普遍濫用抗生素）只比養雞、養豬與養牛（再發展下去可能也會出問題）好一點，所以最好吃野生魚類，但牠們也可能有汙染（特別是生活在靠近海邊或人口聚集地）、經歷環境破壞（水底或海底疏浚）、遭過度捕撈及耗損（如遠洋捕撈）的問題。

知道來源是挑選魚類的必備常識。事實上，**愈小品種的魚比大型肉食性的魚更不易累積汙染毒素。**海鮮像牡蠣、龍蝦及扇貝向以汙染嚴重著稱，所以在進食前必須瞭解來源；養殖龍蝦比捕捉野生龍蝦對海底環境造成的傷害要小。附錄H有更詳盡的解說。

> **健康規則8**｜若要吃魚，盡量挑選來自無汙染環境的小型、永續野生魚，其他海鮮只能偶爾吃。療癒飲食最好避免吃魚。

▶蛋

蛋的製造生產過程有很大問題。如果要吃蛋，請只吃放山雞的蛋。許多人不確定蛋的熱量有多高；身體非常需要熱量，我們得從食物中攝取，一般而言，健康飲食計畫的熱量很低，每星期吃幾顆蛋沒什麼關係，但要注意烹煮方式，避免用油炸來料理蛋。

> **健康規則9**｜健康飲食每星期吃2～4顆放山雞的蛋還可以容許；療癒飲食最好避免吃蛋。

▶乳製品

在農業發展前，人類斷奶後不曾將牛乳視為食物——人體不知花了多少時間才適應牛。有些評論家懷疑人類的消化系統並不適合吃從來不吃的食物，但看看周遭，許多不同文化的人們似乎適應得不錯。常吃乳製品的瑞士人及法國人平均壽命頗長，與其他少吃乳製品的人的壽命不相上下。

不過，我們仍必須認真思考乳製品的問題。多年來，各種有關飲食中增加或減少乳製品的研究及臨床實驗，讓我更相信健康飲食就是盡量少吃或不吃乳製品，並在療癒飲食中去除乳製品。為什麼？首先，很明顯的問題就是**自然乳製品飽含大量飽和脂肪**——低脂牛奶已將飽和脂肪降到最低，但起司裡仍含有大量脂肪，而奶油裡更含有將近五〇%的飽和脂肪。

“

健康規則 10｜如果非要食用乳製品，請選擇低脂產品。

”

其次，我們必須瞭解：人奶的蛋白質是短鏈蛋白質，分子比較小；相反的，牛奶的蛋白質是長鏈蛋白質，分子較大也有尖角。與喝母奶相比，小孩在發育初期被餵食牛奶根本就荒唐至極！如果他們飲食中的分子較大，需要被消化，可能會讓免疫系統以為是侵略者而發動攻擊。很多人的免疫系統對牛奶過敏，導致慢性、低度、普遍的發炎，雖然發炎不至於對日常生活造成太大影響（過多壓力、環境問題、不適當的食物、生病、情緒或精神壓力，就會產生發炎）。**當小孩耳朵或扁桃腺一再發炎，通常只要避開乳製品，問題就會迎刃而解。**

對成人來說，攝取乳製品似乎沒有明顯的後遺症。不過，如果成人面臨壓力、生病或純粹只是想讓自己過得更好，最好還是別吃乳製品。

那麼羊奶呢？羊奶擁有的是短鏈蛋白質，問題沒那麼大。許多小孩對牛奶高度過敏，卻可以喝羊奶。不過牛奶與羊奶都是高脂且均質化的乳品，它們所含的脂肪懸浮在液態乳品中，既無法自然沉澱，也無法輕易分離。因此，羊奶或牛奶所含豐富的飽和脂肪仍是問題的來源，最好能避免就避免，或者盡量少吃。

▶堅果類

堅果類是很好的蛋白質來源，不過要注意其中的油脂很容易且很快就會產生酸敗。在選購核桃、胡桃及巴西胡桃等堅果類時，最好選擇帶殼的，並在幾個月內食用完畢，以減少酸敗的危險；此外，也最好選擇真空包的產品。**堅果嚐起來有點苦，就是產生酸敗的信號。**購買杏仁最好選還包裹著棕色外皮的完整杏仁，這層外皮可保護裡面的油脂不受空氣或光線影響。**堅果類最好不要烹煮，也不要烤。**

相對而言，栗子及杏仁——尤其是杏仁——的蛋白質及油脂較低，適合固定食用。栗子的油脂含量低，就算烹煮也很OK，而且它們生吃的味道很恐怖；杏仁是正餐之間很好的零嘴，而且有趣的是，根據研究，杏仁有助於體重過重的人減重。雖然這不代表體重正常的人可以吃杏仁來減重，但我強烈建議每天吃十至二十顆杏仁。

健康規則 11｜每天吃10～20顆杏仁，當令時可吃栗子，偶爾吃其他新鮮、未烤過的堅果類。

準備

健康飲食計畫來自穀物中良好的蛋白質，我們將在後面討論碳水化合物時提到。我們必須從高蛋白的食物來攝取適量的蛋白質，至於該如何準備及如何執行，端視選擇的蛋白質來源。

▶**植物性蛋白質。**如果這是你主要的蛋白質來源，請固定食用。一週可吃豆腐三到四次，如果週間還有搭配吃點飯及豆類，蛋白質攝取量其實已經相當足夠了。

▶**料理豆類。**豌豆與豆莢的種類很多，有些可以生吃，但多數需要烹煮。需要烹煮的包括法國豆、紅花菜豆、豌豆、豇豆、黃豆、蠶豆、利馬豆、綠豆、鷹嘴豆及扁豆。

豆類的乾種籽很容易保存，而且是碳水化合物及蛋白質的良好來源。大部分豆類都必須特別烹煮，否則裡面的生物鹼及糖苷會有礙消化，記住，**千萬不要生吃。**在烹煮豆類之前，最好先放在水裡浸泡八至十六個小時，放入滾水悶煮之後再進行料理——通常需要兩個小時。另一個烹飪法就是將滾水倒入豆子悶兩個鐘頭，然後再照上面步驟進行。

要烹煮豆莢，最好放進滾水，煮熟之前撈出來，然後把水倒掉。這也表示**最好不要用豆莢（包括扁豆）煮湯，請分開料理，最後再加入豆類**。

在料理扁豆前先讓它們發芽也不錯，也較易消化，不過發芽需要幾天時間。如果扁豆發芽的話，吃以前最好先用滾水川燙。

▶**如果非得吃魚的話。**一、兩個星期吃一次。做法除了燒烤之外都可以，最好是用蒸的。

▶**蛋。**健康飲食計畫容許吃蛋。如果要吃蛋，一星期至多吃二至四個。不要用油炸，其他烹飪方法都OK。

▶**乳製品。**最好盡量避免食用，如果你真的很喜歡吃起司，只能偶爾吃一點。記住，千萬不要用微波爐烹煮或加熱任何食物（尤其是乳製品）。

▶**堅果類。**盡可能多吃杏仁，當令時可吃栗子，偶爾或當令時也可吃其他堅果類。

▶**如果非得吃肉的話**。回到七〇年代，肉類永遠是晚餐的主食，蔬菜則像是旁邊的調味品。如今，只愛吃肉等於是開倒車，最好吃大量蔬菜，再搭配一小片肉。至於料理肉的方式，炭烤或燒烤之外都可以。燒焦的肉會產生大量毒素的碳氫化合物，避免用這種方式料理。如果想吃烤肉，請使用鐵烤盤（不要直接將食物放在烤架），同時注意避免烤焦。

盡量選白瘦肉，小牛肉（有人將小牛肉、羔羊肉視為白肉）可以考慮，若吃雞肉，則最好小心點——大量飼養的雞有很大問題，包括牠們的餵食與圈養方式，以及固定使用低劑量抗生素促進生長。如果你很愛吃雞肉，只能吃天然放養的有機雞。

至於紅肉，最好選擇瘦肉，肉腸、義大利臘腸等千萬別吃。避免吃飼育場養殖的肉，最好選擇有機肉類。

重點整理　建議蛋白質

* 少量攝取。平均每人每天五十五至六十公克。
* 根據蛋白質的來源分級。選擇的蛋白質愈完全，愈能發揮療癒飲食計畫的功效，也愈能提升體內蛋白質含量——最理想的是植物性蛋白質。
  - **植物性蛋白質**：藜麥；所有豆科植物和豆子：大豆、豆腐、扁豆、鷹嘴豆、豌豆及其他豆類。
  - **魚**：最好是小型深海魚。
  - **蛋**：健康飲食計畫容許每星期吃二至四顆。如果沒有雞蛋，可選擇鴨蛋。
  - **乳製品**：可選擇低脂優格，如果不會過敏，牛奶和軟起司無妨。如果對牛奶過敏，可以喝羊奶。
  - **肉類**：是建議蛋白質清單上的最後一名，最好選擇小牛肉、放山雞等白瘦肉，紅肉也要選瘦的。
* 盡量減少攝取或不吃肉類與乳製品，尤其是在進行療癒飲食計畫時。
* 若需要，每週可吃放山雞二至四次，但療癒飲食計畫期間請盡量避開。
* 固定吃杏仁及新鮮未經烹煮的堅果。
* 所有穀類都含有一定的蛋白質，可固定食用。
* 避免吃燒烤食物，尤其是含有高蛋白的食物。

這樣吃碳水化合物

穀類是飲食中碳水化合物的主要來源，普遍為世界各地人士所接受，並視為飲食最主要的部分。穀類在健康飲食計畫及療癒飲食計畫中占有極其重要的地位。只是，穀類與糖十分類似，常給人不好的印象，這點我們必須做點解釋。

碳水化合物可根據其化學結構分為四大類，那就是單醣、雙醣、寡醣及多醣類。如果把相近的類型合併起來進一步分成兩類，就是我們經常聽到的單一碳水化合物或糖（單醣及雙醣），以及複合碳水化合物或澱粉。

為了易於瞭解並避免陷入生物化學的討論，簡單來說，複合碳水化合物就是單一碳水化合物的聚合體。單一碳水化合物包括各種糖類，像葡萄糖（蔗糖或白糖）、果糖（水果裡的糖）及乳糖（牛奶裡的糖），它們是提供足夠能量的來源，通常被用來製造DNA的核酸。

重要的是，糖裡的蔗糖及水果的果糖都是單醣，它們在成為人體能量來源之前，必須先轉化成單醣的葡萄糖。它們在體內轉化的速度很重要，轉化速度愈快，體內血糖升高，胰島素就愈活躍。胰島素可控制體內血糖值，現在已知它在調節人體免疫系統及其他療癒功能方面有非常重要的角色。**血糖升高而造成胰島素升高，已被認為是很嚴重的問題。**同時，從胰島素的功能也可充分解釋為何長期攝取過多白糖不好，以及我們的療癒飲食計畫法都強力建議不要攝取白糖。

所有碳水化合物經由代謝變成葡萄糖的轉換率，必須視其為何種碳水化合物。一般來說，單醣的速度比複合碳水化合物快，果糖較慢，加工過精製澱粉的速度則非常快。

升糖指數（GI）以及胰島素指數可以為新陳代謝率提供更加詳盡的資訊。不過，根據臨床經驗，我們大可不必太過擔心。有些人對這點過度在意，甚至已經到了神經質的地步——我們還是要避免壓力，並且愉悅地享用食物。

最重要的一點就是，白糖中蔗糖的代謝速度很快，會讓血糖升高。事實上，**果糖與更多複合碳水化合物，例如水果與澱粉的代謝的速度沒那麼快，食用起來比較安全。**

動物與植物儲藏能量，都是將單醣轉化為複合碳水化合物。植物類的複合碳水化合物常見的有澱粉類，例如小麥、米、大麥等等穀類食物，最後會以麵包、義大利麵、及麥片等形式上了餐桌。

動物及人類的複合碳水化合物都是以肝醣儲存於體內，而肝醣得經過一連串的代謝轉化過程，才能再變回葡萄糖這個可使用的能量形式。有趣的是，身體可以儲存脂肪及蛋白質等能量，卻無法儲存碳水化合物，而在大多數文化中，碳水化合物卻是主要能量的來源。

量

如果是健康的身體，建議四五％至六五％的熱量來源是碳水化合物，而且最好是來自複合碳水化合物，盡量少攝取單醣或糖類。

有個形容健康飲食計畫的方式，就是多吃蔬果及穀類。不必堅持一定要吃多少量，但最好每餐都要有一定的穀類。每天吃兩、三片水果，也是健康飲食計畫與療癒飲食計畫的建議。有人很擔心吃水果會讓血糖升高，但就我看來，只要知道果糖會轉化成葡萄糖的速度，遠比蔗糖（白糖）轉化為葡萄糖慢，就沒什麼好擔心的。吃水果有許多好處，我強力推薦。

“

健康規則 12 | 固定吃穀類及水果。

質

就跟水果一樣，我們需要許多未經加工的複合碳水化合物，包括品質良好，用小麥、裸麥做的全穀類麵包或全穀類義大利麵及米。精製的碳水化合物——用白麵粉及白米做的食物——不只營養價值低，消化速度也快，會造成嚴重且無助於健康的血糖升高。

準備

我們可以透過烹調方式讓複合碳水化合物更容易消化，舉例來說，如果消化能力很強，可以吃乾果全穀片這類生麥片，如果消化能力弱，吃煮過的麥片粥會比較好。

選購麵包時，請務必要檢查成分，避免白麵粉及人工或化學添加物。此外，**最好也避免吃額外增加的種籽，例如麵包上的葵花籽或亞麻籽，以及任何在製作過程中經加溫而產生氧化的東西。**做麵包時最好選用斯佩爾特小麥製成的麵粉及發酵麵糰。此外，未發酵的麵包也值得推薦。

馬鈴薯跟所有蔬菜水果都一樣，最好連皮吃。

煮米最好用吸收法。只要加多於米一半的水，打開鍋蓋放在鍋子裡煮滾，直到米將全部的水全部吸乾。

健康規則 13 | 避免吃加工食物，尤其是加工的碳水化合物。吃大量全穀類及新鮮水果並連皮吃。盡量準備生的食材來料理。

重點整理 碳水化合物建議清單

* 每天的主食，建議以富含複合碳水化合物的穀類搭配蔬果。
* 避免吃加工或精製食物；吃全穀類，最好連皮吃。
* 記住穀類含有蛋白質與碳水化合物，可提供人體所需的能量。

這樣攝取纖維質

我們在討論消化時曾經提過纖維質。纖維質是維持腸道正常運作的重要成分，它能像海綿一樣吸收毒素，包括消化後產生的廢物，並引導它們排出體外。

量

除非你罹患的疾病禁止攝取纖維質，或剛動過重大腸道手術，否則強烈推薦使用高纖飲食。

在美國，建議每人每天攝取二十至三十五克的纖維質。一般美國人平均只攝取十二至十八公克，或只有建議攝取量的一半。健康飲食計畫及療癒飲食計畫也都是建議二十至三十五克的纖維質攝取量。

質

纖維質可分為可溶性纖質及不可溶性纖維質。

▶**可溶性纖維質：**會在大腸內發酵，產生有用的代謝物質及氣體。可溶性纖維質的益處很多，據瞭解，它能夠減少罹患心臟病的風險，並有助於穩定血糖，降低罹患糖尿病的機率，也可以讓慢性糖尿病患者的葡萄糖及胰島素指數降低。通常來說，可溶性纖維質存在於麥片（麥麩、燕麥片及燕麥粉）、大麥（麥麩及大麥粉）及洋車前子的外皮。

▶**不可溶性纖維質：**顧名思義，就是不容易溶解的纖維質。它不易分解，但可吸收水分，讓糞便體積增大，並刺激腸道蠕動。不可溶性纖維質可減緩便祕，也可預防結腸癌。最好的不可溶性纖維質是有機小麥或穀類的皮，其他還有堅果、種籽（包括亞麻籽）、馬鈴薯皮及某些蔬菜。

這兩種纖維質都能增加飽足感，所以可以降低食欲，維持健康體重。此外，根據一份有關五十至七十歲的人的研究報告指出，**攝取高纖維質的人在九年內的死亡率，比其他人低了近四分之一**，而且罹患心臟病、感染、呼吸道疾病及癌症（尤其是男性）的比例也比較低。

準備

請盡可能吃全食物。就跟蔬果一樣，種籽外皮富含大量纖維質，只可惜它們在精製過程中都被去掉了。特別是馬鈴薯的皮，它含有兩種纖維質有助於降低血糖，最好保留下來。在每天飲食中加入一匙的麥麩（或米糠）及大麥或燕麥殼，最容易的做法就是加進早餐的燕麥粥。

不要一下子攝取太多纖維質——如果你還不習慣攝取纖維質，或是突然在飲食中增加大量纖維質，有可能製造大量氣體，讓你脹氣或不舒服，周遭的人也深感困擾！此外，**飲食含大量纖維質但攝取的水分不足，也可能會造成便祕。**如果你長期都是低纖飲食，請花一、兩週慢慢適應。

重點整理 建議纖維質

* 從全穀類、適合水果的外皮與蔬菜攝取豐富的纖維質。
* 補充一匙麥麩（或米糠）及大麥或燕麥殼——最簡單的做法就是加在粥裡，也可以加在麵包或其他食物裡。

這樣喝飲料

量

一般建議每人一整天必須補充兩公升的液體。很多人做不到，所以身體只能完成部分的水合作用。

重點整理 **整體飲料建議**

* 每天經由各種飲料（水、茶、蔬果汁、湯）攝取兩公升的液體。
* 健康的選擇——飲用水與茶、咖啡及酒精替代品。
* 在療癒飲食計畫中加入蔬果汁，並考慮在健康飲食計畫中也使用蔬果汁。

“

健康規則 14 | 每天至少要喝兩公升液體，但最好不要在進餐時喝。

▶水

新鮮純淨的水是健康飲食計畫的必備成分。理想的水沒有氯，因為經過氯處理的水會提高得到膀胱癌的機率。絕大部分公眾給水系統、沒經過氯處理的水也有極高風險（會被感染），最好不要飲用，除非你有自己的供水設備或濾水器。

據說水裡加氯可移除提高罹癌風險及免疫系統損傷的氟化物，我對這種抗氟化物的理論尚未完全信服，不過既然成人似乎不需要氯，而且有關氯對人體的危害已是事實，所以最好還是使用濾水器。

如果你跟我一樣，會在家裡收集雨水，最好是規律地收集。每次大雨過後，我們都會打開閥門的開關一小時，至於收集時間長短則根據空氣及屋頂清潔度，以確保收集的水的品質。

▶蔬果汁

這是療癒飲食計畫的特色，我們將在下一章討論。

▶茶及咖啡

紅茶、綠茶及咖啡都含有咖啡因，可可亞——巧克力及熱可可的主要成分——也有。另外，可口可樂及Red Bull紅牛能量飲料也含大量咖啡因。植物裡的咖啡因可防止植物被昆蟲吃掉。

人體會對咖啡因逐漸上癮。咖啡因會刺激中樞神經系統，是全世界使用量最大的合法興奮物，它能讓人保持清醒並增強體力。

有人對咖啡因非常敏感，其他人則會慢慢適應，不會有太多反應。經常飲用含有咖啡因飲料的負面指標，就是戒斷反應的規模大小及種類範圍，有人一、兩天不喝含有咖啡因的飲料就會產生頭痛、焦躁、注意力不集中、想睡卻睡不著、胃痛、上半身及關節疼痛等反應。

多數人只要戒除咖啡因飲料，就會覺得身體更好。我當然建議不要或盡量減少咖啡因的攝取，尤其是在進行療癒飲食計畫的階段。

你可以改喝低咖啡因咖啡、花草咖啡代用品及花草茶。

附錄I有茶、咖啡及巧克力的咖啡因含量表。

▶酒精

一般而言，攝取酒精可能提高罹患與消化有關的癌症的機率，尤其是喝啤酒，化學釀造的啤酒會直接增加罹患結腸癌的機率。請只喝天然釀造的啤酒，許多自然釀造啤酒的酒精含量較低，味道也不錯。

不過，真正的問題在於代謝酒精需要良好的肝功能。酗酒的人常因攝取酒精過度而造成肝硬化；**為了從癌症中康復，肝功能的運作必須十分良好，因此在進行療癒飲食計畫時要避開酒精。**

附錄J有一般常用飲料的酒精含量表。

重點整理 **酒精飲料建議清單**

* 在進行健康飲食計畫時，每週可以與朋友喝幾次小酒。
* 平時不喝任何酒精飲料。
* 考慮喝酒精濃度較低、自然釀造的啤酒。
* 使用療癒飲食計畫時禁止攝取到酒精，因為它會影響肝臟功能。

這樣用調味品

現在我們討論一下可為食物增添風味與多樣性的調味品。

▶鹽

我們每餐使用的鹽，通常比一般建議的份量要來得多。除非你是在非常熱的環境工作或運動，否則飲食中不需要增加太多鹽。

鹽是氯與鈉的化合物，平均每人每天需要一千五百至兩千三百毫克的鈉。攝取過量的鹽會導致高血壓、中風、心臟病及心功能衰竭，攝取過少則會造成肌肉抽筋、昏眩及電解質不平衡，極度缺鹽可能造成神經問題，甚至致死。

為了治療癌症，也為了健康，我們更應該知道鹽對於調節體內水分有重要功能，那就是鹽——或者更確切地說，是鈉——有吸濕的功能，也就是說，鹽會吸水。

如果我們透過鹽攝取過多的鈉，並不會累積在血液裡。血液裡的鈉含量與其他金屬一樣，都是維持身體健康的重要成分，在體內含量有一定限制。身體會盡量排除多餘的金屬成分，但有些會留在細胞裡。一旦多餘的鈉留在細胞裡，就會將水分吸到細胞裡變得「濕濕的」。這就好像一個吸了過多水分的花園，所有生物都會遭殃。**攝取過多的鈉會使大範圍細胞的代謝產生負面影響，造成身體不適，或對活力與療癒造成重大傷害。**

最後，有人會從來自國外，聲稱具有特殊效果的產品攝取鹽分。這些鹽類都是由氯及鈉所構成，不是天然的鹽。鹽就是鹽，請避免在食物裡加過多的鹽。

“

健康規則 15 | 適應低鹽飲食，避免吃太鹹的食物，也不要在食物裡加太多的鹽。

”

▶胡椒及辣椒

我們必須特別提到胡椒與辣椒，因為它們常被使用在食物裡。綠胡椒是胡椒的天然狀態，但我們很少使用。黑胡椒可用來烹飪，經過脫水的「精製」過程就會變成白胡椒，黑胡椒與白胡椒來自同一種種籽，是所有胡椒的自然成品，但白胡椒的味道比較溫和。

人類使用胡椒的歷史可以追溯到古代，並廣泛運用於醫療用途。它有溫和的抗氧化效果，也有一點抗癌功能。有腸躁症、腸發炎或罹患腸癌的人請務必小心使用，因為胡椒本身有刺激性。進行化療時最好避免使用，因為它會刺激腸內黏膜，讓腸道更敏感。

辣椒屬辣椒科，它的使用歷史跟胡椒一樣也可追溯到古代。辣椒有不少用途，但對身體沒有太大益處。它的刺激性勝過胡椒，有可能強力侵襲腸道，影響消化，建議不要食用。

▶香草及調味料

大蒜具有天然抗菌及抗真菌的功效，還可以降血壓、抗癌，並有結合金屬離子與陰離子或分子的特定結合方式的螯合作用。

薑也是極佳的調味料，並含有特殊成分。薑可以刺激胃酸分泌幫助消化，想從口味重的飲食習慣改成多吃蔬菜的話，可以多用點薑在食物裡。

薑黃含有許多抗癌成分，特別是對標靶化的癌化幹細胞。最好與黑胡椒一起吃，可以增進吸收力。

其他可使用的調味料還有五香粉、大茴香、桂葉、芹菜籽、胡荽、蒔蘿、茴香、荳蔻、馬鬱蘭、迷迭香、鼠尾草、番紅花、龍蒿、百里香及夏季香薄荷。

大部分做成茶的香草都具有治療成分，必須小心使用。任何一種薄荷飲品都具有提神醒腦的作用，很適合在夏天做成冰茶，但是薄荷裡有丹寧，請不要過度加熱。胡椒薄荷特別有助於消化、和緩腸道，以及減少脹氣。洋甘菊有溫和的鎮靜作用，有助於睡眠，緩和胃腸不適及減少脹氣，可以在睡前使用。

款冬對胸腔不適特別有用，尤其是清除胸腔黏液——它是絕佳的祛痰劑，你可以將兩湯匙款冬葉放入約四百七十二西西的滾水裡，等十分鐘，將茶葉濾掉，再加一茶匙蜂蜜及四分之一茶匙的檸檬汁（也可以把擠過的檸檬放進飲料裡）。

烘焙過的蒲公英根咖啡（有人稱之為蒲公英茶）是很好的養肝飲品，每天可以喝一至三杯。就像煮咖啡一樣，放入熱水再過濾，然後加點蜂蜜，如果喜歡，也可以加點適當的「奶」。

▶海菜

海菜是碘的重要來源，許多土壤都缺碘，因此海菜是愈來愈受歡迎的食物。經常吃海菜，包括在燉煮時加入海菜粉，也可以在沙拉及捲餅裡加點海苔。

▶豆芽

建議將所有豆科作物種子浸水後發芽的產品加入日常完整的飲食。我們的健康計畫經常使用豆芽，而且它準備起來很容易——請見附錄K。綠花椰菜芽很不錯，它含有非常重要的抗癌物質。

重點
整理 **建議調味料**

* 除非很熱或流很多汗，否則別在食物裡加鹽！
* 健康飲食計畫可使用胡椒，不要用辣椒；如果正在進行化療或腸胃很敏感的話，療癒飲食計畫裡避免使用這二者。
* 大部分烹飪用的香草及香料都可以吃。
* 經常使用薑、大蒜及薑黃（與黑胡椒一起用）。
* 經常使用海菜（海藻）。
* 考慮經常食用豆芽。

特殊考量

新鮮vs.儲存

改進飲食習慣最快，也最有效率的方法，就是從每餐都吃生鮮食物開始，也就是選擇未經加工的食物。這麼做可以省去你及家人許多潛在的麻煩，下面討論烹煮、方便性及儲存等問題。

就方便性而言，建立簡單、快速、以植物為主的全食物食譜，只要透過生鮮食材就能輕鬆、永無止境地變換出各種菜色。無論是沙拉或熟食，你可以有一套常吃的基本食譜，在特別的日子則可參考精心設計的食譜。

至於儲藏，使用冰箱即可。理想上，特別是罹患重症時，最好每餐都包含新鮮、完整及必須的營養。當你很健康時，仍可採用這個做法，但多數人還是覺得特別快速的餐點方便。此外，可以保存長久也有必要，用日曬法來做杏桃乾、青葡萄乾及無核小葡萄乾很不錯；冷凍也是個好主意，英國BBC的「好食物」（GOOD FOOD）網站及stilltasty.com上有詳細做法。在時間不多時，罐裝的生機鷹嘴豆、其他豆類及番茄也很方便，可隨時使用。

避免全面使用任何人工方法保存食物，這類方法族繁不及備載。殯葬業者指出，不過幾十年前，置於常溫下的屍體幾個鐘頭就會腐壞，如今由於食物含有大量防腐劑，一般屍體都可以保存三到四天，甚至更久！這可不是件好事。

熟食vs.生食

健康飲食計畫建議熟食與生食必須平衡。這個平衡受天氣、可利用性及個人代謝程度的影響。在熱帶環境，一整年都可以吃大量生食。在寒冷的冬天，許多人常掙扎著不想吃生食，而想吃熱呼呼的食物！廣義上來說，健康的人最好以生食為主，熟食為輔，但這個說法非常含糊，必須取決於所生處的環境而定。

談到如何抗癌的時候，師承西方醫學的醫師會把重點放在以營養對抗疾病，所以會建議病人全部改吃生食；反之，歷史可追溯至數千年前的傳統中醫則建議最好吃熟食。根據我的經驗，每個人都不同。有人吃熟食很好，有人吃生食不錯；大部分人是兩者兼具。如何解決這點及該怎麼做，下一章療癒飲食計畫裡會提出來。

烹煮

使用不鏽鋼、鑄鐵、玻璃、錫、琺瑯或陶製器皿，不要用鋁製、塑膠或不沾黏的鐵弗龍鍋具。

做菜時最好只用蒸的、乾烤、悶燒及在水裡拌炒。用水煮米及其他穀類，用低溫烤麵包或慢燉料理。不要用油，尤其要避開油炸，也別用微波爐。請以愛與愉悅的心來準備食物，好好享受吧！

有機食物

這是個高度汙染的時代，盡可能挑選有機食物，既有助於個人健康，也對環境有益。請到有機且有信譽的菜園選購，或自行開闢菜園！

如果是到一般商家選購食物，外層汙染最嚴重的部分，可用一%的白醋清洗乾淨。

化學添加物

今天市面上有大量人工色素及香料。據說在一百年前，全世界只有兩百種化學添加物，現在則高達八萬種！平均每個人體內在任何時間都有超過一千種化學添加物，這讓我們不得不相信這是個嚴重的問題。我們要盡可能避免食用化學添加物，並考慮使用下一章討論的排毒法。

“

健康規則 16 | 閱讀食品標籤，盡量不要曝露在和攝取到化學物質及添加物；盡可能準備自然有機的食材。

”

塑膠

塑膠的用處好壞參半，它的用途很多，但它所造成的汙染方興未艾。最嚴重的問題是塑膠裡有部分化學物質，特別是用來軟化及形塑塑膠的增塑劑與女性荷爾蒙非常類似，如果累積在所吃的脂肪或油裡，會形成自己的脂肪組織而導致乳癌。

> **健康規則 17** | 讓食物遠離塑膠！不要用塑膠包食物，尤其是保鮮膜。請使用木製湯匙與瓷器、木頭製或不鏽鋼碗。

補充品

我們會在下一章討論。

食物過敏及不耐症

食物過敏是種急性嚴重的反應，食物不耐症會導致常見低度的慢性反應。有些人可能對海鮮過敏，吃一顆牡蠣就會產生急性反應而需要就醫。大部分人都知道天生對什麼食物過敏，所幸不是很多人都有這個問題。

食物不耐症較不常見，通常會出現像腸躁症之類的生理症狀，或是降低消化速度。我們可以分辨出哪些食物容易造成食物不耐症，如人工食物添加物與色素，但有些在食物裡自然產生的化學物質也會產生類似的情形。

牛奶是同時會造成過敏（通常不太嚴重）及食物不耐症（極為常見）的例子。味精這種化學物質也會製造從溫和到嚴重不等的過敏，中國菜常添加味精，因此它自然會造成程度不一的過敏。

食物中的化學物質會自然造成食物不耐症，最嚴重的要屬水楊酸。水楊酸幾乎在任何食物裡都會造成不耐症，但在高蛋白食物裡則較為罕見。水楊酸與香味密切相關，一般來說，香氣愈重，水楊酸就愈多，而它們又與植物自我防禦系統息息相關。最常見的水楊酸來源包括草莓、番茄（把番茄榨汁或做成番茄糊或醬，會大幅增加水楊酸含量）、各種莓類及酒。

食物不耐症的症狀包括皮膚癢、腹部疼痛、腹脹、腹瀉或便祕，還有臉部及手腳浮腫、頭痛、過動、注意力不集中、憂鬱及疲倦等。很多人因食物不耐症而發炎，包括慢性耳朵感染、膀胱炎及扁桃腺炎等！

那該怎麼辦？如果你有上述慢性疾病病史，你可能有食物不耐症。如果情況不嚴重的話，只要避開主要已知造成不耐症的食物，或是使用它們的替代品（見下表）就行了。你可以透過相關領域的醫學專業人士進行精密測試，使用減敏飲食，或少吃有問題的食物。

與食物不耐症相關的食物	替代品
小麥	使用其他穀類
牛奶	或許羊奶會很適合
雞蛋	或許鴨蛋會很適合
巧克力	豆角樹的果實
貝類 花粉 草莓、番茄、柑橘	避免吃食

吃食本身

避免吃加工或精製食物，像白麵粉、白米及人造奶油；飲食最好是低鹽、低糖及低蛋白質。只吃新鮮且必需的食物，主要是蔬菜、水果及穀物。此外，**最好吃當令的食物**，而且是距住家半徑八百公里內生長的食物。

請以喜悅與期待的心情準備並享用食物，這會讓你恢復全然的健康。**在進食之前，請花點時間安靜下來放鬆，並心懷感激。**

千萬不要暴飲暴食。此外，**請充分咀嚼食物**，持續把食物嚼爛到像壓碎的香蕉。

最後，食物從嘴巴就開始消化了，所以要以喜悅而正面的態度進食。笑一個吧！

食譜

若你很清楚自己可以吃什麼、不可以吃什麼，閱讀食譜就容易得多了。有些食譜很容易修改——如果必要，可自行刪除一些內容，另外加一點東西進去，或使用替代方案。

暴飲暴食與解決之道

如果你是暴飲暴食的人，就算經常如此，或許仍有些轉圜餘地。當你很健康，多數時間慎選吃進身體的食物，偶爾吃一些可能會影響健康的食物不會造成什麼問題；但當你身體很脆弱時，不管什麼時候吃什麼東西，都會變得非常重要！

下一章我們將討論療癒飲食計畫，內容包含各種食物建議，提供你作為個人飲食計畫的思考與使用。

請記住，健康飲食計畫的目的在於建立健康界限，本章已提供足夠釐清，並自信地建立一套充分、可完成且健康的飲食相關資訊。接下來的療癒飲食計畫，其目的在於審視營養的療效，幫助你發展自己的選擇。請繼續讀下去，思考並加在自己的健康計畫裡。

Chapter 14

從葛森療法到單一飲食法

客製化的療癒飲食

療癒飲食計畫的目的，就是盡可能結合各種食物來滋養身體。為康復而吃就是使用食物進行療癒，這不僅能讓我們產生希望，提供活化個人資源的實際做法，更能給予我們康復的美好願景。

在健康飲食計畫中，大部分的時間吃什麼很重要；而在療癒飲食計畫中，任何時間吃什麼都很重要。由於最具關鍵性影響的心智決定了我們選擇享受自己選擇的做法，因此我們必須監控壓力、清楚自己的動機、克服不具建設性的情緒或習慣，並且培養樂觀與喜悅的想法，才能透過營養及食物傾全力讓自己更健康，並持續掌握健康的每個機會。

“**健康規則 18**｜請特別注意所吃的食物，請為了康復而吃，並享受吃的過程！”

著手進行療癒飲食計畫有兩個方法，一個是漸進法，一個是快速法。

▶以漸進法使用療癒飲食計畫

這是個符合我協助的病人需求與個性的系統性方法，能帶來穩定的進步，先由大而明顯的步驟開始做起，而後再採取細部做法。漸進法是根據現有研究與臨床經驗而來。我協助病人已超過三十年，他們都非常重視自己的營養。漸進法包括六個步驟：

步驟1 以漸進方式採用療癒飲食法。

步驟2 經常喝蔬果汁。
步驟3 經常攝取含有抗癌成分的食物。
步驟4 透過飲食來改變新陳代謝，創造「不利於癌症」的身體環境。
步驟5 考慮使用補充品及其他天然產品。
步驟6 一旦開始進行，請讓自己更警覺，體驗並建立個人的療癒飲食計畫。

▶以快速法使用療癒飲食計畫

這個方法適合敏感、罹患重大疾病，以及個性衝動會一頭鑽進事物裡的人。快速法與漸進法頗為類似，但開始採取的步驟會比較強烈：

步驟1 加強警覺性，靜坐，從排毒開始做起，然後採取療癒飲食計畫，小心地覺察自己適合什麼樣的食物。
步驟2～6 與漸進法第1～5的步驟相同。

|方法1| 漸進法6大步驟

首先，我們將先說明漸進法，之後會再說明快速法。

步驟1〉採用健康飲食計畫的一般性建議

只要食物裡有具爭議的成分，健康飲食計畫建議只能偶爾吃，在療癒飲食計畫都必須完全排除（例如肉類、乳製品及蛋）。此外，也要絕對避開鹽、糖、精製食物等。

下面這份清單的根據、說明範例及摘要，詳見前面幾章。這份清單僅適合入門使用，你可以使用這份清單作為起點，研究出適合自己的清單。

避免清單

	避免	該怎麼做
1	不健康的脂肪 ❶飽和脂肪、omega6脂肪酸，以及任何酸敗者。	明智地使用脂肪 每天最多加1～2湯匙冷壓亞麻籽油或橄欖油在食物中。別用動物性脂肪和棕櫚油。小心儲存準備油品P181。

	避免	該怎麼做
1	❷烹煮時油溫過高。 ❸重複使用炸油。	避免用油烹調。最好以水拌炒，如果非用油不可，請只使用穩定的油，如橄欖油。 避免油炸食物，尤其是使用芝麻油來炸食材。
	❹去殼的堅果類及種籽。	最好買帶殼的堅果。 不要吃去殼的葵花籽，因為它們已經被儲藏很長一段時間了P187。 不要烹煮堅果或種籽。
	❺加工1週以後產生酸敗的麥芽油。	不要用。
	❻研磨3天後開始產生酸敗的麵粉。	自己磨，或在商店購買新鮮麵粉。
	❼裝在透明罐的蔬菜油。	請購買或將油儲存在深色罐子裡。亞麻籽油必須放在冰箱裡。
2	**不健康的蛋白質** 在療癒飲食計畫中，最好避開肉類及乳製品（健康飲食計畫中，最好盡量少吃）。	**攝取適量蛋白質** 飲食中可加入含有低蛋白質來源的食物，最重要的就是穀類。每週最多可攝取1.5公斤的高蛋白食物。 在療癒飲食計畫中，最好使用植物性蛋白質。 在健康飲食計畫中則有優先順序：蔬菜→其次是有脂肪的肉→最糟的其他選擇P182。
3	**不健康的糖** 白糖及精製碳水化合物只有熱量，千萬不要吃。	**攝取少量的糖** 每天最多只能攝取1茶匙的天然蜂蜜或純楓糖。吃全穀類食物。
4	**過多的鹽** 烹調時不要額外加鹽（除非是在高溫下工作或是很會流汗的人，才需補充鹽分）。	**採取低鹽飲食** 盡量不要用鹽，重新開發味蕾。使用等量的維生素C（含有鈉的維生素C）替代品。
5	**酒精** 攝取過量酒精會傷害肝臟。	**微量或避免飲用酒精** 療癒飲食計畫要避免攝取酒精。

	避免	該怎麼做
5		在健康飲食計畫中，只可在社交場合小酌，平時則盡量避免攝取酒精，以免傷害肝臟。
6	**咖啡因** 存在於咖啡、茶及巧克力裡。這是個有爭議性的問題，不過為平衡起見，建議還是不要攝取。	**避開咖啡因** 使用花草茶、蔬果汁等。請避開其他人工蘇打飲料。
7	**菸草或大麻** 這是種自我毀滅的習慣——請換個更好的習慣！有30%的癌症病人是因為吸菸而引起。	**完全戒除！** 找出更適合的方法來獲得快感並應付壓力。 大麻對免疫系統有害，可能會造成精神疾病。
8	**黃麴毒素** 黃麴毒素是種真菌，特別會對花生及碳水化合物造成毒害——常見於熱帶地區，且與肝癌有關。	**小心使用花生及注意黴菌** 限制花生使用量，除非已知裡面的黃麴毒素含量。花生也有大量油脂，最好盡量不吃，或者偶爾吃一點。 食物中若出現發黴也要避開。（發黴未必會製造黃麴毒素，但對身體仍有危害。）
9	**游離輻射** ❶避免過度曝露在光線下（紫外線會導致皮膚癌）。	**避免日曬及X光照射，尤其是電子斷層掃描** 根據討論維生素D章節P219的建議，請戴帽子，使用防曬乳。熱帶地區金髮白皮膚的人需要更多保護，以免接觸陽光過度。
	❷避免過度照射X光。任何X光都有風險，照射愈多X光，風險愈高。	儘管重度X光的曝曬率低，但仍需評估照射優點與可能風險。尤其懷孕女性及兒童必須特別注意。 電子斷層掃描的輻射線很強，風險最高，必須謹慎使用。
10	**汙染** 燃燒礦物燃料的末端產品最危險。	**環保** 請愛惜自己的環境。

飲食問題和解決方案

	遭遇問題	該怎麼做
1 吃生鮮食材	通常加工食物或事前處理的食物都含有防腐劑、添加物以及色素。	學習如何用生鮮食材準備快速、簡單且美味的全穀餐，很快就可以看到效果。
2 使用健康的烹調技巧	煙燻、炭烤、炙燒或燒烤都會高溫分解食物，產生多環碳水化合物。	用少許的水來蒸、乾燒，中式悶燒或低火烹煮，水不用倒掉。不要吃燒焦的食物。
3 聰明地結合各種食物	想像你的胃試圖解決龍蝦、餅乾、俄式炒牛肉與附餐沙拉、西瓜，然後全部用咖啡沖一遍，最後再吃點起司！	避免食物之間彼此衝突，請參考附錄L的結合食物圖表。
4 維持高纖飲食	精製飲食造成纖維質攝取不足。高纖飲食可加速排便，纖維質可保護腸道不生病。	永遠使用全穀類。不用去掉蔬菜外皮，只要用刷子輕輕刷洗就好。
5 吃沒有化學物質的食物	澳洲仍找得到已被美國市場淘汰的人工色素，它們可能導致健康風險。像味精之類的調味料可能有這個問題；其他如防腐劑，特別是亞硝酸鹽很危險。化學添加物有太多可疑之處，最好全部不吃。	為了吃新鮮、完全沒有加工的食物，請看清標示。 請避開化學添加物，但必須確定食物被妥善收藏或保存。適度使用防腐劑及冷藏確實能減少胃癌的發生率。使用適合的香料及調味品，避免經常使用辛香料、辣椒、現成芥末及其他醬料。
6 不吃含有化學成分的產品	生活在高度汙染的環境，最好盡量避開各種化學物質。許多化學物質都有低量毒素或致癌物，兩者加在一起會變成恐怖的混合物。	盡可能在環境中減少使用化學物質。在廚房、家及花園只使用天然、健康、不含化學成分的產品。
7 選擇有機	一般食物製造商都會大量使用化學物質，我們不可能完全瞭解每種化學物質對身體的所有影響。	選擇有機栽種的食物，刺激它們的供貨量。食物裡愈少未知的化學物質愈好。如果可能的話，自己闢一個蔬果園。
8 飲用純正乾淨的水	氟化物有助於兒童預防蛀牙，但對癌症病人卻可能產生負面影響。水裡絕對不要加氯。	最好用礦泉水或雨水。在自家主要供水的地方加裝濾水器。

	遭遇問題	該怎麼做
9 讓食物遠離鋁及塑膠鍋具	雖然沒有直接證據，但許多人懷疑鋁鍋與除臭劑——有些含有超過20%的鋁，可能會危害身體。塑膠也有很大的問題。	使用不鏽鋼、玻璃、陶、瓷、鑄鐵，或錫製鍋具。絕不用塑膠餐具，包括不買包著保鮮膜的食物。使用不含鋁的除臭劑。請認清標示。
10 維持苗條身材	過胖比苗條的人易得癌症。纖瘦有助於恢復健康。許多體重過重的人，最後都因減重而重獲健康。	請維持苗條的身形。與其吃太多，倒不如少吃。多數這麼吃的人都可以維持理想體重。
11 性很有趣，但避免過度	過度縱欲或性生活過少都是個問題！年紀稍大才生孩子的女人很少餵食，或不餵母奶，而伴侶性關係又紊亂的話，可能會增加罹患子宮頸癌的風險。	任何事情適度就好。 如果可能的話，建議新生兒前6個月餵母奶。
12 享受人生，盡可能減少壓力	無法適度紓解壓力，是許多人得到癌症的常見原因。	盡可能避免壓力，也要學習如何面對壓力。 靜坐、冥想與正向思考，都會產生奇妙的效果。

使用並準備39種蔬菜及28種水果

下面是建議如何準備及使用蔬菜水果的詳細圖表。不論是健康飲食計畫或療癒飲食計畫都適用。使用療癒飲食計畫時，最好將蔬菜煮過以利消化，當然，如果你選擇生食的話，除非是生的，否則就不要吃。

39種蔬菜

蔬菜	療癒飲食	健康飲食	準備	說明
朝鮮薊	是	是	蒸	有助於糖尿病。低敏食物。
菊芋	是	是	蒸、烤	高度推薦，但小心脹氣，如果沒吃過的話，剛開始可從少量開始。
甜菜根	是	是	打汁、生食、蒸、烤	具良好造血效果。可混入其他蔬果汁。具抗癌療效。

蔬菜	療癒飲食	健康飲食	準備	說明
紅菜頭	是	是	打汁、生食、蒸	含微量草酸，富含鉀。
綠花椰菜	煮	是	生食、蒸、拌炒	蕓苔屬植物都有抗癌成分。
球芽甘藍	煮	是	蒸、拌炒	蕓苔屬植物。
高麗菜	是	是	生食、蒸、拌炒	蕓苔屬植物。少量高麗菜汁有助胃潰瘍或腸胃不適。酸性食物。可能會產生脹氣，尤其是老人。蒸的也不錯。
甜椒	是	是	打汁、生食、蒸、烤、拌炒	紅色比綠色富含維生素C。
胡蘿蔔	是	是	打汁、生食、蒸、烤、拌炒	極佳的蔬果汁，強力推薦。含有維生素A，可與其他果汁混合飲用。
白花椰菜	煮	是	生食、蒸、拌炒	蕓苔屬植物。生吃要小心會排氣。良好的鈣質來源。
芹菜	是	是	打汁、生食、蒸、拌炒	富含鉀，對泌尿系統極佳。避免食用頂端的部分。
菊苣	是	是	生食、蒸	與其他蔬菜一起蒸。
紅辣椒	不是	不是		刺激性太高。
佛手瓜	煮	是	蒸、烤、拌炒	
黃瓜	是	是	打汁、生食	打汁有助於緩解腎臟病以及腎結石。
茄子	小心	是	蒸、烤、拌炒	有助於關節炎，不過在療癒飲食計畫中或許沒用。
大蒜	是	是	生食、蒸、拌炒	具絕佳氣味，可用於調味及製作醬料。加一點到胡蘿蔔汁裡效果很好。可除寄生蟲及清血。可醃來吃，拌炒會減少芳香酸。可作為重金屬螯合劑。

蔬菜	療癒飲食	健康飲食	準備	說明
薑	是	是	打汁、生食	可經常使用，最好使用新鮮的薑。可增添食物風味，加在蔬菜裡風味極佳。可以刺激胃酸及脾臟功能。可加在胡蘿蔔汁裡。
辣根	是	是	生食	有助肺臟、改善肺氣腫。可作佐料。
大頭菜	偶爾	是	烤	
韭菜	煮	是	蒸、拌炒、烤	
菇類	偶爾	是	生食、拌炒	
秋葵	煮	是	蒸、拌炒	
洋蔥	煮	是	生食、拌炒、蒸、烤	芳香酸含量很高，有助於減重。煮熟比生吃好。
防風草根	煮	是	蒸、烤	良好鈣質的來源。
馬鈴薯	是	是	蒸、烤	皮富含鉀。特別建議烤的。
番薯	是	是	蒸、烤	
南瓜	是	是	生食、蒸、烤	幫助消化。
南瓜籽	是	是	生食、蒸、烤	含有鋅。
蘿蔔	偶爾	是	生食	有刺激性，請適量使用。
牛皮菜	是	是	打汁、生食、蒸	含草酸，1週最多2～3次。
菠菜	是	是	打汁、生食、蒸	含草酸，1週最多2～3次。
夏南瓜	煮	是	生食、蒸、烤	
蕪菁甘藍	煮	是	蒸、烤	
甜玉米	是	是	生食、蒸、烤	連皮烤（攝氏250度）。

蔬菜	療癒飲食	健康飲食	準備	説明
番茄	是	是	打汁、生食、蒸、烤、拌炒	茄屬。極佳的維生素C來源，1顆大的自然熟成番茄約有1公克的維生素C（小番茄維生素C含量較少）。
蕪菁	煮	是	蒸、烤	
水田芥	是	是	打汁、生食	有助於關節炎。
櫛瓜	是	是	生食、拌炒、蒸、烤	

28種水果

水果	療癒飲食	健康飲食	準備	説明
蘋果	是	是	打汁、烤、生食、拌炒	加在果汁或水裡。
杏桃	是	是	打汁、生食、拌炒	曬乾吃最好（吃以前先浸泡）。杏桃核有維生素B_{17}，可與果實一起吃。每天從5粒開始吃，1天增加1粒到第15天。頭痛的話請減量。
酪梨	偶爾	是	生食、烤	脂肪含量高。味道好極了！
香蕉	是	是	生食、烤	良好的鉀來源。可溫和舒緩腸胃不適。經常是過敏原。不要吃皮。
柑橘類	是	是	打汁、生食	葡萄柚、萊姆、橘子、檸檬等。適合白天吃。橘子得注意它的酸性。
葡萄	是	是	打汁、生食	清血作用佳，也是很好的滋養品。請見葡萄的部分P227。紅葡萄可造血，白葡萄可清腸。
無花果	偶爾	偶爾	生食、蒸	糖分高。很好的通便劑。
芒果	是	是	打汁、生食	十分美味！

水果		療癒飲食	健康飲食	準備	說明
莓類	草莓	不是	偶爾	打汁、生食、果醬	打成醬加點蜂蜜。有益於造血。含大量水楊酸可能導致食物不耐症。
	藍莓、覆盆子	是	是	打汁、生食	藍莓有強力抗癌成分。
	櫻桃	是	是	打汁、生食、拌炒	良好鐵的來源。
瓜類		是	是	打汁、生食	甜瓜、西瓜、哈密瓜等，是良好的腎臟滋補品。不要混搭其他水果或食物（見附錄M搭配其他食物）。
油桃		是	是	打汁、生食、蒸	
木瓜		是	是	打汁、生食	含有木瓜酵素有助消化。
奇異果		是	是	生食、蒸	
水蜜桃		是	是	打汁、生食、蒸	
梨		是	是	打汁、生食、蒸	打汁會有輕瀉的作用。
柿		是	是	生食	一定要吃熟的。
鳳梨		不是	偶爾	打汁、生食	富含鳳梨酵素，據說該酵素能去除某些人的外層腫瘤。注意其酸性。
梅		是	是	打汁、生食、蒸	
石榴		是	是	打汁、生食	含有許多抗癌成分。
加州梅		是	是	打汁、生食、蒸	通便，增進造血功能。

水果	療癒飲食	健康飲食	準備	說明
大黃	不是	非常少用	蒸	含大量草酸。

步驟2〉經常喝蔬果汁

食用大量新鮮食物可啟動療癒過程，尤其是新鮮的蔬果汁。

蔬果汁須知

蔬果汁是均衡飲食中最容易消化的營養來源。新鮮蔬果汁含有大量氧化酵素，葛森這類權威人士深信，蔬果汁有助於讓癌細胞氧化，並活化身體其他部位的細胞。葛森主張每小時都要喝蔬果汁，每天喝十三次——而且必須按時喝。我的建議是採取折衷辦法，可根據個人狀況進行。大部分使用療癒飲食法的人都發現，其實一天喝七次蔬果汁並不難，而且很有效。

“

健康規則 19｜每天至少喝7次蔬果汁。

一般建議每天可攝取七份兩百毫升的蔬果汁。

一早起來可以喝柑橘類果汁，最好是三分之一顆檸檬加三分之二的水。其他柑橘類也OK，不過要特別小心橘子，尤其當它們很酸時，有些腦瘤病人說喝橘子汁會對身體產生長年的副作用。

其次是蘋果、葡萄柚、胡蘿蔔、甜菜根（甜菜根、胡蘿蔔及芹菜各三分之一），以及兩份葉菜汁。如果可能，或是想增加多樣性與療效，可混合兩種蔬果汁，蘋果、葡萄柚加石榴汁，純有機的石榴最好（它對抗前列腺癌效果極佳，還能避免放射性療法的副作用）。

葉菜汁可以混合芹菜（不是葉子）、綠胡椒、萵苣、一點高麗菜、一點牛皮菜、紅菜頭或菠菜，再加一點荷蘭芹。

葛森主張這種蔬果汁的氧化酵素可以進入血管並且產生療癒效果，葉綠素分子（綠色植物的主要成分）與血紅蛋白（構成紅血球的主要成分）的結構十分相似，但葉綠素的中央是鎂，血紅蛋白的中央則是鐵。

▶小麥草

小麥草是種很特別的蔬菜汁，有助於癌症患者恢復退化的新陳代謝。新鮮發芽的小麥可將芽切到大約十到十二公分用來打汁，這種小麥草若沒有特殊機器不易榨汁，但有另外一個方法，就是直接用牙齒嚼小麥草，吞下汁液後再將纖維吐掉——當然是優雅地吐出來。

▶生肝汁

葛森也極力推崇生肝汁。它聽起來很噁心，嚐起來也不怎麼樣，不過當紅血球數往下降，還有其他血液問題時，仍值得一喝。肝臟向來被視為具良好的造血功能，基於它的營養成分，飲食專家當然會極力推薦，所以何不煮來多吃點？何苦把它打成汁來喝？或許烹煮會影響肝臟的維生素、酵素、輔因子及其他可能性，但其實目前尚未發現肝臟有任何明顯、有益的物質。肝臟的纖維很粗，癌症患者的消化系統恐怕無法負擔，還可能會因為停留在腸道的時間過長而腐壞，增加體內的毒素。

生肝汁跟小麥草汁一樣，都很難製作，其實只要把肝臟嚼碎，將汁液吞進肚子，留下纖維就行了。咀嚼生肝比喝生肝汁還要難受，最好還是煮一下——每一面各烤三十至六十秒——算是合理的妥協做法，不過還是要把纖維吐出來！稍微烹煮過的肝臟搭配烤熟的番茄可增添美味，如果需要的話，可以在吃完之後吸一片檸檬清潔一下味蕾。

步驟3〉把重點放在食物的抗癌成分

我們吃的食物裡已發現超過一千種可抗癌的化學物質，有些效果很溫和，有些效果很強。

一頓有許多新鮮、有機、經過良好烹調的蔬菜與水果的餐點含有大量抗癌成分。這些成分經許多研究證實皆具有抗癌效果，這表示它們可以互相增強，製造出整體優於個別成分的效果。反面的許多研究則指出，如果同時攝取不好的食物，將有致癌的風險——我們後面將會討論既吸菸又喝酒的致癌風險，比只吸菸或只喝酒要來得高P237。

“

健康規則20｜療癒飲食計畫需涵蓋抗癌物質，經常食用強力抗癌食物能從中獲益。

”

傳統歐洲民俗療法認為**蘆筍與甜菜根可高度抗癌**，我們已知蘆筍有良好的抗氧化成分與大量維生素C、葉酸與鉀，甜菜根也有豐富的抗氧化物、維生素C、鎂、鉀、硼及甜菜鹼。老一點的甜菜根會產生甜菜鹼，味道不怎麼好（有點苦），而且會讓糞便及尿液染紅，如果不知怎麼回事的話，可能會產生困擾！目前並沒有科學根據支持蘆筍及甜菜根含有抗癌物，不過我在恢復健康的過程中吃了很多蘆筍與甜菜根，而且會繼續吃下去。

10大抗癌食物

食物	主要作用成分	作用	使用
覆盆子	鞣花酸	透過強力抗癌物質抑制癌細胞	可每天食用1/2杯冷凍的覆盆子。
石榴	鞣花酸（是覆盆子的50倍）	與覆盆子相同	每天可攝取少量水果或果汁。 對前列腺癌效果佳。
薑黃	薑黃素	*抗氧化、抗發炎 *引發細胞凋亡 *良好的植物雌激素 *減低癌細胞分裂的速度 *摧毀乳癌幹細胞	與使用薑的方法與份量相同。
大蒜	*大蒜素——抗菌 *植物殺菌素——抗黴菌 *硫化合物 *大蒜素——抗氧化及抗癌	*高度預防性作用 *可調節血糖 *有如血液稀釋劑	生大蒜效果更強，可任意使用。 （大蒜有刺激性，所以有些宗教傳統不建議食用。）
番茄	*茄紅素 *番茄的益處很多，但產生作用的成分不明	*抗氧化物 *抗癌成分，建議食用，尤其是患前列腺癌者	烹煮有助於釋放茄紅素，也可生吃。
豆類（特別是大豆）	*大豆異黃酮——已知最具效果的是金雀素黃酮	*植物雌激素——有助於調節性荷爾蒙及新陳代謝 *溫和抑制癌細胞生長及促進血管新生	*味噌的大豆異黃酮含量遠高於豆腐，可經常食用。 *不建議服用金雀素黃酮營養補充品。

食物	主要作用成分	作用	使用
蕓苔屬（包括綠花椰菜、高麗菜、白花椰菜、球芽甘藍）	*麩醯胺酸 *抗發炎成分 *芥蘭素 *二吲哚甲烷	*促進DNA修復 *抑制癌細胞生長 *在癌細胞裡製造氧化壓力	可經常使用——最好用煮的。
大白菜及綠包心菜	*蕓苔素 *高維生素C *高麩醯胺酸	*一般蕓苔類的效果 *血管增生抑制素 *抗發炎	每4天吃½個中型包心菜——生吃、稍煮一下或打汁都可以。
花椰菜芽	*蘿蔔硫素——所有蕓苔類都有，但花椰菜芽特別豐富	*抑制癌細胞生長 *增強腫瘤抑制蛋白及其他抗癌代謝物	生吃（不要煮），可任意食用。
綠茶	*兒茶素	*促進細胞凋亡	*有咖啡因，可以偶爾飲用。 *勿與鞣花酸（覆盆子）同時使用，所以排在第10名。

重點整理 建議抗癌食物

❶每天至少吃一種蕓苔類蔬菜。
❷每幾天食用中等大小包心菜半個。
❸每天吃一顆或多顆覆盆子、石榴、番茄以及豆類。每天飲食中一定要有這四種之一，並輪流吃。
❹每天食用薑黃及／或大蒜，並輪流使用。

步驟4〉製造不利於癌症生存的環境

所有有機體都偏好可維持生存的條件，這點在花園裡最清楚，如山茶花在酸性土壤裡生長得很茂盛，在鹼性土壤裡就無法茁壯，甚至會死掉。

蔬菜不適合酸性土壤，適合偏鹼性土壤，如果土是酸性的，又想種出健康的蔬菜，最好加一點萊姆到土裡，增加鹼性——把蔬菜養在太酸的土壤裡，一定活不下去；把山茶花養在鹼性土壤，無疑是在殺害它們。

“

健康規則21｜選擇可抑制癌症與促進療癒的食物。

”

對付癌症有個優雅的做法，就是使用這個規則，並學習多方面控制新陳代謝。

透過飲食抗癌不是不可能，根據以下說明瞭解抗癌的途徑後，列出你可以採取並樂意進行的飲食清單。祝胃口大開！

▶促進細胞的含氧量

癌細胞的代謝是無氧的，所以含氧量高的環境不利癌細胞。我們必須吸入大量氧氣，才能有品質良好、不黏稠、自由流動的血液，讓氧氣輸送到身體各部位。呼吸非常有用！做運動、做瑜伽與練氣功都有助於氧氣的攝取與循環。

❶每週練習三至四次第七章的內容，會帶來許多好處。

❷請認真考慮學瑜伽或氣功，並每天練習。在康復的過程中，每天練習瑜伽讓我受益無窮。

▶製造高鉀、低鈉的平衡飲食

癌細胞在低鉀高鈉的環境中代謝功能最好，所以對抗癌症最簡單的方法——改變這種情況。一般來說，療癒飲食計畫中有大量的鉀，我們已把鈉（或鹽）都排除掉了。

如果你是這套飲食計畫的新手，**香蕉含有大量的鉀，建議經常食用；馬鈴薯外皮底下也含有許多鉀，吃馬鈴薯最好不要削皮。**

▶讓身體維持鹼性

身體的酸鹼平衡基本上是偏鹼性的，癌細胞就像花園（只是沒那麼漂亮）裡的山茶花，喜歡偏酸的環境，只要透過攝取偏鹼性食物讓身體偏鹼，就能輕鬆抗癌，讓生命有所改變。整套療癒飲食計畫都是高鹼食物，適合達到這個目的。

特定食物的酸鹼值含量，一直是個爭議不休的問題。我們確定肉類、乳製品、多數加工食品與精製食物都是酸性，至於大部分水果、蔬菜及穀類則是鹼性。

這裡討論的是食物對細胞的影響，然而奇怪的是，某些食物的酸鹼值在食用前後是不一樣的，舉例來說，我們都以為檸檬汁是酸性的，但它進入人體後卻是鹼性的。

在我看來，我們不必費力去區分個別食物的酸鹼性，只要簡單相信使用療癒飲食計畫可讓身體達到理想的鹼性就好。

▶攝取適量蛋白質

第十三章有談到P182。

▶不吃單糖，只用複合糖及複合碳水化合物

在第十三章也有談到這點P189。

▶避免自由基，飲食中應含有豐富的抗氧化物

我們常聽人說抗氧化物有多好，其中一個主因，就是它們能中和過多的自由基。自由基是種不穩定的分子，經由化學作用產生強烈反應。部分的自由基有助健康，但有更多自由基會損害細胞，造成細胞壞死或基因突變，進而導致癌症。游離輻射與營養不良會製造出自由基，並存於人體裡。

我們應該透過戒吃富含油脂的食物——特別是油炸食物——來減少自由基的攝取，微波爐也會製造自由基，尤其是在加熱乳製品及脂肪的時候。療癒飲食法與健康飲食法跟某些補充品一樣均含大量抗氧化物，後面我們很快就會提到。

▶盡可能減少體內毒素

汙染物可能會造成基因突變，阻礙新陳代謝，讓身體容易罹患癌症。若要改變這點，必須食用有機食物、利用天然清潔劑、注意個人的衛生用品是否無毒，並從食物鏈中去除塑膠。**大蒜有助於排毒、去除汙染物，是常吃大蒜的另一個好處。**

▶盡可能吃新鮮且充滿活力的食物

活力是選購食物的重要指標，如果買來的蔬果看起來跟快死了一樣，怎麼可能對身體有幫助？這也是開闢自己菜園最好的地方——可以吃到新鮮又有活力的食物。

▶堅持高度抗發炎、恢復新生的飲食

根據研究顯示，癌症都是由發炎所引起的；這個領域的專家也指出，**慢性發炎與四分之一的癌症有關。**

我們還有一個更明顯的證據，那就是罹癌的原因是發炎過程中產生的化學物質刺激了癌細胞增生。因此，清楚了嗎？避免發炎。請固定找牙醫檢查牙齒與牙床，尤其是進行化療時常造成牙床癌；如果皮膚發炎（皮膚炎）、扁桃腺發炎或任何部位發炎，千萬不能輕忽，因為它有可能會迅速發展成全面性發炎。這套飲食計畫與靜坐都有高度抗發炎的功效，且在各方面都能支持療癒的效果。

步驟5〉考慮使用補充品及天然產品

補充品

補充品是個極具爭議的問題，你會發現從「每天均衡飲食已包含所有需要營養，不需要補充品」，到極力推薦攝取大量維生素、礦物質與各種能做成錠狀吞下去的成分，各式說法充斥四周。

到底哪種說法才正確？有個很好的證據，那就是其實「均衡」飲食欠缺很重要的營養素。有位墨爾本醫師調查剛得到癌症病人飲食中的維生素及礦物質，結果令人震驚，因為這些人的日常飲食中有很多問題，同時也顯示出在一個富裕的社會，沒有人認為自己欠缺營養，但這些病人的飲食非常不營養，而且欠缺的營養都直接影響免疫功能，例如鋅。

隨著身體的成長發育，需要補充更多額外的礦物質，特別是某些維生素對癌症病人具有驚人效果。

▶維持高含量維生素D

對許多人，尤其是離赤道很遠，無法經常曬到太陽的人來說，一旦體內維生素D的含量過低，他們的免疫系統及療癒力就會明顯減弱。

根據估計，**近年來歐洲有三分之一的乳癌患者的成因是欠缺維生素D。**缺乏維生素D可能會導致許多種癌症，近來已有愈來愈多研究指出，補充維生素D有助於康復，並能延長壽命。

身體經日曬會製造維生素D，尤其是陽光的UVB可活化皮膚裡的化學前導物。每天能被活化的維生素D有一定限制，而且不用曬多久太陽就可得到一整天需要的維生素D，皮膚必須適度、規律地曝露在陽光下，但只能曝露一小段時間。**陽光裡的UVB愈多，曝曬時間就可以愈短**：炎夏白天只要曬五到七分鐘就夠了；至於寒冷的冬日白天，則可能需要二十到三十分鐘。雲層會大幅降低陽光的UVB，太陽眼鏡及防曬油可以阻擋UVB，至於衣服，則可減少吸收UVB，減少的幅度從減少一點到減少很多都有可能。

只要簡單透過驗血，便可以得知體內維生素D含量。近來有極確切的證據顯示維生素D對免疫系統、人體身心健康有多重要——它會讓我們情緒更好，降低憂鬱。維生素D也與血液濃度有關，維生素D愈多，血液就愈清。近來認為最理想的血液濃度是一百至一百五十納摩爾／公升（nmol/l）。

在我們治療團體中，有許多赤道以南的人都體驗過寒冷多雲的冬天，氣溫從攝氏負十、負五、五度都有，這無疑會導致癌症！那麼該怎麼辦？建議最好要從陽光中攝取維生素D——如果有太陽光而且夠溫暖的話，穿著輕便的衣服在戶外運動，或做一小段時間日光浴（正面及背面）都很有用，但要避免曬到發紅或曬傷——任何膚色都可能曬傷。一般來說，想攝取等量維生素D，皮膚黝黑的人需要曬的時間比皮膚白晰的人更久。

維生素D補充品很實用，而且所有跡象均顯示效果不錯。如果維生素D含量偏低，就必須補充大量維生素D補充品，讓體內維生素D含量恢復到健康狀態，然後再使用一般劑量即可。**請詢問醫師意見**，一般血液濃度在三十至四十納摩爾／公升，需要攝取十五至二十五萬國際單位（IU），甚至到五十萬國際單位的維生素D，以符合理想血液濃度。雖然一天服用大量維生素D沒有關係，但建議還是只要每五至七天攝取五萬國際單位就已足夠，服用後二到四週，別忘了再去驗一次血。

一般來說，每天攝取五千國際單位的維生素D就夠了，但究竟該攝取多少才符合需求，最好還是詢問醫師的意見，或過一段時間觀察血液濃度狀況再調整，畢竟每個人製造與代謝維生素D的方式有極大差異；有些人效率極高，只需要服用低劑量補充品或日曬，有些人效率極低，需要攝取更多。

“

健康規則22 | 確認攝取足夠維持血液濃度的維生素D。

”

▶維生素C是特例

所有研究均顯示維生素C補充品的效果充滿爭議，有些研究認為是否補充都沒有差別，至於持相反觀點者的意見，則從只有一點好處到很多好處都有。鮑林（Pauling）及卡麥隆醫師（Cameron）在《癌症與維生素C》中指出，維生素C可增強身體的自然抵抗力，讓食欲與精神變好，並能減少止痛藥需求及其他症狀，還可增進身心健康。

動物多半都會自行製造維生素C，唯獨人類不會，得依賴食物才能攝取。部分權威人士認為，一頓新鮮的餐點最好要有八至十公克的維生素C，一些人認為這是合理的基本量。事實上，多數人需要使用維生素C補充品才能達到這個量。最近官方建議攝取量是每日至少四十五毫克。根據分析（見附錄M），我們的健康飲食計畫裡，每天大約有五百六十毫克的維生素C，而葛森食譜則有九百三十毫克。另一個需要考慮的是，身體需要多少維生素C才能達到「飽和點」？有人認為人體的維生素C在飽和狀態下才能發揮最大功效，如果低於飽和點，效果便十分有限。

我的看法是：一個正常人要讓體內維生素C達到飽和狀態，恐怕要攝取到十公克。因壓力而快要感冒時，可增加至五十公克。如果只攝取十公克維生素C還是感冒的話，攝取到五十公克或許可以預防病情加重。曝露在「流感」時可能需要攝取到兩百公克。

維生素C的飽和點因人而異，醫師常使用腸道耐度測試法：只要體內維生素C達到飽和，多出來的會造成輕微腹瀉。這代表腸道的耐度是攝取維生素C最大值的指標，因此醫師會建議病人找出自己的耐度，先別攝取太多，然後一點點增加，再根據壓力程度調整。許多癌症病患發現，每天飲食中得增加十八至二十公克維生素C才夠。有些人甚至攝取超過三十公克，這麼高劑量的維生素C會從身體中過濾掉鎂、鋅及維生素B，所以事後必須補充。

透過靜脈注射高劑量維生素C也有許多好處，最常見的是舒緩疼痛，有些腫瘤甚至會變小。我在當獸醫師時以每公斤一公克的劑量，將維生素C透過靜脈注射到得到淋巴肉瘤的貓身上連續五天，四隻貓的疼痛都得到緩解。同樣的方法治療幾隻狗，反應卻沒有那麼好。

維生素C的特殊情況，說明補充品問題極其複雜，也令人困擾。

▶我的個人經驗

我希望自己只是在討論可能選項，避免提出特定的建議。補充品反映許多複雜的問題，並不容易解決。我嘗試過各式各樣補充品。在使用葛森療法期間，我試過他推薦的所有補充品——葛森療法是一套整體方法，當我發現自己不需要那麼多補充品時，便放棄了一些，轉而使用健康飲食療法。我生病時還試過攝取大量維生素錠，但除了學會一次吞一大把維生素丸，我並沒有從中得到什麼益處。不過，在我恢復健康及逐漸穩定的過程中，為了一般性目的，有很長一段時間持續攝取多種維生素，並額外攝取維生素C。

▶必須注意的建議

天然的營養成分最好，在理想狀態下只要吃得好，情緒好，根本不需額外攝取補充品。不過，若飲食習慣不盡理想，周遭又存在著隱性壓力，而且正在經歷煎熬時光，攝取基本補充品有助於身體健康。**請遵照「天然的最好」的原則，如果需要額外補充營養，請列在建議食物清單上，最好用打汁的方式來攝取。**蔬果汁濃縮的營養成分不僅自然均衡，而且容易吸收。不過，面臨極度憂鬱或罹患重大疾病時，維生素補充品可能更有幫助。

重點整理 要不要攝取補充品？

思考是否需要額外攝取營養成分時，請考慮以下選擇：

* **先不要吃補充品：**我協助過的許多病人並不需要吃補充品。
* **飲用新鮮蔬果汁：**以自然平衡的形態提供濃縮營養成分，高度推薦病人使用，手術後或進行化療及放射線治療時也很適合。
* **自我治療：**使用品質良好的綜合維生素與礦物質補充品，並額外補充維生素D及C。許多人認為這麼做有助於瞭解自己攝取了康復所需要的維生素及礦物質，會讓自己更有安全感，尤其是在手術前後、進行化療或放射性治療的期間。這幾個階段身體正處於復原過程，尤其需要補充額外的營養。
  每天三餐後，可服用五百毫克至一公克的維生素C，並搭配類生物黃鹼素（有助於維生素C的作用）。根據前面討論過的原則，若選擇高劑量的維生素C，可將含有抗壞血酸鈉的粉末溶於水裡或蔬果汁裡，在餐後使用。
  補充維生素A與維生素E必須十分謹慎。根據不少大規模研究均指出，健康的人長期補充維生素A與維生素E反而會減少壽命。目前並沒有研究證實長期使用維生素A與維生素E會導致癌症，或許短期補充還OK，但最好還是小心一點。
* **遵照專家建議：**攝取高劑量且具療效的個人維生素、礦物質及／或其他飲食補充品時，強烈建議你最好尋求適合且合格醫師的協助，幫你做出正確的選擇。現在有不少醫師都受過營養學訓練，有些自然療法醫師也可提供協助。

咖啡灌腸法

我發現有件鐵錚錚的事實確實很有幫助，而且非常多人都得到十分正面的效果——其實我曾希望它沒那麼有效，畢竟使用咖啡來灌腸聽起來似乎有點怪異，而我很愛惜自己的羽毛！在我評論過的各種方法中，咖啡灌腸是最容易讓人理解它為什麼好笑的方法。

然而，我仍有義務分享咖啡灌腸是多麼有效，以下是我的看法。

當有人建議我可以使用咖啡灌腸之時，我相信就連像史派克・米利根（Spike Miligan）這樣有天分的喜劇演員也無法提出比這更可笑的想法！然而，我認識一些使用過咖啡灌腸的人，並很快感受到他們從中得到的益處，以及他們持續施行所得到的喜悅。他們到底做了什麼，為什麼會成功？

▶咖啡灌腸可刺激肝功能

葛森認為肝臟是最主要的排毒器官，在修補與維持排毒功能扮演非常重要的角色。他認為生肝汁有助於肝功能的運作，建議注射肝臟粗萃取物。

葛森的主要做法是刺激肝功能，有時會使用咖啡或咖啡因灌腸法。咖啡因經灌腸進入直腸後，直腸的血管會吸收咖啡因並直接進入肝臟。這麼做會刺激肝臟功能，包括分泌膽汁；膽是身體排毒的重要管道。咖啡是有效提供咖啡因的來源，也會讓灌腸變得很方便，因此我很推薦使用咖啡灌腸。

▶咖啡灌腸能有效舒緩疼痛

咖啡灌腸可以有效對抗及舒緩疼痛。過去我**感到疼痛時，咖啡灌腸比麻醉或止痛劑都來得有效**。米爾斯博士告訴我，他認為咖啡灌腸有效的原因是灌腸後必須忍住十到十五分鐘，這段期間吸收咖啡因會讓身體相當放鬆，也讓你覺得緊張的部位緩和下來。我相信咖啡灌腸有這個附帶好處，它確實能快速帶來生理上的效果。

多年以來，我不斷鼓勵認識的學者研究咖啡灌腸的效果及原因——不意外，只有少數人對這種研究有興趣！不過，在身心醫學領域極富盛名，著有《情緒分子》的博特博士（Dr. Candace Pert）告訴我一個確定無誤的可能性。她發表過一份有關神經傳導物質的先驅性報告——這些身體產生的化學物質一旦釋放出來，會影響身體各器官的功能。她對於心智如何影響這些化學物質，以及這些化學物質如何影響免疫系統與健康特別感興趣。博特博士率先發現白血球——免疫系統防禦前線——表面有鎮靜接收器，當大腦製造出天然鎮靜劑如腦內啡時，會將它們釋放到血液裡。這麼一來，我們會覺得疼痛得到了緩解，感到更舒服，有如注射了嗎啡。同時，這些鎮定劑成分會附著在白血球上加強活動力，增進免疫系統的功能。

現在讓我們談談咖啡灌腸。**不只是大腦會製造出天然的鎮定成分，腸內細胞也可以。**咖啡灌腸對於舒緩疼痛、提高生活品質的效果為何這麼好，始終令我感到困惑。博特博士認為，咖啡灌腸會直接讓某些成分——或許是咖啡裡的咖啡因——與腸道細胞製造的腦內啡直接產生互動。

同樣的，如果這樣的解釋並不足以說明咖啡灌腸何以有效，我們有實例證明許多人在使用過後確實有用（附錄F有詳盡的準備及做法）。

在葛森所有療法中，咖啡灌腸是我持續使用最久的方法。過去我中斷過一段時間，沒想到一、兩天之後便產生明顯黃疸——**咖啡灌腸可在十五分鐘內清除皮膚的黃色。**

▶咖啡灌腸的替代法

創立英國布里斯托癌症中心（Bristol Cancer Help Centre）的富比士博士（Dr. Alex Forbes）告訴我，他們使用藥草來刺激肝臟功能，效果一樣好。這些草藥可以從「上面」吃進去，也可以從「下面」灌進去，端視個人美感而選擇！我沒用過這些藥草，不過澳洲頂尖藥草專家桃樂西・霍爾（Dorathy Hall）認為，不同病人需要不同療法，並建議若想採取這種方法，最好徵詢專業藥草專家的意見。

烤過的蒲公英根咖啡被用來作為清肝劑，已經超過一個世紀，而且非常安全。我們發現它對於促進肝功能有著溫和而且可靠的效果，用來灌腸或許有用，但是效果不強。建議每天最多可使用三杯。這個方法確實有效，肝臟大致可以得到有力的支持，使得蒲公英根咖啡成為輔助肝功能最適合的方法之一。

考慮使用輔助及另類療法（CAM）

本書的重點是生活療法——每個人都可為自己做點事。替代性療法有許多選項，有些確實還蠻有用的。

請教專攻中西醫整體療法、經常治療癌症患者的醫師，或資深同類療法醫師，會很有幫助。

每個人都是獨特的，另類療法與傳統醫學療法的相似之處，在於必須對病人的處境與偏好有全盤瞭解才能開立處方。有關傳統及另類療法的選項，我們在第十九章會有更多討論。

步驟6〉從一般性變成針對性

現在我們必須從一般性建議，進行到針對個人需求提出進階建議。我們必須建立自己的飲食習慣。只要適當採取第一到第五個步驟，就可以根據個人的特殊需求及狀況而修改，發展出自己的方法，以下是進行步驟。

步驟1〉建立有關食物的知識

我們應該閱讀、研究及學習營養的知識。這是個十分龐大的議題，在面對癌症時必須列為優先事項。因此，若你覺得本書符合需求，請讀下去。重讀每一段內容，將裡面的原則付諸行動，並一而再、再而三地思考相關理論。重複閱讀本書的主要段落，會讓你對營養有更深入的理解。

> **健康規則23**｜研究營養，但別過度沉迷。需求決定使用什麼方法。訂定飲食計畫，並貫徹一段時間，觀察最後結果，必要的話進行調整。

步驟2〉提高對食物的知覺

只要瞭解心智的功能及其覺知，它就會成為我們最好的夥伴。靜坐讓我們更為覺醒，經常針對正念進行練習，會更清楚察覺到什麼方法對自己最有用。

> **健康規則24**｜靜坐，覺醒，對於「直覺」有所回應。

步驟3〉讓身體成為你的指引

讓身體對食物愈發敏銳，才有足夠能力決定吃什麼最好。使用以下三個方法可達到這個目的。

- **簡單靜坐**。透過幾個月或幾年的靜坐，能讓心智清明，選擇更適合的食物。理論上這個方法很有效，雖然我知道有不少人靜坐多年但飲食習慣仍不夠正確。

靜坐與身體有關，或許與「腦袋的旅行」更有關。人們用身體靜坐，有意識地放鬆身體，感覺整個身體是一體的，就像是注意到身體裡發生了什麼，並適當地有所回應——這是我們在正念靜定靜坐中強調放鬆的另一個原因。

▶**遵照健康飲食計畫。**直接地說，健康飲食計畫是在消除飲食裡的垃圾，增加健康的食物！因此幾個星期後能產生溫和排毒及轉化的效果，以及我們所主張的提高與強化身體覺知。此外，還要全面排除鹽、糖及辣椒，這三種味覺會對味蕾造成過度刺激，讓味蕾失去辨別味道的能力。

這個方法對於一般人也很有用，可藉此找出正確的個人食譜。此外，這對正在抗癌或面對其他疾病、決定認真看待營養問題的人來說，既實用又容易執行。不過，請以漸進法來改進飲食。

▶**活化身體的排毒能力。**如果車子過了保固期，我們一定會很緊張，甚至焦慮。我們知道自己沒有保養車子，害怕車子機械故障——身體排毒就有點像車子換油。**我們必須非常注意身體排毒，因為我們生活在一個汙染的世界，尤其飲食早已低於健康標準，因此身體會承載超出合理限度的毒物。**

排毒一直存在於許多文化之中，至今仍受同類療法醫師的高度推崇，現代醫學則對此有些歧見。一般而言，體內若堆積了毒素，新陳代謝及身體本身會自行療癒進行修復。為了培養對食物的敏感度，我們會要求身體評估食物的價值，但若是以覆蓋泥巴的尺來測量距離，結果一定不準，我們需要乾淨的工具——我們需要乾淨的身體。

正如在上個段落討論的，健康飲食計畫的排毒很可能緩慢而穩定。對某些人來說，可以在幾天或幾星期內便快速排毒的方法，就是單一飲食法。

- **單一飲食法**

  單一飲食法就是在同一段時間只吃一種簡單低敏的食物。這個方法比只喝水的禁食法（一種用來淨化及排毒的傳統療法）更好，因為單一飲食法可提供人體基本營養。單一飲食法不是一套完整的飲食計畫，它的特點是透過只吃單一食物一段時間，誘發代謝壓力以刺激身體釋出毒素。

  單一食物仍含有部分營養，這表示身體不像嚴格的喝水禁食那樣承受過大壓力。同時，每個人對食物的反應有極大差異，單一飲食猶如讓身體回復到乾淨不複雜的狀態。

  實行單一飲食計畫後，得慢慢重新攝取更大範圍的食物。只要有耐心與毅力逐步進行，就能知道自己適合什麼食物。

我可以這麼說，**當你吃到正確食物時——感覺會很棒！吃到某些應該避免的食物時，身體也會告訴我們**，我們會明顯感到消化不良，就好像吃到某些「變壞」的食物——身體不適、嘔吐、腹瀉。一般來說，相關警訊可能更為幽微，如疲倦感，有時是頭痛與關節痛，有時則會出現類似流感的症狀（尤其是吃乳製品時會發生），另外還會產生發炎現象，像扁桃腺發炎、鼻竇炎、支氣管炎及膀胱炎 。

如果我們準備好回應警訊並適當調整飲食，就得花時間找出吃了什麼造成身體的問題、微調飲食，並建立一套真正個人化的營養計畫。

如果有人叫你延長單一飲食的時間，並聲稱這麼做有助於抗癌，其實沒有任何意義。瓊安娜・布萊特（Johanna Brandt）在《葡萄療法》一書中敘述她如何只使用葡萄並搭配生食便成功地自癌症中康復；長壽健康飲食法（Macrobiotics）是種日式烹飪法，其主要哲學在於平衡，這種飲食法認為糙米有助於癌症病人恢復系統平衡。

我發現遵照單一飲食法的病人都能在短期內獲益。他們都有「輕盈的感覺」，因為他們的味蕾變得很乾淨，食物嚐起來也更美味了。連續幾天只吃同樣的食物當然很有效，因為注意力全都放在考慮怎麼吃；對意志力更是不得了的訓練。使用單一飲食法有個好處，就是如果能十天只吃同一種食物，以後再也沒有任何事難得倒你！許多人也發現透過這個方法可以發展我們的敏銳度。

- **進行化療時，不要採用單一飲食法**

正在進行化療時，最好等兩個月療程結束，體能狀況好一些後，再使用單一飲食療法。此時進行單一飲食法可排除化療產生的毒素。我在做完化療後，進行十天只吃葡萄的單一飲食法，陸續維持了一年；節食與規律的靜坐到了第七及第八天，我的尿液顏色與氣味就轉變成與化療時一樣了。接下來的幾年，我在冬天吃十天的米，在夏天吃十天的葡萄。

最新研究證實，進行化療期間禁食一到兩天有極大益處，看來**一般人體細胞可應付禁食一段時間，但癌細胞卻不然**。

- **考慮採取單一飲食法時，有兩種選擇**

❶**夏日單一飲食法：**夏天天氣暖和，又是水果當令的季節，最適合進行十天只吃有機葡萄的單一飲食法。十天是一般建議適合的天數，但有些人可能很難做到，請至少進行三天，這樣應該也能感受到好處。建議你最好事先設定目標——三天到十天——然後貫徹到底。進行單

一飲食法時，想吃多少葡萄就吃多少，而且可選擇各種葡萄（但一次不要吃太多種）。你也可以搭配喝水，但只能喝純淨的水或葡萄汁（以一比一的水稀釋）。

如果找不到葡萄，也可在三天內有三餐只吃半公斤的同一種水果，或六餐只吃〇．二五公斤同一種水果。只喝純淨的水或果汁，一天攝取半公斤，不要混吃不同水果或果汁。一天只吃一．五公斤的水果，比毫無限制地大吃葡萄更符合禁食效果，但前者建議只能進行三天。

❷**冬天單一飲食法：**在冬天，最好是十天內只吃有機糙米，而且要用悶燒法。一份糙米加兩份水，慢慢用開水煮，直到水分被吸光。這樣糙米會比較軟，也比較容易咀嚼——就像壓碎的香蕉。**每一口最好嚼三十下，也可嚼到五十下，千萬不要趕！**想吃多少就吃多少，除了米之外，不能加任何東西進去。

這段期間，建議只能喝少量的水，而且只能喝水。

慢慢的，你會覺得糙米沒那麼難吃。如果還是不習慣，可以加點蔬菜湯。盡可能保持運動。如果天氣太冷，洗個熱水澡是讓全身溫暖的好辦法。

進行單一飲食法時可使用咖啡灌腸法來輔助淨化，進行時最好有人協助掌控，愈能徹底執行愈好，但不要忽略自己的精神狀態與限制。

- **以漸進法重新引入食物來挑戰自己**

重新引入食物對單一飲食法來說非常重要。你可以回復過去會吃的食物，控制自己對食物的敏感度。雖然這麼做不是很有效率，但為了徹底調整飲食習慣，你必須逐一重新引入各種食物。

這個過程與減敏飲食法頗為類似，都是利用一般容易產生敏感或過敏的測試。如果有人對食物有負面反應，請在第三至十四天採用低敏飲食。經過清淨身體一段時間後，再重新引進一種食物——也就是我所謂的「挑戰」。如果你有動機、有能力、有時間、周遭也支持你進行挑戰的話，那就再好不過了。

在溫暖的季節裡，等做完葡萄或水果轉化法，便可以開始嘗試其他水果。起初每餐只能吃一種水果，只要花個幾天測試，就可加入蔬菜沙拉；而後再加入穀類及其他食物，直到加進所有食物為止。

在寒冷的天氣裡，待你做完糙米轉化飲食法後，可吃一點蒸過或烤過的蔬菜，其次是穀類、生菜，然後是水果。依序是煮過的穀類、煮過的蔬菜、生菜、煮過的水果、生吃水果。穩定地測試所有療癒飲食法的食物，很快就能找出每天該吃什麼。

這其中有個重要訣竅：**充分地咀嚼能增強對食物是否適合的敏銳度。**

其次，若所吃的食物或飲食上有任何改變，請持續保持警覺。過一段時間，你會感覺需要吃多一點胡蘿蔔，而不要吃茄子。過一會兒，你會覺得想吃綠花椰菜或甜菜根。只要留意自己的身體，照顧它的需要，這種吃法就會更自然、更輕鬆，也更有效。

- **個人的經驗：**當我不再使用葛森療法後，變得對食物十分敏感。我只要看到茄子，就知道它不適合；我發現自己對生洋蔥的反應十分強烈，絕對不能吃，而煮洋蔥裡的芳香酸會有所轉化，我可以高高興興地吃它。
  我的身體對雞蛋有強烈反應，一吃就會影響肝臟，有時還會出現黃疸，而我的情緒自然也受到影響，脾氣變得很壞。至於牛奶則有點微妙，我很愛喝牛奶，不過每次只要一吃乳製品就會發炎，而且都在喉嚨，所以我決定還是不吃。當然，無論基於什麼原因，不喝牛奶都很合理。
  或許我的個人經驗可以顯示，個人的警覺及敏感度可以培養對各種食物的辨識度。
- **建議：**認真花點時間與力氣進行十天單一飲食法，再慢慢重新引入個別食物，測試自己的敏感度。這麼做會讓你知道什麼食物對自己有益、什麼食物則否，還能發展出適合自己的飲食習慣，有助恢復健康。

｜方法2｜快速法

這個方法非常簡單。你可以直接從步驟6和排毒開始做，然後再按上述步驟2至5進行。

對多數人而言，剛開始進行療癒飲食計畫，運用步驟1至5實施葛森療法會很容易。經過幾個星期之後，只要熟悉了療癒飲食計畫，就可以使用單一飲食法與食物測試來調整並建立個人飲食習慣。

現在你必須明智地訂定計畫，有意識地找出適合自己的食物，並且貫徹到底。

食譜範例

這只是一般性指引，目的只是作為範例。

健康食譜

蔬果汁可喝也可不喝
端視個人狀況與喜好

	夏天	春／秋	冬天
剛起床	1杯檸檬汁（1/3檸檬汁，2/3水）	1杯檸檬汁	柳橙汁
早餐	不限制多少水果，如西瓜、哈蜜瓜等	一種或多種完美搭配的水果，加2湯匙優格及10～20顆杏仁，也可加些果乾，如葡萄乾 1～2片吐司搭配天然果醬	麥片粥——混合任何輾碎的燕麥、裸麥、蕎麥、小米、米、大麥、黑小麥（很像小麥）或者是自製的乾果全穀片 ＋ 2湯匙優格，10～20顆杏仁，1湯匙葡萄乾，一粒煮蘋果或類似水果 1杯花草茶
九點到十點半之間	1片水果＋／－杏仁 ＋／－蔬果汁	1片水果＋／－杏仁 ＋／－蔬果汁	1片水果＋／－杏仁 ＋／－蔬果汁
午餐	2份沙拉三明治，搭配4～6種蔬菜及豆芽 海草粉	2份沙拉三明治，搭配4～6種蔬菜及豆芽 海草粉	味噌湯或蔬菜湯 2份沙拉三明治，搭配4～6種蔬菜及豆芽 ＋／－麵包
下午	蔬果汁	蒲公英咖啡 ＋／－全麥餅乾或蛋糕	蒲公英咖啡 ＋／－全麥餅乾或蛋糕
晚餐	蔬果汁 4～6種蔬菜的沙拉與豆芽，海菜類如海苔，以及熱食如豆腐或大豆	蔬果汁 3～4種蔬菜的沙拉及豆芽，可加點乾烤蔬菜及米或義大利麵等	蔬果汁 熱食：一半蒸過的蔬菜加豆腐，加上一半的米，或是全麥義大利麵淋上蔬菜／豆腐醬，還是蔬菜派與米等 運用你的天分！請更有創意！

	夏天	春／秋	冬天
睡前	蔬果汁 可以花草茶或類似飲品代替蔬果	蔬果汁 可以花草茶或類似飲品代替蔬果汁	花草茶

基本療癒食譜（熱天）

AM	7:00	起床。 1湯匙檸檬汁加微溫的水。
	7:10	呼吸練習（如瑜伽或氣功）——最好赤腳或在草地上（若有蟲的話，請移除）。
	7:30	早餐：水果。 任何一種水果——通常我會吃西瓜或適量的綜合水果沙拉。
	8:15	靜坐，最好練習1小時。
	9:15	先喝蔬果汁。 然後進行戶外運動——如走路30鐘。請保持微笑！
	10:30	蔬果汁或1片水果或杏仁，加上花草茶。 然後靜坐。最好在午餐前1小時練習。
PM	12:00	蔬果汁。 準備午餐。
	12:30	午餐。 包括4～6種生菜的沙拉，或做成三明治，也可以加入米／義大利麵沙拉、杏仁及豆芽。
	1:15	運動、種花、閱讀……，自由時間。
	3:00	蔬果汁。 自由時間。
	4:15	呼吸練習（如瑜伽或氣功）——檢查自己是否仍面帶微笑！（如果你現在還笑得出來的話。）
	4:30	靜坐。最好練習1小時。
	5:30	蔬果汁。 然後準備晚餐。

PM	6:00	晚餐。 4～6種蔬菜沙拉，加上米、義大利麵或者是烤馬鈴薯、豆芽。
上床前		蔬果汁或花草茶。
上床後		在床上放鬆身體，在禱告及／或正向思考後睡覺。
隔天		第二天振奮地起床，感覺比昨天更好！

PS.基本上，冷天的療癒食譜與上述基本食譜相同，但會增加熱食，尤其是米飯。晚餐有一半可吃米飯，其他則是蒸過或烤過的蔬菜。第一週早餐可以吃粥，第二週改吃水果，第三週吃粥，第四週再吃水果。

我很喜歡吃冰淇淋及雪糕，有段時間我病得很重，必須全神貫注投入食物，於是有一、兩年沒吃冰淇淋或雪糕。現在我找到天然冰淇淋或更好的雪糕，它們仍含有大量糖分，但我在家裡吃的食物接近理想飲食：我們有個很大的有機菜園及果園，我吃的食物不是自家種的，就是有機或生物動力自然農耕（biodynamic agriculture）栽種的食物。

當你的身體健康，就代表你「大部分」吃的食物很重要——經常吃得健康，偶爾來支雪糕是無所謂的！罹患重症時，每天吃什麼至關重要。現在你已經健康好一段時間了，對此我深感欣慰。當我品嚐雪糕的滋味時，為它美妙的滋味獻上感恩，並帶著微笑吞下去。

“

健康規則25｜你必須清楚待會兒要吃什麼，並享受食物的滋味！使用正向思考的三個原則。

”

❶**設定清楚目標：**健康飲食計畫必須清楚自己的界線。清楚待會兒自己會吃什麼，當你在家、出門在外，或有特別場合時會吃什麼。請記住，當你健康良好時，經常吃什麼食物非常重要。

❷**全力以赴：**確認有份美味的食譜，你所選擇的食材均可入菜。

❸**快樂地進行：**祝胃口大開！

情緒排毒，
讓癌症消失！

Chapter 15

癌症個性

癌症全是心理問題？

很多人被診斷得到癌症後，心裡往往會浮現：「為什麼是我？為什麼這種事會發生在我身上？我為什麼會得到這種病？」這個問題出現時音量極大，而且常被埋藏在內心深處，也許沒有表現出來，心裡其實憤恨難平。

這種反應是可以理解的，因為我們對癌症有一個常見的誤解：致癌因素至今未明。因此，癌症病人常覺得自己是隨機受害者，是上天在懲罰他。他們總是喜歡與周遭比較：「為什麼不是他？為什麼不是街上那個老喬治？他菸抽得那麼凶，喝酒像灌水；他對人從沒好話，從不幫助人，但他現在還在那兒，八十歲還活得好好的。唉，我的意思是說，我知道自己不是聖人，可是我很確定這些年來我已經盡力了。為什是我？」

通常勇於向醫師或朋友大聲說出這個問題的病人得到的答案是：「對不起，我不清楚造成癌症的原因。」更糟一點的答案是：「本來就是會發生這種事，我想是你運氣不好。」

得癌症是因為運氣不好？

運氣不好！得到癌症這麼嚴重的事只是「運氣不好」？宇宙的運行有賴於某些定律，其中最基本的就是：有因就有果。物理世界存在的事物都受因果關係的掌控，根據現代科技的調查技術，從最小的原子到最大的星球，都受這個定律的規範，無一例外。人類——宇宙的中心——如何能不受這個定律影響？罹患癌症真的只是單純的機率問題嗎？

如果致癌原因無法辨識，病人當然會把自己想成是無法控制外界影響的無助受害者，而這種受害意識是讓我們陷入泥淖的最負面情緒，會讓我們以為無法改善病情，以為生病了就束手無策。更糟的是，這往往會讓我們感到絕望，無力去瞭解為什麼生病，更遑論對抗了。

拒當「癌症受害者」

自稱或被形容為「癌症受害者」等於是把關於癌症的負面意象集於一身，我們應該避免使用「癌症受害者」這種字眼。癌症不是骯髒的字眼，我們必須更自在地使用這個詞彙，「癌症病人」或許好一點，病人——正在進行治療的人——可以接受。從另一個角度說，病人（patient）必須具備耐心（patience）——伴隨堅忍而來的冷靜毅力，才算有良好的特質。又或許被稱為「得到癌症的人」或「與癌症共存的人」也不錯——過去我比較喜歡「癌症病人」，近來則覺得「得到癌症」更好！

許多年來，大家都以為致癌因素是單一的：一個原因、一種食物、一種化學物質、一種細菌……，總之，就只是一樣東西——不論它是什麼！現在我們都知道，致癌因素並不單純。

癌症是由許多因素所導致的最後生理症狀，為了瞭解致癌因素，我們必須探索自己生理、情緒、精神及心靈領域。

癌症是慢性、多因的退化性疾病

我們的身體就像駝峰，背負著許多重擔，直到被最後一根稻草壓垮，才讓癌症有機可趁。這對癌症病人來說是天大的好消息，只要能找出致癌因素，就很容易採取適當行動來修正狀況。移除所有致癌因素，減輕背上的負擔，就可以邁向製造療癒環境之路。

當天平那端有一組促進健康的因素，另一端就有一組會造成疾病的因素；健康那端占優勢，結果就是健康，而另一端下降就會生病。請永遠將生理症狀視為第一要務，透過瞭解疾病的過程，才能設定合理的自救計畫，移除致癌的各種原因，並以健康的因素取而代之。

已知的致癌因素

全球研究致癌因素的權威——蓋布瑞爾・孔恩教授主張**九〇%的癌症來自非遺傳性因素**。這點與許多人假設或恐懼的原因有所衝突，但已被當代各種研究證實；同樣也有研究指出，大部分已知的致癌因素都與生活型態有關。孔恩教授的《告別癌症，家人的居家健康指南》對想知道更多致癌因素，以及這些因素與特定癌症關係的人來說，是可讀性很高的一本書。

理查・多爾教授與理查・佩托爵士是兩位早期而且深具眾望的癌症專家，他們的《致癌的原因》認為導致癌症（除了皮膚癌）的因素如下：

▶三五％是飲食問題。
▶三〇％是抽菸吸入尼古丁。
▶一〇％是感染。
▶四％是職業性危害。
▶三％是酒精。
▶三％是地理因素。
▶二％是汙染。
▶一％是服藥或醫療過程。

只有不到一％的癌症是因單一食物上癮與工業廢物造成的。

多爾及佩托的研究至今已超過三十年，他們提出的數據已被更多研究證實。其中一個比較新的致癌因素近年來在歐洲有許多人主張：約有三〇％的乳癌是因缺乏日曬及缺乏維生素D所造成，此外，缺乏維生素D也可能會提高直腸癌、前列腺癌及胰臟癌的風險。

可能因子vs.最後一根稻草

這些統計數字代表，如果隨機抽樣的群組中有一百位癌症病患，可預估有三十五個人是因為飲食不當才會生病，但造成這三十五個人致癌的飲食因素或許會不同。

為了精確起見，雖然我們確知高脂肪的飲食會提高乳癌風險，但個別女性是否會得到乳癌並不能簡單認定是高脂飲食所導致。高脂飲食是其中一個可被確定，也可調整的因素，但那位女性可能也吃大量垃圾食物、喝酒、情緒緊繃、經濟不寬裕等，而高脂飲食也可能只是導致乳癌的「最後一根稻草」。假使現有另外一位女性擁有類似高風險條件，但沒有吃高脂飲食，那麼吸菸可能就是壓垮她的最後一根稻草或「觸發原因」，她可能會得到肺癌，而未必是乳癌。

致癌因素會彼此增強

另一個必須重視的議題，就是許多已知造成癌症的生理因素，若是彼此產生互動並結合，會大幅增加致癌風險，吸菸就是很明顯的例子。每天吸菸三十公克的人，其罹患食道癌的機率是不吸菸者的八倍。每天喝四十至八十公克酒的人，其罹患食道癌的風險是不喝酒的人的七倍。如果一個人既抽菸又喝酒，其罹患食道癌的風險是多少？是八加七，十五倍以上嗎？當然不是！證據明確指出，這兩種風險不只相加，而是相乘！平均而言，結合抽菸與喝酒兩個因素，罹癌風險大約是不抽菸也不喝酒的三十六倍。

同樣的，吸菸的石棉工人罹癌機率是不吸菸工人的十倍，於城市吸菸而罹患肺癌者是鄉村吸菸人口的兩倍，這裡牽涉到的額外增強因素是什麼？是汙染？還是壓力？

癌症是種慢性、多因的退化性疾病，造成癌症包含許多因素，彼此會相互增強，而且要發展成癌症需要很長一段時間！因此一個擁有低癌症風險「背景」的人可能會照著這個生活模式生活許多年，然後某個較明顯且確認的「觸發原因」，像高脂食物或吸菸，成為最後一根稻草，突然導致某種特定癌症。但除了上述以外，還有更多致癌的因素。

光治療症狀沒有用

伴隨癌症而來的生理症狀與病人的最終結果並不難預測，有些癌症只要出現症狀，病情就會急轉直下，對生命造成威脅。面對這樣的危機，視癌症為單純生理問題，只把重心放在治療症狀，忽略潛在導致這些疾病的種種原因，實在是一種誘惑，雖然可以有這種心態，但這其實沒有意義——既然知道致癌原因，最好還是戒菸，或不再吃對身體有害的食物，最後則可透過健康的生活型態移除可能致癌的負擔，還可以創造康復的基本條件。

不是每個老菸槍都會得癌症？

我們都認識像「老喬治」那種菸酒不離手卻沒得到癌症的人，顯然單一因素（例如抽菸或高脂食物）並不足以導致重大癌症——即使累積並增強各種已知生理因素也無法解釋這點。現在，我們必須將「為什麼是我？」的問題拋在腦後，而改問自己：「為什麼是現在？」**為什麼癌症會在此時此刻找上我？為什麼是現在？**

我們必須跳過明顯的生理因素，思考生活中生理乃至心靈因素的可能性。有人是因為營養不均衡，有人則有心理問題，還有人是心靈有矛盾衝突才造成問題——我們必須考慮生理因素以外的其他可能性。

千萬別絕望！只要找出愈多可能致癌的原因，就愈有機會採取適當方法克服。只要我們以積極取代消極的態度，很快就可邁向重返健康之路。

容易得到癌症的人格特質

根據我的經驗，心理因素是導致多數癌症的原因。有個經典的心理研究數據顯示，在我直接面對面討論的**數千位癌症病患中，有九五%的人有心理困擾**。最早說明這種具有癌症傾向人格特質數據的，是一九二六年的依凡斯（Dr. E. Evans）博士！這個觀點直到近年才逐漸受到注意，特別是透過羅倫斯・李山博士（Dr. Lawrence Le Shan）、艾恩斯里・米爾斯、卡爾・西蒙頓博士及史帝芬・馬修（Stephanie Matthews），以及莉迪亞・提摩蕭博士（Dr. Lydia Temoshok）的著作。

這個觀點十分重要，因為如果能辨識出心理因素並加以適當治療，便會產生持續且巨大的動力，得以迅速移除癌症。

絕大多數罹癌者都有心理問題，有人在得知過去生活竟會產生如此重大的影響而大感驚訝。

癌症個性如何形成？

▶童年的壓力

許多壓力早在童年時便已形成，這些壓力通常來自父母及同儕關係，也型塑了一個人日後的基本行為模式。壓力的主要來源在於未能得到生命中重要人士的認同，覺得自己不被賞識，或者更明確地說——自己所做的一切或本質不被這些人所愛。

這樣的壓力可能來自於父母或別人做出對身體或情緒的暴力，或者更幽微的是那些友善但無法表達情緒，甚至不知道自己會傷害別人的人，最後孩子會覺得自己沒有價值，他們的努力從來得不到鼓勵，或感受不到足夠的愛。他們的自尊受創，變得十分在意別人的看法。

▶重大事件

此外，如果在七至九歲發生重大創傷，這個意外會讓孩子無法忍受，也無法熬過，孩子會覺得自己沒有價值、沒有自尊、沒有人愛而茫然不知所措，他們無法忍受這樣的壓力而「不斷」哭喊。這時候，一定得讓孩子掌握住某些事——他們必須重新找到與世界連結、處理問題的方法。如此，他們才能重新回到自在、不那麼複雜的態度。

▶事前計畫好的行為模式

很有意思的是，具癌症傾向人格特質的人在得到癌症時不會變得侵略性、叛逆或難以相處，情況往往恰好相反。他們很早以前就決定，自己很好，才能贏得愛及肯定，所以儘管內心受到傷害，情緒也隨之封閉，他們仍決定要做個「好人」，而且是成功、令人喜愛的人，因此總以僵化的行為模式應付壓力。這樣的人會把注意力放在取悅他人，贏得對方肯定，如此他們才有辦法應付壓力，生活才能變得可以忍受。

這種人格特質的行為模式會圍繞著別人希望自己怎麼做，而不是自己認為該怎麼做，他們常取悅別人、做別人希望自己做的事，形成隱性的討好與奉承。具癌症傾向人格特質的人看起來並不是很有野心或反社會，他們比較容易被操控，因為他們希望被眾人喜愛，總是在尋求認同。

癌症病人往往都是「好人」，當他們被判定生病時，朋友們都會說：「她怎麼會生病？她人那麼好，那麼喜歡幫助別人。怎麼會發生這麼可怕的事？為什麼是她？為什麼不是路上那個又老又可怕的喬治？」

當然，取悅別人沒什麼不對，問題是背後的動機，那才是造成癌症的原因。這些人取悅別人是有意識的行為，是一種防禦性的機制，而不純粹只是想這麼做。這種事前計畫的防禦機制讓他們基本的幸福及自我價值變得必須依賴外在及無法掌控的因素——十分需要外在的肯定。

▶自動轉化成僵化行為

兒時「有意識的」努力成為某種特定的人格，很快便會成為自動反應，從此人們會以同樣僵化的方式處理壓力。

永遠把別人放在第一位的行為模式，起初可能還蠻順利，也因頗受喜愛而成功。這種人常做些讓人感激的事，以博得外在肯定；他們無法只為自己做事，因此很難得到滿足；他們無法建立良好的自我形象，經常得透過外在肯定建立個人自尊……。這種祈求外界肯定的需求，往往當事人自己都不知道。表面上，這些僵化的行為模式可讓人產生自信，但這些人卻經常想方設法掩蓋缺乏自尊的問題。追根究柢，這麼做潛藏著極度的缺乏自信，進而產生自我否定，甚至是自我毀滅，埋藏在最深層的全是負面情緒，至於真實的反應，尤其是真實的情緒，全都被壓抑了。這是在持續遏止基本感情的流露，將真實從意識中抽離出來，就像試圖關上壓力鍋的蓋子一樣。

▶另一個重大壓力事件

長大一點之後，另一個主要壓力是來自人生環境的改變。舉例來說，有些人把一切安全感全寄託在一段感情，若這段感情失敗或因死亡而中斷，便會陷入極度的失落。這種關係可能是親子、情人、伴侶或是有空巢期症候群的母親；同樣情況也發生在「工作狂」退休，或是失去工作熱忱之後。情緒突然沒有出口，讓全部生活陷入低潮——有時喪失抵押品的贖回權而陷入財務危機，也會觸動某些人的情緒極限；此外，合夥人的背叛，也是常見的工作重大壓力事件。

▶無力應付

生活環境的改變可能威脅我們的自我價值及生存目的，而且連僵化的行為模式也無力應付了，這是因為人生的根基已被破壞殆盡。這時人們會覺得自己是無法控制環境的受害者，他們看不到任何解決方法，覺得自己的人生被搞砸了，而且完全沒料到會發生這種事。對這些人來說，人生已經沒有了意義，他們感覺不到自己能改變什麼，也看不到未來。

▶感覺既絕望又無助

面對無法解決的問題往往會讓人感到絕望，也可能比絕望更嚴重。具有癌症傾向人格特質的人強烈地想博得別人喜愛、贏得肯定，他們在面對絕望處境時會感到無助，覺得一定要表現出很好、很開心的模樣——他們認為顯露怒氣、哀傷或極度悲傷會讓親友不高興。

這種人在外表上會持續保持僵化的行為模式，看起來總是那麼確信、活潑及有用。他們無法表達自己的失落感、絕望與無助，所以表面上看起來處理得很好、沒有什麼改變，看不出他們有多麼痛恨現在的處境。

▶身體反應絕望

只是，這種處理方式可能會付出慘痛的代價。內心的絕望很快會透過身體反應出來，就像身體也放棄似的——身體彷彿喪失活下去的意志、保衛自己的能力，最後造成自身防禦功能的嚴重喪失，導致免疫系統失能。

這個概念與癌症源自於身體的天生功能障礙是同樣的道理，如果壓力很大，身體就可能讓自毀性的疾病（如癌症）有機可趁。我在多數癌症病患身上都看到這種情況，**重大壓力事件都發生在症狀首次出現的前三個月到兩年**——根據協助病人的經驗，最常見大約是在十八個月前左右，身體內部大概得花這麼久才會產生外顯症狀。也因為間隔時間長，另外一根稻草（致癌主因），反而比較突顯。

多數人在一生中都必須處理各種重大壓力，這是人生無法逃避的一部分。然而，並非每個經歷重大壓力的人都會產生癌症傾向的人格特質，也不會都罹患癌症。得到癌症的人都是以十分特定的方法面對壓力，因此接下來我們將探討壓力是什麼，而後重新審視如何轉化壓力。

生命的壓力

瑞荷博士（Dr. Richard Rahe）曾經做過一個很有趣的研究，就是量化生命中各種改變造成的壓力會產生什麼結果。起初他只是協助同事霍姆斯（Thomas Holmes），而後兩人共同建立「社會再適應評量表」，將每件可能造成壓力的事件訂出分數。這份量表在一九六五年首次發表，後來在一九七七年與一九九五年又重新評估並且更新。

一九六五年時，霍姆斯與瑞荷發現並列出一百個生活改變單位（Life Change Unit，LCU），指出生活中哪些事可能產生壓力，結果是喪偶的壓力最高。重要的是，我們原本認為是正面的事件，如結婚或退休，反而是十分明顯的「負面」事件。

當你讀到「跨時間生命改變量表」時，會瞭解原來有些壓力的影響會因時間而有所改變，但大體而言，使用這個量表來評估壓力產生的影響，從一九六五至一九九五年大約上升了四三％。這點證實了許多人的感覺——生活的壓力愈來愈大。

這個圖表可用來評估你在特定時間範圍對某件事的壓力。請找出符合自己情況的事有哪些，然後評分（見下頁圖表），算算自己共得到幾分！任何一年的分數超過三百分，就代表有可能增加四〇％的罹病機率，若分數在兩百分以下，則是減少一〇％的罹病風險——這顯示出壓力與疾病的關係：**壓力愈大，就會產生愈多疾病。**

跨時間生命改變量表

事件	1965		1977		1995	
	程度	LCU	程度	LCU	程度	LCU
喪偶	1	100	1	103	1	119
離婚	2	73	4	62	2	98
分居	3	65	8	52	4	79
坐牢	4	63	6	57	7	73
親人死亡	5	63	2	73	3	92
個人重大傷病	6	53	16	42	6	77
結婚	7	50	10	50	19	50
被開除	8	47	3	64	5	79
夫妻破鏡重圓	9	43	17	42	13	57
退休	10	43	11	49	16	54
健康有所改變／家人行為改變	11	44	9	52	14	36
懷孕	12	40	5	60	9	66
性問題	13	39	12	49	21	45
新添家庭成員	14	39	14	47	12	57
重大工作調整	15	39	21	38	10	62
經濟狀況改變	16	38	16	48	15	36
好友死亡	17	37	15	46	8	70
轉換工作跑道	18	36	22	38	17	31
與配偶經常發生爭執	19	35	24	34	18	51

事件	1965		1977		1995	
	程度	LCU	程度	LCU	程度	LCU
貸款超過10,000元美金	20	31	18	39	23	44
房子被銀行法拍	21	30	7	57	11	61
工作責任改變	22	29	32	30	24	43
孩子離家	23	29	36	29	22	44
與親戚相處上的困難	24	28	25	33	29	37
傑出的個人成就	25	28	25	33	29	37
配偶開始工作或離開職場	26	26	23	37	20	46
開始上學或畢業	27	26	28	32	27	38
生活條件改變	28	25	19	39	25	42
個人習慣改變	29	24	30	31	36	27
與上司相處上的困難	30	23	20	39	33	29
工作時間或條件改變	31	20	27	33	30	36
居住地改變	32	20	26	33	26	41
換學校	33	20	39	28	31	35
娛樂改變	34	19	33	30	34	29
教會活動改變	35	19	35	29	42	22
社交生活改變	36	18	40	28	38	27
貸款少於10,000美元	37	17	42	26	35	28

事件	1965		1977		1995	
	程度	LCU	程度	LCU	程度	LCU
睡眠習慣改變	38	16	31	31	40	26
親人人數改變	39	13	41	26	39	26
飲食習慣改變	40	15	38	29	37	27
度假	41	13	37	29	41	25
耶誕節	42	12	*	*	32	30
輕微觸法	43	11	29	32	43	22
所有事件中LCU的價值	—	34.5	—	42	—	49

加強適應改變的能力

我們必須重視造成壓力的因素，也就是壓力對生活環境造成的改變，其中最重要的關鍵在於適應改變的能力——對癌症病人而言，就是如何以特殊的方法應付壓力。

許多人都只想維持現狀，希望困難的事變得容易掌握，當情況無可避免時，多數人會想盡辦法度過那段充滿變化的煎熬時光——即使感覺有些壓力，日子還是得過下去。愈明顯或愈重大的壓力所產生的挫敗感可能愈大，到了一定程度，便會產生生理疾病，但大部分人仍然有辦法反擊而不至於導致癌症。

許多人自有一套或發現許多對付壓力的方法，因而得以適應新環境，他們在何時何地都不會絕望。

因壓力而導致癌症的人的問題不在於生命的挑戰，而在於如何回應挑戰。每個人都會遇到挑戰，每個人一生中都會面臨生命的重大改變，不論是所愛之人死亡、工作變動、搬到新的城市……，都是無法避免的事。當然，生活中也有一些挑戰性少一些的事值得我們投注熱情與興趣，但挑戰可以拓展我們的生命，生命中如果完全沒有挑戰，肯定會十分無趣。

很多人罹癌的原因在於無法處理重大困境，尤其是關於人生根本的改變；因為無法做出適當回應，無法自困境中掙脫，身體便產生化學變化並造成壓力，回過頭來影響身體的代謝及降低免疫功能，這也是造成癌症的重要因素——我接觸的病人愈多，愈發現壓力對疾病確實具有關鍵影響。

如果病人能夠理解壓力是生病的主因，就會更清楚如何面對疾病——至少學習如何處理心理壓力相對而言要簡單多了，如果病人可以適當處理壓力，對恢復健康將大有助益。

為什麼是我？

最後，在考慮身心因素對癌症的影響時，我們必須進一步思考，自己是否有足夠的勇氣再問自己：「為什麼是我？」

為什麼有人會得到癌症？有人不會？為什麼童年複雜而形成特殊態度及行為模式的人較易得到癌症？為什麼喜歡吸菸、吃有害食物、在危險環境工作的人會生病？除非回答這些問題，否則我們將永遠無法滿足，而讓自己陷溺在受害意識裡。這些條件真的只是機率？當然不是！我們要處理基本的哲學問題。

找到你的個人價值

我覺得自己很幸運，我剛被診斷出罹癌那時便知道這有關心理問題，而且與生命中一切發生過的事息息相關。比癌症更重要的是，我身心不和諧已經很久了——我該做的事與確實做過的事有很大落差。

基本上，身為一個年輕又沒錢的獸醫，我花了很多力氣在靈修，也汲汲營營於賺錢，想在物質生活方面過得更好。雖然我沒做任何違法或不誠實的事，也確實努力工作，卻感覺到這些並不是我內在真正的渴望——我感覺得到，這種不和諧是導致我罹癌的重要因素。

我的意思並不是說，想賺錢的念頭是導致我罹癌的唯一原因，過去我確實屬於忍讓又順從的C型人格，但最大的問題還是飲食習慣。然而，我確信身心不合諧是早就存在的心靈兩難，對我來說，這是主要的致癌原因。更重要的是，瞭解這個問題之後反而刺激了我，讓我有足夠的理由去尋找身、心、靈本質的和諧。身心靈三者緊密交織且相互影響，我發現，過去行為與現在處境的連帶性讓我更有信心戰勝病魔。只要我可以做出必要的改變並找到正確的技巧，就有機會重拾健康。

每個人都在尋找意義

現在談論身心問題相較於過去容易多了。身體與心理確實互相影響，而不是個情緒化的觀點。至今我們仍然很難討論心靈問題，不過，在瞭解心靈的重要性，並眼見那麼多人從心靈得到力量與方向後，我認為這是一個可以深究的議題。

有段時間，我不希望被輕易地認為是沒有希望的病人，然而，我卻對於各種具有直接效果的技巧（如靜坐）裹足不前，即使這些技巧都可以單獨使用，而且與心靈無關，它們各有其本身的效果——那時的我，並不認為人人都需要心靈歸屬。不過，多數癌症病人都對心靈問題很感興趣——事實上，他們滿腦子都是這類問題。能夠知道很多人樂於將生命投注於心靈事物，其實很重要。作為一個從小成長於聖公會的基督徒，我一直對什麼是「真理」有莫大的興趣，我總覺得在信仰教導之外，生命的祕密背後勢必存在著更深邃、無法撼動的真理。

在追尋真理的過程中，我有幸閱讀了許多很棒的書，接觸並研究來自不同文化傳統偉大的心靈導師，尤其是藏傳佛教的喇嘛——索甲仁波切。雖然我很看重自己的基督教信仰，但幫助我度過疾病難關、找到更多生命意義和目的的那些答案，其實並不侷限於上帝的教導。

在如此重要的範疇提出這些觀點引起討論是很有價值的，每個人都在尋找意義，讓自己的處境、生命有意義。

要怎麼收，先那麼栽

為何有人要讓自己置身如此複雜的處境走向癌症呢？既然人們可透過不同觀點學習與成長，為什麼要選擇透過癌症？為什麼這麼年輕就罹患癌症？這裡一定有些原因。

我們不用極端地認為生命既痛苦又毫無意義，質疑熱愛世人的上帝為何允許悲劇發生，也不必認為罹患癌症的背後勢必存在著某種秩序、某種原因或某種道理——我承認我無法從發生在自己身上的事的表面價值上發現什麼意義。為什麼有人可以輕而易舉找到，有人則困難重重？

我對構成宇宙的基本秩序有一套永恆的信念，其中唯一能滿足我的解釋，只有東方哲學中的業力、輪迴及因果論等。業力認為只要怎麼做，就會得到什麼結果：要怎麼收，先那麼栽；好的行為將導致好的結果與機會，壞的行為將招致壞的結果——我們必須面對結果並學習如何修正。

我們很容易辨識現在的處境是哪些事情造成的，卻很難看出其中存在著什麼公理或秩序，因此自然會對自己的不順遂感到不滿。有人特別無法面對生命的難題，覺得自己何其無辜，因而做出極端的事來躲避困難。而我決定拓展視野，包括接受輪迴觀念——這代表我們有好幾世的生命，不是只有一世而已。我們好幾世都活在世上，而前世的基本特性及缺點都傳遞下來，這點將為人生中的許多事提供合理解釋，不論是天才兒童、天生缺陷、極端貧窮、天下掉下來的財富……，生命的一切都將有了意義。

對我而言，這些概念提供一個基本的生命架構，很適合我，也增強了信心，這等於是將我們的一生視作為心靈進化提供道德指引的機會。同時，這也代表沒有任何努力是白費的：每次認真讓身心平衡的嘗試最終都會得到美好的結果，不論是生理、心理或心靈方面的付出，只要佐以正向、和諧的動機，都會讓我們得到益處。

在面對生命逆境時，瞭解心靈與生命千絲萬縷的關係及其本質對我非常有幫助。這讓我瞭解自己的處境，即使當下我沒能把過去的所作所為與現在的處境聯想在一起。同時，這也讓我覺得為了康復而付出努力是值得的。死亡終將成為人生的仲裁者，如果我的行為將對未來的人生造成影響，這也就表示我必須全心留意每個狀況，知道什麼事不該再做。最後，我必須要百分之百的付出，然後準備好接受最後的結果。我必須瞭解不要執著付出行動後的結果，也不要有過於強烈的得失心。

接受自己的飲食、思考習慣與環境對疾病的影響，其實還蠻容易的。**請將疾病視為心靈成長的機會**，我們有無限的潛能面對問題！「癌症讓我學到了許多——如果不是得到癌症，我絕對學不到那麼多。」

康復的因果關係

瞭解**癌症是處於動態的狀態**很重要，你必須分辨生活中的致癌因素，而後採取行動，做出改變才能獲得康復——這樣的想法是全面性治療的基本原理。

在生理方面，確實出現的症狀必須解決，治療時一定要考慮到這點。

但千萬別以為腫瘤只是一種症狀而已，不要忘記處理最基本的致病原因：在生理層次上，至少要採用有機健康飲食法，或是全面採用療癒飲食法，避免任何汙染，而且不論採用哪種治療都必須增強身體的自然防禦力。

我們還必須做出某種心理需求的重大改變，如果是某種特定的行為模式造成了癌症，顯然我們可以用新的模式取而代之。透過想要康復的意識採取行動，是擁有新生活模式的主要動力。

然而，癌症經常就是這麼發生了。疾病創造了人們改變的理由，它為病人創造出全新的處境或洞見，以改變他們僵化的心理模式。

希望是康復的關鍵，或許來自內心既有態度的改變，或許是受到啟發而產生前所未有的態度，但只要有希望，等於是展開心理的重建，態度也會更為正向。從此，你將擺脫受害者意識，更有責任感，也更能掌控一切。

許多人會對過去不再有罪惡感，得以原諒自己往昔的錯誤。現在的他們可以自在地將重點放在建立新未來，熱愛生活及周遭事物。只要跨越了這一步，就可以繼續往前，生理狀況也會很快有所進展。其間或許會經歷高低起伏，但整個療癒過程將會得到前所未有的能量。在這個過程之中，經常靜坐有可能去除腫瘤，有助身心靈的發展，也可以舒緩並增強療癒效果。

很多人形容康復之後的自己「變得更好」，而不只是「變好」而已。他們從癌症中恢復健康後，對生命有更多熱情。光是康復本身就足以建立個人自尊，此外，走過恢復健康的路途也讓他們學習了不少，並經常產生全新的自信，對自己及周遭擁有適度而真誠的關懷。他們變得更喜樂，並將喜樂感染給接觸到的人。這是一趟自我發現與自我滿足的過程⋯⋯。

繼續前進找出解答

有人在思考心靈與疾病的因果關係時，可能會覺得難以理解。不可否認的是，這兩者之間確實有緊密關係，尤其是情緒。這並不是說心理因素就是造成癌症的原因，但我確信它絕對是主要因素。

在心理方面，一旦被診斷出罹患癌症，許多人便認為自己沒救了。如果病人在罹癌之前就失去活下去的意志，正如我們前面討論的，確認得到癌症之後，是否反而讓他們有理由不想活下去？有個率直的病友曾形容，癌症是無法忍受自己處境的人可以接受的自殺方法。

我可以聽到許多人吶喊抗議：「不是我！不是我！」通常這麼做的不

是病人，而是病人的家人，而且他們抗議得最為厲害。反倒是病人已有心理準備，知道接下來會如何發展，並欣然修正自己的處境。

希望是個起點！為了重燃希望，**我們必須擁有生存的欲望及期待，才能使生命延續下去。**這裡有個難以理解的事：生存的欲望或意志常常來自於診斷結果！罹癌會造成病人生活巨大且全面性的改變，他們突然成為眾所矚目的焦點；親朋好友全都聚集在一塊，工作也不用做了，一延再延的長假有了無法成行的藉口……，一切都出現新的可能性。

有人很擅長當病人，他們強烈的受害意識會吸引眾人的關注，生命因此變得迷人、值得再活一次，而身體也會回應這樣的全新人生高潮，接著，很多人會發現應對這種受害意識的新方法，然後重新過起健康的生活。

不過，也有人在身體好轉後，無法接受朋友不再來電、家人回復原來生活、自己必須重返工作等問題。他們不知該選擇生病而快樂，還是選擇健康卻悲慘——如果這是事實，那還真有點可笑。我們不該過度簡化問題，因為心理創傷常是癌症病患的最大問題。

為愛吶喊

罹癌病人的情緒都十分緊繃，也不願流露情緒，即使想表達也表達不出來。我就花了許多年才能說出得病的感受，尤其在我想表達愛的時候。不被愛、被拒絕與遭受情緒傷害的恐懼，會將挑戰轉化為壓力。

若人們覺得不論做什麼都無法改變處境、無法得到慰藉，情緒性恐懼會透過身體的化學變化降低身體的療癒和保持健康的潛能，等到癌症因高脂肪飲食、抽菸、某些生理機能異常而出現，身體便再也不管了，這會讓癌症得以繼續發展，威脅生命的症狀也隨之而來。

想要康復，就要解決情緒問題——放下情緒，醫治情緒有如醫治身體。多數人只要放下情緒，都會覺得很享受！**每個人在生命中都需要感受到愛，並且要能自在地給予愛**，因此在下一章，我們要討論健康情緒的療癒力，我們該如何轉化破壞性情緒為療癒性情緒。

Chapter 16

情緒療法

感覺很好，就會很健康

瞭解心智的力量很有用。我們必須分析、考慮與計畫如何訓練心智，讓它發揮最大潛能，並以心智作為治療的主要輔助工具。

情緒在療癒過程中也占有舉足輕重的地位，請給自己一點時間好好感受一下情緒。

如果過去你很憎恨某人，或者現在你很討厭某人，請想像自己在此時此刻毫無預警地遇見對方，他就站在你的面前，你的身體會出現什麼反應？多數人會肌肉緊縮，咬緊牙根，或許還會露出厭惡的鬼臉、胃痛、雙臂緊抱身體、緊握雙拳——你拒絕與他有任何肢體接觸。

現在你或許已經學會掩飾一切，隱藏自己的情緒，裝作若無其事，但情緒反應卻會出現在身體上，變得緊繃而退縮。你的心糾結蜷縮成一團，垂頭喪氣到背彷彿都拱著。你感到既洩氣又難受，內心被尷尬所占據。

請問：這些情緒具有療癒效果嗎？

現在，請你放鬆，想像一個能讓你感到喜悅的人，或許是有一陣子沒見的人，或許是一個你很樂於作伴的朋友，你覺得他們很愛你，你也很愛他們。現在，請想像自己毫無預警的與對方巧遇。

你的身體會有什麼反應？充滿活力！你敞開雙臂，大笑出聲。你可能會發現內心湧上一陣暖意與放鬆感，身體還會麻麻的。你很樂意與對方進行肢體接觸，或許是輕輕的擁抱，或許是熊抱與親吻。

這些情緒具有療癒效果嗎？每一樣都有。憎恨的情緒有如癌症，但當你遇到老友而感受愉悅時，體內每個細胞都在歡唱。這是種健康的情緒，也是種療癒的情緒。

故事引發情緒

現在我要討論一個非常重要的觀點：**情緒本身並沒有什麼對錯。**你不會沒來由地生氣、哀傷或快樂，情緒是某些可稱為「故事」的事物製造出來的。當你感到憤怒，是因為憤怒的故事與你所做過的事有關；你感到哀傷，是因為哀傷的故事與過去發生過的事有關；你感受到憂慮，是與你認為未來即將發生的事有關……。

是不是很簡單？就只是「故事」與「情緒」，情緒跟隨著故事而來。

當然，情緒與故事確實緊密相關，「我當然很生氣！讓我告訴你我以前做了什麼。」「我當然很開心！讓我告訴你我小時候有多成功。」等等。但你是否注意到有人老是愁眉苦臉？總是抱怨連連？一天到晚批評別人？有人總認為自己經歷的一切十分美好，做任何事都有幽默感，永遠充滿溫暖、熱情與愛。你喜歡跟哪種人在一塊兒？當他們生病或需要幫忙時，你比較願意幫助誰呢？所以，回到最重要的觀點：**在對環境做出回應時，先調整情緒。**如果你覺得「調整自己的情緒」聽起來有點乏味或太沉重，或是你對這個觀點有些反感，請先停下來思考一下現實處境。

這讓我想到我的老友傑斯……

傑斯得到血癌已經好幾十年了，他斷斷續續都在做化療，做的時間比不做的時間長，大約超過十二年。他很討厭每次做化療時都會止不住地嘔吐幾個小時，這種持續的副作用讓他每次都得住院，但傑斯並未因此陷溺在憎惡的情緒中，他很樂意接受他人協助。他真心誠意感謝每位照顧他的人，即使對方只是流露出一點善意，他也充滿感激，並以與生俱來的幽默感照亮這段艱困的生命歷程。

為了忍受抽搐性嘔吐，傑斯最喜歡的面對方法之一，就是跑到別的病房，假裝自己是隻狂吠的狗。他會把手撐在地上跪下來，然後爬來爬去，從這張床爬到那張床，嘴裡不斷發出吠聲，好蓋過無法控制的乾嘔，並抬起一隻腳，假裝要在其他病人的床上尿尿。他的笑聲及行為感染了所有人，每個人都因而開懷大笑。

有人可能聽過亞當斯醫師（Dr. Patch Adams）——電影《心靈點滴》中羅賓・威廉斯飾演的角色，亞當斯醫師使用幽默感與扮小丑來舒緩病人的痛苦，讓病人感念在心。他是一位非常有技巧的醫師與治療師，也是笑聲療效活生生的見證。

科學證實健康情緒很重要

近年來，已有許多研究指出情緒對健康的影響，這些科學性的證據非常明確。常見卻無濟於事的負面情緒會傷害身心健康，讓人容易生病，還會影響療癒力。負面情緒十分有害，這點並不讓人驚訝！所幸，正面的情緒能增強身心健康，預防疾病，充分支持身體的療癒力。

情緒並非憑空而來。如果你感覺到有情緒，那就夠了。**不論情緒是正面還是負面，我們都必須對自己溫柔一點**，使用精確的詞彙來形容情緒，如破壞性與建設性、否定生命與肯定生命。某種特定情緒會傷害你還是幫助你？你是否能掌控情緒，尤其在你想要對抗疾病的時候？當你時時刻刻注意自己的一切，答案很快就會出現。你最想改變自己什麼地方？謹慎地培養健康情緒，就會產生合適的回應，以下是培養健康情緒的做法。

培養健康情緒的技巧

這裡有更多的好消息，「我可以培養出健康的情緒嗎？」答案是：可以。只要瞭解情緒的力量，並決心培養健康有療效的情緒，有四類直接有力的技巧可以達成目標。

- ▶**靜坐：**具有自動釋放破壞性情緒、增強建設性情緒的力量。
- ▶**解決破壞性情緒的一般方法：**以簡單但深刻的方法來解決複雜的問題。
- ▶**解決重大破壞性情緒的特殊方法**P261**：**如何轉化恐懼、羞恥、憎恨、罪惡感及哀傷。
- ▶**培養正面情緒的技巧**P272**：**肯定生命、健康及療癒。

本章我們將先討論前面兩類技巧，下一章再討論另外兩類技巧。

靜坐會自動產生健康並具有療癒性的情緒

我們在第四至六章提到靜坐時已討論過相關細節，在此只重述要點：

只要規律且有效地靜坐，生氣、憤怒、沮喪、焦慮、恐懼等無助的情緒都會消失，同時還會自動產生樂觀、熱忱、愉悅與欣賞等情緒。

靜坐的人會很自然地發現自己變得更快樂、更充實、更有幽默感，經常展現微笑，內心會感到深層的滿足。此外，靜坐還可以改掉陳舊的老習慣與心智狀態，更容易建立健康療癒的情緒。

控制破壞性情緒的一般方法

很多方法都可以有效解決情緒問題，但各有利弊。這些方法有點像是為了治療症狀而找到原因，請思考該如何進行，並使用最適合且符合自己需求的方法。

建設性的引導能量

以憤怒為例，憤怒裡有許多能量，問題是該如何使用這些能量？許多恐怖的事都來自於無法控制、未經導引的憤怒。然而當憤怒激發人採取強烈、大膽、果斷、長期的行動時，世上許多美好的事物也應運而生——很多社會運動者都是因為憤怒才會產生良好的行動。

羅傑照料她的妻子貝絲，她罹患嚴重的續發性大腸癌。醫師似乎對貝絲的病情極不樂觀，態度冷淡不說，還把她轉給其他醫師。羅傑因而愈發不安，也愈發憤怒。

貝絲時常因疼痛而抱怨，但醫師卻只想趕快把她趕出診間，最後，羅傑的情緒終於爆發了。

「聽著，」他說，「我們好像比你還更努力想治好我太太。請你振作一點，幫幫我們的忙，好不好？」

諷刺的是，這位醫師向來還以體貼、心胸開闊、與病人溝通良好著稱呢！不過，值得讚許的是，羅傑的這番話對他來說確實產生作用了。

「我很抱歉，」他說，「請原諒我。我實在是太忙，有太多事要做。」然後他花了半個小時仔細檢查貝絲的狀況，確認她是否有其他問題，也處理了她的疼痛。

羅傑很明智地引導了自己的憤怒。他並未停留在憤怒的情緒，也沒有阻止自己流露情緒、沒有遷怒他人，更沒有動手打醫師……，這點很重要。他只是利用憤怒的情緒打破了天性的沉默，說出自己的想法、對妻子的關切及對醫師做法的不滿。很值得稱讚的是，醫師聽了羅傑的話，瞭解並承認錯誤，並在道歉後修正做法。後來羅傑補充說，這位醫師治療貝絲已經很多年了，而在這件事發生之前，他不曾以如此良好而專注的態度治療過貝絲。

瞭解很有幫助

幫助我們瞭解為何有人無法處理情緒，就是瞭解他們的困難是什麼。舉例來說，**在癌症這個領域中，憤怒其實是哀傷的反應。**伊麗莎白・庫伯勒・羅斯（Elisabeth Kubler Ross）的經典著作《哀傷的五個階段》說，當人感到哀傷時，否認是第一個出現的情緒，其次則是憤怒。得到癌症會觸發病人與親友的哀傷，我們必須對此有所警覺：當我們感到哀傷時，可能會因憤怒而說出或做出刻薄的反應。

> 珍妮在第一次被診斷出得到乳癌並經過一年治療後，已有六年沒有癌症的跡象。當癌症再度復發時，她總是把氣出在青春期的孩子身上，這讓珍妮的先生約翰感到非常灰心。不管家人做什麼或沒做什麼，她都很愛挑剔。
>
> 此外，她開始躲著約翰，不願與他有任何接觸，約翰好幾次看到她躲在臥房哭，但每當他關心地問她發生什麼事、他是否能做點什麼時，她總是要他離她遠一點。
>
> 幸好約翰瞭解珍妮的情況，鼓勵她表達對於病情復發的憤怒，並開始面對與生俱來對死亡的恐懼與孩子將失去母親的憂慮。
>
> 透過約翰的愛與關懷，珍妮不僅能在相互理解的病友團體中談論自己的病情，也對充滿同理心、真誠關懷與愛的密友敞開心胸。

根據我的觀察，珍妮經歷的是一段極為常見的情緒之路。在顯而易見的憤怒之下，其實潛藏著揮之不去的哀傷。珍妮經歷很長一段時間的哀傷與哭泣，同時也很痛苦，但當初期強烈炙熱的痛苦消失以後，她的生命開始充滿樂觀、決心與快樂。這似乎很自然，也很合理：生命遭受威脅，珍妮當然會感到失望與哀傷，如果她讓恐懼、憤怒與憎恨主宰人生，生活就會變得十分悲慘，而這些負面情緒也會削弱她康復的機會。

此外，珍妮妥善地將建設性能量導入增強營養與靜坐。因為癌症的再度復發，讓她意識到自己最大的問題在於情緒，她將治療重點放在解決兩項重大且長期的憎恨，也讓她更愛自己家人。幸好她再度恢復了健康，而且維持得不錯。

安全地釋放情緒

癌症病人習慣於掩藏情緒，他們認為自己很堅強，總是封閉自己的感受。我們在第十五章討論具有癌症個性時已談過部分原因，這裡我要再次重申：壓抑情緒很不健康。我認識的許多癌症病人都是因為不再壓抑情緒，才能多活許久，他們學會以更開放、流暢、真實的方法處理情緒。

簡單地說，**健康的情緒就是真實的情緒。**只要情緒得以自由、舒適、真正地流動，身心就會健康。窒息、壓抑、虛妄的情緒只會削弱療癒能力，也會大幅降低身心健康。那麼，要如何改變根深蒂固的習慣？如何學習安全地釋放情緒？

首先，我們必須瞭解，要做到這點雖不容易，但並非不可能。在釋放情緒這方面，團體治療非常有效，良好的團體領導人能夠製造出「安全的環境」，再搭配各種技巧，讓病人得以表達情緒，進而使別人瞭解他們，讓自己被支持及照顧，學習自在地流露情緒。

我建議在癌症相關團體中學習比較好，因為彼此都有罹癌經驗，而這種內在的相知相惜能夠讓成員關係更緊密。起初你可能會吞吞吐吐、不知所云，但慢慢就會更大膽或是能夠「主動」說出，讓潛藏在內心，有如祕密般壓抑的沉默傾洩而出。

轉換頻道

對於為情緒所困但程度不算嚴重的人來說，這是個既簡單又有效的技巧。就好像打開電視，首先映入眼簾的是不悅的畫面（或許是恐怖電影），但你只要換個頻道，看看開心的節目就好。這個方法可以讓心智與情緒遠離困擾或不悅，將心智與情緒轉移到舒服且愉悅的事。

你必須思考該選擇哪個人、哪樣東西或哪件事是自己十分熱愛的，才能轉換頻道。

你可以再次想像自己的安靜小天地，那個充滿和平與安靜的內在聖殿（見第十章）。這個技巧可提供簡單、短中期的修補。

感覺情緒並讓它消失

想要解決長期的情緒問題，這個技巧有驚人的效果。其中的道理很簡單，因為故事存在腦袋裡，而情緒則存在身體裡。

當我們把重點放在故事時，必須重新喚起過去誰說過什麼，當時發生什麼事之類的記憶。把重點放在故事，就像是重播經典肥皂劇，劇裡主要的主角必須不斷處理一再重複、永無止境的麻煩。只要愈陷溺在故事，就愈引發情緒。那些情緒是痛苦而長期的，也是被壓抑或無法控制及預期的。

最關鍵的重點在於：**情緒被留在身體裡——要解決情緒問題，必須將注意力放在身體。**

在覺知認清了這點，以及我們開始訓練自己之前，會發現自己隱約可以感受到情緒是快樂還是不快樂，卻並不真的明白那是什麼樣的情緒，以及它從何而來。因為這樣，情緒就顯得十分抽象、模糊且無法解決。

處理負面情緒的基礎，在於當情緒循環性出現而且不愉快、令人痛苦時，能用意志力選擇性地放下所有有關「故事」的想法，而以「情緒」來取代。這麼做的效果十分驚人，會讓情緒真正消失，以下是進行方法。

以靜坐的姿勢舒服地坐下或躺下，輕輕閉上眼睛，簡單將情緒帶入心智，注意身體哪個部分有感覺。大部分的情緒都記錄在我們的核心區——腹部、太陽神經叢和胸部；或許往上來到喉部，但多數是在胸部及腹部。如果情緒感受很強，可直接使用這個方法；如果情緒沒那麼強，而你想嘗試這個方法，可花點時間回憶一個充滿情緒的故事，長度足以讓你引起情緒，之後請把故事拋在一邊，將注意力放在核心區，用身體來感受情緒。

這個技巧包括三個重點：

❶**簡單地讓情緒留在身體裡：**避免想到必須改變身體的感受或必須修正什麼。覺知會打點一切，只要對自己的感受有所警覺，情緒便會逐漸穩定且有效地消失。

❷**對於生理感受不妄下判斷：**這點很重要。放下任何批判或分析的意圖，只要簡單地專注於自己的感受就夠了。不妄下結論或在內心自我爭辯，在這麼做時，需要紀律以及溫柔地對待自己，才會有效。當你發現自己又開始批評了，沒關係，只要簡單放下這些評論，回到感受即可。請耐心一點，專注在感受上面。

❸**保持專注：**若是你發現心智再度開始遊走或又回到故事的情境，請瞭解

到這點就好，也請溫柔地對待自己（千萬別痛批自己），然後再回到身體的感受。這個技巧可稱之為情緒的正念，使用起來很舒服又具有強大效果，可讓人卸下破壞性及痛苦的情緒。

解決故事

任何故事都可以觸發我們內心的情緒，這種複雜的結構來自於過去確實發生的事，或我們認為未來即將發生的事。這件事承載了我們的信仰、習慣、社交經驗、偏見、知識、成見、喜好、希望、恐懼、欲望、厭惡，而我們必須終結一個自認發生過或即將發生的「故事」。最後它會成為我們版本的故事、成為真正發生過的事的回憶。這聽起來好像有點複雜。

只要有任何故事存在，就可能觸發情緒，接著我會告訴你如何解決情緒、故事本身又是什麼。有四個主要技巧可用來澄清或解決故事的問題：

❶**自我分析：**這個做法的難度很高，若你的內在穩定，分析過去的故事很有用，也很有效，會讓你更有洞察力、心思更清明，並得以解決問題。但對許多人來說，分析故事反而會陷溺在無助的循環及破壞性思考裡。

❷**向外諮詢或進行心理治療：**這是個很好的建議，尤其是情緒長期極度痛苦時。只是，治療方法如此多，到底哪一種最好？研究結果十分清楚，若是長期性的問題，與治療師的關係是否良好遠比任何特殊技巧或治療方式來得重要！這點或許會讓你感到意外，不過任何建設性治療方法要能生效，都必須有同樣良好的專業性協助才能做到——請選擇能讓你產生自信、很快就能信任的治療師。**第一次與諮商師見面，要像在進行面試。**你是否相信這個人？他是否能幫助你及你的人生？若答案是「是」，請預約下次看診時間，進行真正的治療。此外，運作良好的團體治療亦很有幫助。我常在團體裡看到病友的改變，你也可以選擇一個領導有方，讓你更有自信及信任的團體。

❸**使用正念及靜坐讓故事消失：**這個方法可稱為「故事的正念」。使用這個進階方法前，內心必須相當穩定。以下就是「故事的正念」的做法：你可以採取靜坐的姿勢，舒舒服服地坐著或躺著。給自己一點時間與空間，不要被外界干擾，然後在心裡想一個故事，一個既陳年又熟悉、始終揮之不去的故事，一個只需簡單回憶就能重現的故事。請再一次回想故事的細節，包括誰做了什麼、發生什麼事、誰說了什麼……，讓故事

自然流動，就像電影或錄影帶畫面一幕幕在腦海放送。故事必須完整呈現出來，你必須不做任何評論，包括「這樣很好」、「那樣很糟」等。你必須放下操縱故事的企圖，也別想以各種方法重新框架故事，只讓故事自己慢慢地說出來——保持警覺，專注而不批判。如果你發現情緒自故事湧現，請從旁觀察即可，即使開始流淚或有其他情緒，也只要從旁觀察，看著它們，讓情緒發洩。記住，在使用這個技巧時，你的重心得跟著故事走。這個練習很像是在看一部很糟的電影，但你只看而不做評論，電影看完，就完了。是情緒、行為反應與分析還原了一個老故事，只要簡單讓故事在全然的覺知下演完，然後消失。這是個強大且有效的技巧，但不是練習完就算了。我們得在充分瞭解故事全貌後付諸行動，或許接下來該做的就是原諒別人、補償別人、尋求正義，或是在行為上做出改變。

❹**經由「觀點」讓故事消失：**「觀點」是透過哲學意義形容生活的字眼，可能會受到宗教與信念的影響——我們可能有基督教、佛教、印度教、回教、猶太教的觀點，也可能透過個人經驗、文化與學習而發展出哲學觀點。我們的觀點也許抽象而模糊，也許詳盡而精確，但一般來說，個人觀點在於詮釋與瞭解世界、世界發生的事及人群、決定如何過日子等方面均扮演重要角色，不少人光透過自己的觀點便能解決過去的事。事情就是發生了，你接受它，解釋它，賦予它意義，根據它採取行動，而日子還是要過下去。這裡要討論的是，當個人觀點產生不了作用，整個人陷在無助的情緒裡時該怎麼辦。例如，憎恨可能是你必須解決的情緒，你的觀點可能會讓你持續憎恨，你相信「他做了很惡劣的事」、「她實在是太……」因而覺得自己有權利生氣，可以一直氣下去，而且只要一想到這件事就氣壞了……，這就是你的觀點！然而，若你願意拓展自己的觀點，是否會原諒對方？只要你願意原諒，這個故事就會消失！麥可・盧尼（Michael Leunig）或許說對了：「愛人會讓你感到快樂，這是件既簡單又困難的事。除此以外，我們別無他法……。」基於這點，接下來我們要討論如何解決破壞性心智狀態與情緒的特殊方法。

Chapter 17

轉化負面情緒

釋放恐懼、羞恥、罪惡感和哀傷

一九七〇年代末期，我開始想建立一個以生活型態為基礎的癌症自救團體。大家都很清楚癌症與許多問題息息相關，每個人都告訴我，他們因恐懼與沮喪而無法面對癌症。由此可見，我們很需要一種新的解決方法。

這個團體正式成立於一九八一年，致力於各種建設性做法。面對許多說不出口的困難時，我們很少談論，反而把注意力放在正面做法，包括正面思考、正面情緒、靜坐、運動、飲食等。我們時常討論這些做法，並將正面事物付諸行動，過程中，病人的希望會重新燃起。隨著樂觀態度逐漸增加，病人會對自己的感覺更好，身體狀況也會漸入佳境。許多醫師也證實，參與團體治療，病人在身心方面都有良好改變。接著，一傳十，十傳百，參加團體治療的病人人數激增，每個人都覺得自己變得更好了。

恢復健康卻感到失落？

我想談談芭芭拉。她是我一九八一年九月十六日創立第一個治療團體時的成員。

芭芭拉在傍晚時打電話告訴我，不知該如何面對得到侵襲性、無法治療的腦瘤的事實。她談話時十分情緒化而且沮喪，還表示不確定要選擇自殺或明天加入治療團體。最後，她掛上了電話。我並不認識她，也沒辦法回撥電話跟她談得更仔細，一直到她出現在治療團體，我心裡的石頭才終於落了地。

芭芭拉大約四十出頭，與男友麥可一起出現在治療團體。他們很快便對整個療程產生好感，並採納所有建議，而芭芭拉在未接受任何醫療手段的情況下，迅速且完全地康復。她是一位表現優秀的病人——至少相距不遠。

幾年之後，麥可打電話給我，說芭芭拉情況還不錯，只是愈吃愈多，而他們都知道這麼做不好。麥可問她為什麼這樣，芭芭拉卻殘忍地回答說這不關他的事。

我跟麥可討論了一會兒，幾個星期後他再度來電，說芭芭拉不再練習靜坐，這讓他非常擔心。沒想到再過幾個星期，他打電話給我，說芭芭拉的癌症復發了，而這次她完全拒絕靜坐、不願改變飲食、思考很負面……。我決定親自去探望她。

芭芭拉聰明幹練，口才很好，她向我敞開心胸，直言不諱。她說自己罹癌前的生活一團亂，每件事都有一堆問題得處理。不正常的童年、失敗的感情、不快樂的工作、與現任男友的衝突，難怪她會得到癌症。她在進行團體治療時發現自己有傾向罹患癌症的人格特質，也確認罹癌改變了她的一切。

在追蹤病情的期間，麥可很關心她，兩人關係也愈來愈好。因為癌症，芭芭拉無法上班，也因此有了現成、無可爭辯的理由可隨心所欲地做想做的事，她也這麼做了，並且體驗到前所未有的快樂。然後她恢復健康了，現在她必須重新面對自己的人生，但她並不想這樣。工作永遠那麼討人厭、朋友也沒有她生病時那麼關心她了……，前塵往事全部一湧而上。

芭芭拉單刀直入地對我說：「伊恩，我寧願死掉，也不想過以前那種生活。」就這樣，她無視所有人的努力，很快就死了。

許多故事隱含的洞見或彰顯的關鍵，總是那麼的戲劇化。芭芭拉的故事正顯示出許多人同樣面臨的兩難，這對我影響很深，也讓我有不同層次的理解。

以「正面方法」為起點很管用，能帶給人們希望與方向，幾乎照這個方法做的人都改善了身心健康，但隨著時間過去，許多人開始面臨瓶頸，內心不再平靜。他們感到失落的同時，也喪失了照顧身體的動力，幾乎每個人的健康狀況都變得很差。

如今，透過我的同事多年研究與累積的經驗，以及治療上千位病人的見證，我們可以找出瓶頸所在，以及設定更有效的解決方法。

何時會出現破壞性情緒？

罹患癌症的人常出現五種破壞性情緒，在討論這五種情緒前，我想先談談自己對這個問題的看法，再說說關於時機的問題。

通常我們會建議癌症病人要向前看，意思是凡事都要正面——不論是飲食習慣、正向思考、健康情緒、靜坐等，無須特別去尋找破壞性情緒。如果破壞性情緒確實存在，它會主動找上你，這表示：若想擁抱內心的平靜，得努力一點才能達到。體驗更多的愛、感受快樂、重燃熱情、感受喜悅、歡笑……，都是非常有效的療癒方法，我們很快就會討論如何培養這些態度。若你發現內心平靜出現阻礙，那就是釋放破壞性情緒的時機了。

有人就是會自然康復，並且確實感受內心的平靜，但有更多人感受不到內心平靜，反而會出現破壞性情緒，如果這種情緒出現的時機適宜，將有助於我們解決問題。不過，要如何得知何時是適當時機呢？答案是這種情緒持續出現的時候。舉例來說，偶爾感到恐懼是適當、合理且正常的，我們不需要特別注意偶爾出現的恐懼，只要觀察它、瞭解它的本質——它就只是恐懼而已，然後放下。如果恐懼經常如影隨行，如果恐懼常在夜半讓你驚醒，如果恐懼經常占據你的肩膀並不時在耳邊喃喃細語，那就是釋放破壞性情緒的時機到了。

5大破壞性情緒和解決方法

現在是釋放恐懼、羞恥、憎恨、罪惡感及哀傷的時機，每個人都該這麼做！

阻礙1／恐懼

恐懼是癌症病人最常出現的情緒，有時會強烈到連能幹的人都會感到不知所措。奇怪的是，在團體治療的經驗當中，這個問題卻很容易解決。對多數人來說，實際可行的希望結合靜坐，便可以輕鬆讓恐懼消失，甚至不用表現出來。

不過，對於內心始終充滿恐懼，或是因病情再度復發而感到恐懼的人來說，最好透過以下四個層次來釋放情緒：

層次1〉生理恐懼

這裡討論的是恐懼如何直接影響疾病，並進一步探討相關議題，包括恐懼疼痛、恐懼死亡及恐懼改變。記住，**直接面對恐懼，才是克服恐懼的良方**，如果試圖忽略、縮小、壓抑，甚至無視這類恐懼存在，恐懼只會一再出現，而且一次比一次強烈。

要如何面對這些恐懼呢？首先，我們必須先穩定下來。哀傷的第一個反應往往是否認，因為這可以將問題拋諸腦後，有助於自己掌握情況。

否認在短期內或許有用，但長期而言沒有任何效果；若你正在協助某位剛得到癌症的病人，瞭解這點尤其重要。否認是一種有效期的處理機制，人們往往得花點時間才能從內在處理自己的變化狀況，重新得到力量，以更覺知的態度面對自己的選擇。

我很少看到癌症病人老想著疼痛、死亡或在診斷出癌症後立刻調適心情而從中獲益，但如果時機正確且初期的恐懼十分強烈，解決之道就是「面對觸發因素」。

克萊夫是位成功的生意人，他獨居很久了。在被診斷出罹患前列腺癌末期後，他開始參與治療計畫，降低了疼痛，也逐漸恢復健康，攝護腺PSA指數也很穩定。他非常在意自己的未來：如果病情變壞怎麼辦？該怎麼處理？能在家處理嗎？如果在家該怎麼做？他變得十分焦慮，常常失眠，開始有憂鬱的症狀。

克萊夫向一位醫術及溝通能力很好的家醫科醫師求助。他花了很長時間解釋自己多想恢復健康，而且也一直很樂觀，但對未來的恐懼仍盤據內心。他必須瞭解最壞的情況是什麼？如果病情急轉直下會發生什麼事？他能做什麼？

家醫科醫生向克萊夫解釋各種可能性，他很確信克萊夫將來會有極度的疼痛，勢必得經由醫學方法來控制。他表示，克萊夫的癌細胞已經蔓延到脊椎，很可能會擴散到其他部位，如此將會影響他的行動能力，治療無效的話甚至會癱瘓，屆時克萊夫會需要居家護理，或是選擇到護理之家或安養院。醫師告訴他，許多病人死之前會陷入昏迷，然後醒來，又昏迷，不過根據他的經驗，病人會死得很安詳。

克萊夫告訴我，醫師的每句話都對他造成嚴重打擊，但他接受了一切，而醫師也根據他的選擇安排治療計畫。他按照計畫進行，並與住家附近的巡迴醫護人員連繫，確認居家護理的可能性，同時還造訪了當地的安養院，對安養院的設備及員工素質大感驚訝。

他重新振作起來，盡可能將所有事情一一安排好。然後，他放鬆了下來。

現在克萊夫在「面對觸發因素」時有套完整解決方法。每當他想起未來有多恐懼，由於已瞭解恐懼的本質，他可以自我提醒自己其實被保護得很好，且有足夠的能力快速排除恐懼。

面對死亡是一個極為重大且勢必面對的議題，第十八章會仔細討論，但我們可以在這裡先快速瀏覽並思考面對死亡時該怎麼辦。

層次2〉**情緒性恐懼**

疾病會對感情關係造成什麼影響？朋友會如何反應？家人又會作何感想？工作怎麼辦？是否應該告訴大家？還是不要跟人說？到底該坦承與誠實到什麼地步？

首先，沒有什麼「應不應該」的問題。每個人都不一樣，每個人的處境都是獨一無二的，不過，我們可以做些一般性的有效觀察。

癌症病人常掩飾情緒，他們喜歡「裝出笑臉」，將沮喪隱藏在心裡。許多長期倖存者都說，改變這點是恢復健康不可或缺的一部分，而且透過疾病嚴酷的考驗，不再掩飾情緒將為生命帶來前所未有的好處。

簡單的解決方法就是更多的愛——無條件的愛。許多人——尤其是癌症病人——愛人是有條件的：你對我好，我就愛你；你照顧我，符合我的需要，我就愛你。解決情緒性恐懼的方法，就是建立更多愛的方法。

第一步，就是減少有條件的愛。有兩個最好時機可證明這個方法是否有用，就是當你可以拒絕別人的要求，以及願意對外求助時。幾十年來，我問過上千位癌症病人，他們絕大部分都無法拒絕別人的要求，也不願向外求助，這都是具有罹患癌症傾向人格特質的特徵。我們可以觀察到，這兩個特徵反映出他們內心需要被喜歡，必須透過周圍肯定自己。這些特徵背後的恐懼是：如果我拒絕別人，他們就會不喜歡我、不肯定我、不愛我；如果我求助於人，可能會成為別人的包袱，為別人製造不便。

根據經驗，改變這兩種根深柢固的習慣對長期康復來說效果很好。當然，你不會希望一輩子對別人說「不」，或一天到晚對外求助，但就短期而言，這不失是個好主意！軟弱的人在開始改變這兩種習慣後，通常就可自行選擇不帶情緒地拒絕或接受別人的要求，需要時也可自行選擇要不要他人協助。如果能做到這點，你等於是往前邁進了一大步。

至於是否該告訴別人得到癌症的事，以及要說到什麼程度，可視與對方的關係，或希望與對方建立什麼關係而定。這點對父母來說特別重要，絕對必須列入考慮。你想成為什麼樣的病人範例呢？

賈姬得到乳癌，預後極不樂觀，她是單親媽媽，兩個孩子對這件事的反應不一。十五歲的兒子始終保持沉默，臉色很難看；十二歲的女兒則變得好辯而叛逆，老是在生氣。為了保護孩子，賈姬不曾將罹病的殘酷事實與面對不確定未來的恐懼告訴一雙兒女。

很顯然，當孩子猶如陷入黑暗，會將事實「恐怖化」。因為重要訊息被扣住、事實被扭曲，更糟的是，如果對孩子說謊，他們反而會以為情況比真相更糟糕，否則為什麼無法得知真相？

其實只要用愛的方式告訴孩子真相，他們有很強的適應能力。我與賈姬討論這點，為她的困境帶來一線希望。她很害怕萬一自己喪失能力或死亡，她跟孩子該怎麼辦？她不知是該獨自面對，還是要告訴孩子？她很怕孩子看到她哭。

我告訴賈姬，以她的情況而言，哭泣很合理，也很正常，還可以幫助她對自己的病情有所回應，反而能為孩子樹立榜樣。我請她想想希望自己能為孩子樹立什麼樣的典範，她希望自己是開放、誠實且可靠的。然而，在她習慣性隱藏情緒及疼痛的背後，其實是懷疑與恐懼。

賈姬很希望為孩子做出最好的選擇，透過討論與全盤性思考自己的選擇，她的思路變得清晰。最後賈姬下定決心，立定志向改變情緒性習慣，向孩子坦承一切，包括罹病後的感受。

賈姬知道必須做點什麼，她需要別人的協助。定期參與有同樣問題的病友支持團體是個很好的開始，賈姬找學校的諮商師為孩子進行輔導，並安排幾次家庭治療課程。最後，她下定決心要對孩子更開放，也更坦白。

結果如何呢？起初她很失望。

她花了那麼多力氣，想與孩子建立全新的溝通模式；她打算向孩子說出真相，說出自己有多麼擔心他們的未來，原先她以為不說這些細節比較好，以及她很怕在孩子面前流露情緒。她盡了最大努力，將實情對孩子全盤托出，而且正如她所預料的，眼淚自她的臉頰緩緩流下。當她訴說這段心路歷程時，兩個孩子目不轉睛地將注意力擺在她身上，他們沒說什麼，也沒有流露太多情緒，等到賈姬滔滔不絕說完以後，孩子們便起身離開，做自己的事去了。

然而，從那個星期開始，情況變得不同了。孩子經常個別跑來問她問題，想自行拼湊出整件事的輪廓。「什麼是化療？」「這個測試代表什麼？」「妳的頭髮會長回來嗎？」他們在學校的行為也有了變化，諮商師認為孩子正在穩定進步中。他們成績進步了，家裡氣氛也更開放了，他們有時會裝作若無其事，家裡仍充滿挑戰、仍有許多問題，但氣氛已變得更自在。

這個轉變對賈姬來說，是生命的改變。她在團體裡說話時帶著過去沒有的從容與自信：過去她的「氣場」充滿悲劇與煎熬，如今她整個人既明亮又熱情；過去她的身體總是接二連三出狀況，如今正穩定進步中。她的能量提升了，對未來也充滿希望。

至於我的個人經驗，讓我們把時序倒回八〇年代。那時我經營癌症支持團體已有幾年，每次我在團體分享這些觀點時仍會感到驚訝。那時我的兩個孩子一個四歲，一個兩歲，而我從來沒對他們說過我愛他們，這讓我想起我自己的爸媽也從未對我說過同樣的話，我從不懷疑他們的愛，他們只是沒說出口罷了——原來，我也在重蹈覆轍。不過，我認為這很簡單，並決定晚上回家一定要把愛告訴孩子。

哇！沒想到要說出口竟然那麼難！我必須改變某些習性。幸好在許多年後，我發現我的孩子能對他們自己的孩子自在地流露愛意，他們很容易對自己的孩子表達情感，而且比我更能與孩子討論各種想法或感受。

我必須指出，做出個人重大改變必須花點時間。有人很清楚自己需要什麼，可以很快做出改變，尤其是在有效的治療團體更能快速進步，不過對多數人來說，改變習慣需要花費的時間不是幾天，而是幾個月，有時甚至得花上幾年。

層次3〉心理恐懼

所有的恐懼都是心理性的，因為通常恐懼都來自內心。但我仍將恐懼分成生理、情緒、心理及心靈等類，以易於瞭解並學習如何克服不同層面的恐懼。有句古老的諺語說：「知識可驅散恐懼。」這句話道出十分重要的事實。就像孩子在不知道真相的情況下很容易將情況「恐怖化」，欠缺知識的人也會留下許多懷疑、不確定及恐懼的空間。

所以啦！解決方法很簡單，那就是瞭解情況。

我們需要充分的資訊及清明的心智來評估狀況，第七到第九章探討思考與心智訓練時已討論很多了。壓力與焦慮也會產生懷疑、不確定及恐懼，欲消除心理恐懼，須大量倚賴靜坐的協助。

層次4〉心靈恐懼

為什麼是我？為什麼是我生病，而不是隔壁鄰居？生命與疾病之間是否有什麼關連？生病的意義是什麼？它的目的又是什麼？在我出生以前，我是從哪裡來的？死後又會去哪裡？這一切有什麼意義？

這些都是重大哲學問題，都是心靈問題的核心，也是宗教教義所在。我們將在第十九章有更仔細的說明，現在所要談的解決之道則相當簡單。

在心靈範疇裡，尋求的是生命這個重要課題的答案，我們可從別人的經驗開始學習，例如閱讀好書、聽聽權威人士的說法、與人討論、反省與思考問題……，不過，其他人的經驗或論點可能會互相衝突，而個人不斷的反覆思考只不過是臆測——或許這就是答案，或許那才是答案；或許這是真的，或許不是。

唯一令人滿意的結果是：要研究重大心靈問題的真相，必須透過直接經驗——靜坐的精髓及其在哲學與宗教傳統的重要性，由此可見一斑。

靜坐提供了一種直接而可靠的方法，它能超越心智的思索、超越一般性的思考，直接體驗我們是誰、內心的本質是什麼等真相。

我們共同住在一個所有事物緊密相連的世界，我聽她說是如此，我想他做了這事……，只要有任何權威聲稱是真理的事，就會有另一個人出面駁斥。那麼，**是否有絕對的真理存在？**靜坐提供了一個方法來探索答案，並實際經驗它的解答。答案不是我們「想」出來的，而是我們「知道」那就是真理，知道我們真正的本質為何的真理。

體會內在真理的價值，在於瞭解我們是誰，並藉此發現我們的本質天生美好、完全純粹而且絕對不可侵犯。就像天空永遠不會因烏雲遮蓋而被玷汙，永遠存在在那裡，透亮且無邊無際，內在本質永遠是純淨、完整、神聖而無限的。

我們都瞭解這個事實，因為我們都透過靜坐體驗過真相。這樣的體驗會帶來更強的信心，讓我們知道自己某個部分沒有問題。或許身體會受到傷害，情緒或有軟弱，內心可能被干擾，但內在的核心、本質永遠純淨、完整、沒有問題。若想連結內在的本質，必須找到一個神聖的空間，並找到深層舒適與平靜的來源。

靜坐可為身體、情緒及心智帶來良好的療效，還可以療癒心靈。

阻礙2〉羞恥

羞恥是種覺得自己不夠好的情緒，通常與低度自尊有關。

莎麗是個不到四十歲的獨身女性，被診斷出有白血病。我問她為何要參加癌症支持團體，她有氣無力地說：「喔，我只希望學會如何處理得更好。」

當我們要她想像更正面、更有前瞻性的結果時，莎麗很快就變得束手無策：「我不值得擁有更多，頂多只能想像到這樣了。」

在日後的課程中，莎麗發現問題出在她的童年，以及她與母親之間問題重重的關係。基於許多原因，母親從她還小時就無法愛她，而她不斷接收到這樣的訊息，認為自己是母親的麻煩與負擔。她無論做什麼都被批評，覺得自己不夠好的感受始終深藏於心。

在某個神奇的時刻，莎麗終於在支持團體裡說出不認為自己值得活著。對她來說，得到癌症是有意義的，而且在某種程度上提供了一個出口。不過，支持團體的氣氛鼓舞了她，她知道內心痛苦的感受來自過去的經驗，她不是生下來就不值得活著，也瞭解自己必須改變。她從團體中得到溫暖、理解、接納與鼓勵，這幫助她面對一切。參與支持團體對莎麗來說，就像參與一個增強自尊的特殊計畫一樣。

我們建議她使用肯定句——這種聲明和宣稱能幫助她改變思考模式，同時也建議她使用「值得」這個字來對抗羞恥或所有不值得的感受。

莎麗後來選擇使用肯定句：「我值得站在這裡！」團體中很多成員不瞭解這句話的意思，要求莎麗解釋。她說希望透過使用肯定句讓她覺得自己還值得活著，覺得自己值得站在這裡，值得活在地球上，值得作為一個人活下來，大家聽了都感動得流下淚來。

受到鼓勵的莎麗進一步要求自己認為：「我值得過得很快樂，我值得被愛。」光是想像這點，對她來說就很不容易了。透過團體力量的支持，她可以經常重複說出這段話。

莎麗讓內心持續保持清明，瞭解自己將透過肯定句而有所轉變。她愈感受到自己的價值，就對自己愈好，她更明智地選擇工作，花更多心血看待健康，在生活中感受到前所未有的喜悅。

莎麗開始愈來愈喜歡自己，靜坐也進步了許多。她說剛開始靜坐時，常為自己找藉口，不願安靜地坐在辦公室裡。後來她發現靜坐可以克服內在匱乏的感受，因為慢慢感受到靜坐深層的靜定，莎麗體會到自己內在的本質，她瞭解我們所說的純淨、神聖的真理其實存在於每個人的內心，而她與自己與生俱來的本質也有了更深的連結，她在內心感受到深層的舒適與平靜。

莎麗對後續的醫療效果十分樂觀。透過她的覺知與努力，也讓她的人生得到了治療。

阻礙3〉憎恨

憎恨是種慢性的憤怒。憤怒是對某個人或環境的即時反應，並會產生強烈的不悅。憤怒這個字眼的本質就是強烈的情緒，來得快，去得也快。憎恨是憤怒持續性、長期存在心裡而惡化，憎恨絕對是破壞性情緒。

我們常與過去的人際關係牽扯不清，而且往往對於自己不喜歡的人際關係印象最深。這種情況十分常見，不幸的是，我們經常陷入這種無法挽救的情況，完全脫不了身。

這種關係是一個人的痛處，也會造成長期情緒壓力，所以我們必須找出放下這種情緒，以及原諒對方的方法。使用另一種靜坐技巧可以達到這個目的——結合意象法及肯定句，可以帶來深層且有效的原諒。

練習 原諒練習——使用意象法與肯定句

* **開始：**不論你是採用何種靜坐法，請擺好姿勢。
* **放鬆：**請採取不太舒服的姿勢，最好是坐在椅子上或地板上，然後整個人放鬆。
* **想像你想原諒的那個人：**盡可能清楚建立他的模樣，就好像他坐在你面前，而你正看著對方。有人覺得練習前先看看對方的照片再做，修正一下腦海裡的意象很有幫助。
* **重複念出下面四個句子：**安靜地默念給自己聽，一次又一次配合肯定句的用法，直到你可以很確定地說出來：

「我原諒你。」

「請你原諒我。」

「我要感謝你。」

「我祝福你。」

當你開始進行這個練習時，得花點力氣才能把注意力集中在對方的意象，以及重複說：「我原諒你。」你在重複說這句話時，可能會想到所有你不必原諒對方的理由，「原諒他們？我有太多理由恨他們了！」你心裡可能會這麼想，你有充分的理由恨對方，這樣的恨意對你產生的影響遠勝於其他人實際加諸在你身上的行為。但只要你不斷地提醒自己這點，就會產生更開闊也更健康的觀點。

只要一再重複說這句話，就是在思考為何原諒別人對自己有益。你會思考他們為什麼是這種人，為什麼做出這種事——你會發現自己陷入沉思，開展出新的洞察力。只要不斷重複這句話，你終將確認自己可以說出：「我原諒你！」

我發現要說出「請原諒我」更困難。剛練習時，我為了找出那麼多不必原諒對方的理由而十分苦惱，因為他們那麼可怕，傷害我那麼深，直到我瞭解自己在這些問題裡的角色為止。當初若我的行為不是那樣，整個情況將大為改觀，會更為平順。這個練習能讓我們擁有驚人的內在洞察力，重塑自己對整件事的經驗。

有時要說出「我要感謝你」也很難。原諒那個害你吃了那麼多苦頭的人，將提升你對原諒的理解，並學習接納對方。這個練習可建立對生命更為宏觀的理解，一般來說也可建立更好的人際關係。

在進行完第一到第三句之後，再說「我祝福你」就容易多了，你也會比較有自信。「我祝福你」是一種釋放、一種放下，這時你瞭解對方的價值，可能會接受不同觀點，不帶任何負面情緒，以自己的步伐往前邁進。

請從簡單的人物開始練習，如路上超你車的人、踩到你腳趾的人，或沒給你好臉色的服務生。請經常練習——每天花點時間選一個人練習，我每天會找一個白天碰到的人來練習，發現整個情況很快就會自動上演，有如那件事再度發生。如果你的人際關係快出現問題，只要腦海快速想到那四句話，問題還沒成形前就可能消失了。我後來用這個方法處理棘手的人際關係，所有老問題都一掃而空，我再也不被過去的問題所困擾了！

戒酒團體更進一步採用這個方法，建議想戒酒的人必須補償自己傷害過的人。他們必須站在被傷害過的人的面前道歉，盡可能賠償對方因自己所造成的物質損失。我倒不認為要做到這種地步，你可以自行決定，但我知道這個辦法真的很有效，尤其是用在與我處不來、關係不好的人身上。我努力練習這個技巧，直到可以發自真心說那四句話。當我打電話給對方時，彼此之間的氣氛完全不同於以往的箭拔弩張，我們很輕鬆地聊起來，談起過去的老問題，這是以前從來沒有過的事。我們都覺得更輕鬆，也更快樂了。透過練習，我們的關係變得更平衡。支持團體的人同樣發現這個技巧很有效，我也大力推薦給想原諒別人的人。

阻礙4〉罪惡感

罪惡感就是對過去做錯的事感覺很糟，最明顯的解決方法就是原諒自己，如此也有助於多愛自己。

最好在進行原諒練習的四個步驟P269之後，再加上原諒自己。在做完原諒別人的練習後，原諒自己會比較容易，步驟也與原諒別人十分相似。當我們做這個練習時，可能會感到迷惑、深刻而又自由。我為了原諒自己，必須做些什麼？我為了原諒自己，必須認為自己是什麼樣的人？我必須感謝自己什麼？做完前面四個步驟，然後祝福自己，便能接納自己並感到平靜。

這個方法的意義不只如此。跟你關係最為密切的人——是妻子、兒子或母親？或者不是他們任何人？其實，是你自己！我們都聽過一句老話：「愛人如己。」卻只聽到前半段，常忽略了「如己」，而這，才是最重要的部分。**若你與自己欠缺良好關係，絕對不可能建立開放的關係或坦白的愛。**你總是不滿意目前的關係，才會想尋找另一段新關係——一個對你有利的關係。只有愛自己，才能愛別人。**愛絕不是自我中心，更不是錯誤情緒，這是一種基本人權——你必須愛你自己。**

「為什麼我必須愛自己？」你問道，「難道我不夠胖嗎？難道我的鼻子長得不奇怪嗎？我的髮型就連我自己都不喜歡，更何況，我不是得到癌症了嗎？」

你的身體是如此的複雜、精細，難以分析卻又如此美妙，只要你想到這點——真真切切地想到這點，就不可能不為之讚歎。你能想像心臟每天跳動十萬次嗎？沒有一種機械幫浦不經定期檢查及維修可做到這個程度，但你卻做到了，而且沒有人幫你，是你的身體定期、自動幫你做的。

請你再思考一下。如果你只有兩個細胞，一個來自母親，一個來自父親。它們結合在一起，成為一個細胞，然後又開始分裂，從兩個細胞——只有兩個細胞——製造出整個身體。在這個過程中，你見證了演化：在母親的溫暖中，你從兩個細胞開始，經歷了原生質、魚類、爬蟲類、動物一直演進到人的過程。你擁有如此驚人、富有創造力的內在能力，在這個特別的時刻創造出自己的身體——沒有基因工程師的參與，全是你一手打造出來的！你有能力，一種內在通曉如何創造並維繫身體的能力。多麼奇妙啊！

同樣奇妙的是，這種富有創造力的內在能力可以維繫健康，它能輕鬆醫治斷裂的骨頭——只要擁有適合的條件，這種能力可以治療或創造任何事。至於適合的條件，則必須從愛自己做起。愛是一種內在的、人類天性的一部分，兒童最能表現出愛，成人則常因恐懼而無法示愛。只要懷抱著敬畏的心讓愛有所增長，身體與心靈自然就會發生奇蹟。你只有兩個選擇：你可以愛自己，也可以不愛，這是個簡單基本的選擇。

如果你想加強這樣的愛或感受愛，請透過靜坐或沉思想想自己，想想自己身體、情緒、心智及心靈的運作。當你思考到這點，會非常清楚外在世界是何等短暫，你的身體、人格和周遭環境總是快速地轉變，但在靜定中，你對事物的覺知會更長久、穩定而有意義。你的內在核心、你的真實自我，就是你必須瞭解與愛的對象，然後你能接納自己的限制（每個人都有自己的外在局限），也接納了你有力量的事實，然後思考該如何運用這種力量。最後，你可以全然接納：「是的，我是個值得自己愛的人。我很有力量，也很軟弱，我的內在核心是純淨、真實而且神聖的。」

請以毫無防備、沒有侵略性的開放心態，準備承認自己外在的軟弱，準備好拿出自己的力量，並妥善地運用。你知道自己的內在核心是如此完美，你知道自己值得愛與被愛！

阻礙5〉哀傷

我們會在第十八章討論死亡及瀕臨死亡時談到。

心智的5大療癒狀態

心智具有強大建設性及療癒性的三個狀態，就是愛、希望與信念，我們已經談過了。此外，心智還有另外兩個狀態很少被人知道，而它們對於療癒與健康也具有同樣力量。

慷慨

當我們生病及對未來感到恐懼時，氣量會變得很小，希望能緊緊握住手上擁有的一切，甚至會十分吝嗇。若要改變這點，就必須轉化心智狀態，讓自己更慷慨，這對療癒具有極強大的作用。

如何給予呢？先從小一點的事物開始練習，像是幾句讚美、一個小禮物，然後再練習大一點的事物。比方說，如果你能提供十分寶貴的知識，有助於緩和對方的恐懼，並帶來平靜與滿足，那就是一份真正的禮物。

我自己就有一個活生生的經驗。過去身為運動員時，我總是有意識地讓自己跑得很有「格調」。要做到這點必須要很穩定、平衡感很好，還要有天分，還有——請容我這麼說，還得很優雅。我也很喜歡看著別人有格調地跑步，但從來沒說出來，因為我想讓自己跑得更好，這讓我在學習有格調地跑步的過程中很享受，也很快樂。我愈努力，就會進步得愈快。

雖然這聽起來好像很可笑，但自截肢之後，我花很多時間讓自己可以「有格調」的移動或撐著走，讓自己行動起來流暢自在。我從沒告訴過任何人我的「訓練」，直到有一天，一位不認識的年輕人跑過來，以清楚而明確的口吻告訴我：「看你走路真是賞心悅目，你看起來好像在飄。」

從來沒有人對我這麼說過！大部分的人只會問我為什麼截肢，為什麼要用義肢，以及我另外一隻鞋要怎麼穿。因為我的腿從臀部的地方就被切除了，我發現用拐杖撐著走比用義肢更方便，也更舒服；因為截肢後只剩下一條腿，我覺得穿長袍比穿長褲露出一條腿要更舒服，也更美觀；此外，我只穿一隻特別訂做的鞋子，如此才不會浪費……。

有句話說：「一句讚美勝過千句批評。」這是真的。只要一句讚美，就可以讓對方開心一整天。只要一句適當、發自內心的讚美，就可以讓對方保持微笑。

當然，只要注意自己開始進行慷慨的練習，希望自己對別人更好時，同時也會接受別人的好意。不過，**慷慨真正的力量及益處，在於必須放棄「交易」的心理，無條件的付出。**你是否會在完全不考慮對方是否欣賞及回贈禮物的情況下，送他一份小禮物？所有正面心智狀態面臨的難題，就是必須是無條件的——這才是真正的挑戰！

感激

花點時間回想苦澀與憎恨的感受：冰冷、難受、緊張、氣量狹小、退縮……，這些都是反療癒、傾向罹癌的情緒！現在，請你進入感激的情緒：溫暖、正面、開放、擁抱……，這些都是反癌症，有助於療癒的情緒！

感激是一種容易建立的心智狀態，而建立感激的情緒並發展益處的最好方法，就是記得每晚睡前列出三件今天值得感謝的事。這對你來說輕而易舉：或許那是個陽光燦爛的日子，或是個對花園很好的雨天；或許你得到什麼東西，或達到什麼目的；或許是你開懷大笑，或有過片刻寧靜……，只要列出三件事。有些人甚至會寫「感激日記」，將所有值得感激的事記錄下來，並對於有那麼多事值得感激而驚訝。

這個簡單的練習具有強大效果，許多研究顯示：**感激是消除憂鬱的最好方法。**

然後我們必須進一步練習，讓感激別人成為習慣。或許你已常常這麼做了，但我們常將別人的幫助視為理所當然，而且以為他們知道自己幫了大忙，而你對他們有多麼感激。然而，就算他們會讀心術，你還是應該表達出感激，這麼做會增加對方的善意，不致心懷疑慮。請表達出你的感激。

該怎麼做？

當你的目標是自癌症中康復，就不需要一逕跟著問題跑。有時候我們會聽到人說：「啊，她得到癌症。她一定充滿恨意，不然就是有童年創傷……。」或許是，或許不是。**評斷別人非常危險**，根據多年來協助病友的經驗，我相當瞭解他們的心理狀態，那就是**建立健康、有建設性的心智狀態，比拚命挖掘破壞性情緒更有助於療癒**。

請盡可能從最重要、最能恢復活力、最為熟練與以下幾種情緒著手：希望、愛、信念、歡笑、愉悅及感激。對自己的情緒寬容一點！

請再看一次上述的情緒清單。從最確定的一或兩種，或者三種情緒開始做起。告訴你的內心：「*選我。我就是你此刻所要的。培養我，我會讓你過得更好。讓我們一起戰勝疾病！*」把注意力放在發展這樣的情緒，心智狀態就會隨之改變。如果你想更進步，請隨時重讀這段內容及上述清單。那麼，接下來呢？

如果憎恨對你來說仍是個問題，請給自己幾個星期（甚至是幾個月）練習原諒。如果這時恐懼再度升起，而且持續很長一段時間，就必須思考該如何緩解：到底是生理恐懼，還是情緒、心理或心靈的恐懼？請使用心智來訓練心智，找出必須解決的問題，瞭解如何回應，並激勵自己落實及轉化破壞性情緒成為療癒的能量。

總而言之，請固定靜坐。靜坐能帶來平衡：生理平衡、情緒平衡，並平衡心智與心靈。對某些人來說，甚至只要靜坐就夠了。靜坐可訓練心智，使用心智的力量轉化破壞性情緒，培養建設性的心智狀態，讓健康與生活有所改變。

這些正面的心智狀態，就像在黑暗的房間中點亮一盞燈，或許只能照亮一段時間，或是永永遠遠，都能達到快速轉換的效果。因為有了這盞燈，黑暗將無處可躲。如果疾病就是黑暗，那麼健康的情緒就是那盞燈……。

要活下去，
先瞭解死亡！

Chapter 18

人生的謝幕和告別

如何活得更好，死而無憾？

你可能會問：「為什麼要特別寫一章關於死亡與瀕死？我們不是在討論戰勝癌症，以及如何更正面與更健康嗎？」有兩個關鍵性的理由，讓我不得不認為思考死亡與瀕死能帶來強大而正面的意義。

第一，或許是也極其明顯的，就是**人人都恐懼死亡，這不只會抑制康復的機會，也會對生活造成影響**。學習如何轉化對死亡的恐懼，可讓我們安心地接受治療。

第二，**思考死亡可以改變人生。**與癌症病人相處三十年來，有不計其數的病人告訴我，他們有多慶幸得到癌症。有這種從局外人的角度看來有點反常的感激，其實並不令人意外，但這得花點時間才能發展出來。幾個月或幾年之後，他們會告訴我，得到癌症是有生以來最棒的事。

他們怎麼這麼了不起？為什麼會這麼說？因為他們在思考過死亡後，都很滿意自己的生活。意識到自己不久可能就會死去，會刺激人們思考人生的優先順序，因而做出改變，開始做重要的事，把時間花在真正有價值的事上，也因此改變了人生。

所以，勇敢一點，這樣的討論絕對能改變你的人生。請繼續往下看！

恐懼死亡或瞭解死亡？

人總有一死，然而，我們必須小心別過度美化死亡。當我們死去，一切都改變了；當我們死去，我們會失去一切：失去與身體、與生命的連結，失去與親友的連結以及工作能力，而且很顯然的，我們帶不走任何事物。曾統禦世界的亞歷山大大帝，就堅持死後只穿一件白袍，雙手曝露在外，空無一物，以顯示他死後什麼也沒帶走。

當我們關心與愛的人死去以後，我們也失去了與他們直接的聯繫。雖然他們的品格與能力、他們的存在與啟示、他們的力量與軟弱……，都會與我們同在，並繼續影響我們的生活，但一切都將不同了。我們必須瞭解，面對死亡是艱難的，而這可能會讓人恐懼。

每個人都知道這點，並以下面兩種方式的其中一種來處理這方面的議題：不是慣於為了求生而否認死亡，就是透過死亡而瞭解生命。關鍵點之一在於後者，儘管我們的社會並不這麼認為，甚至覺得這種想法太激進。

否認死亡的代價

在得到癌症以前，很多人從不曾思考過死亡，因為在這之前，他們是否認死亡的。就某個程度而言，這是很合理的：透過否認死亡，假裝自己會永遠活下去，或至少未來當我們準備好的時候，可以死得其所；透過否認死亡，可避免處於因死亡而帶來的直接痛苦。

然而，否認必須付出代價。否認死亡會帶來樂觀的希望：我們還有時間進行生命中重要的事，以致我們認為可以晚一點再做這些事，因而常常延遲它、耽擱它或妥協。此外，我們會視活著為理所當然，以為生命會自然而然地延續下去。

被診斷出罹癌會切斷上述樂天的想法，這正是它有力之處，這是種正面力量。**如果死亡比預期來得早，最先該做什麼？什麼才是最重要的事？**

生命如實地攤在眼前，人人終有一死，只是沒人知道是什麼時候。七〇年代中期，幾乎所有朋友都認為我只能再活幾星期，然而，幾十年過去了，參加過好幾個朋友的喪禮的我，還好好活著呢！我要說的重點是：如果你能接受生命會消逝的事實，就會讓生活變得更好。

瞭解死亡，才能懂得欣賞生命的可貴及其脆弱，才知道我們必須珍惜生命、珍惜每一分每一秒。一旦克服當下對死亡的恐懼，以及第一次深入思考這個問題帶來的驚嚇，生命就會變得更為清晰，也更有重心。我們會感到生氣勃勃、充滿活力，讓自己活得更好。十分矛盾的是，我們得透過思考死亡，才算真正地活著。

而這，正是許多病友對罹癌充滿感激的原因。

規劃善終4大準備

許多癌症病人非常恐懼死亡，甚至認為只要提到死亡、或是連提都不敢提、或因恐懼而流淚……，都是負面行為，必須不計一切來避免。下面這些事情會讓人付出極高代價，包括缺乏溝通、壓抑情緒、隱藏疼痛、極度苦惱、欠缺強烈的療癒力。至於什麼是正面行為？我們該如何面對最常出現、自然而然的恐懼，尤其是在剛被診斷出罹癌的那段時間？

我們大都曾歷經重要人士的死亡，有人可以「死得其所」，有人則不得善終。

幫助過病友及其親友面對死亡這麼多年下來，只要照著我建議的方法做，都能死得其所；更有不少過世的病患證實了這點——許多病友的家人告訴我，**他們很驚訝自己的家人可以「死得這麼有品質」。**

許多人都學會與癌症共存，而我能親眼目睹並成為眾多倖存者之一，真是何其有幸——而這，是可以期待的。看到病友轉化痛苦而感到快樂，並看著他們死得其所，真是上天的祝福！

請務必瞭解，大部分人在開始參加支持團體或閱讀《14天壽命多活45年的治癌奇蹟》時，是否認死亡的。他們最在意的是焦慮所帶來的痛苦和深層的恐懼，比較常見的是對死亡過程的恐懼、對死亡那一瞬間的恐懼，以及對死亡以後不知會發生什麼的恐懼……，但為了所愛的人，他們努力忍住不掉眼淚。

問題很簡單：人人終有一死，但我們能有所善終嗎？倖存者是否可能健康活下去？有人似乎可以「死得其所」，有人則不行，面臨死亡時可以怎麼做？我們是不是該否認死亡，而只盼望有最好的結果，或是能明智一點為死亡做準備？

根據經驗，做好準備才是上策。我們必須考慮以下四件事：

▶如何為自己的死亡做準備？

▶如何幫助他人面對死亡？

▶在死亡的那一刻，該怎麼做？

- 為自己
- 為別人

▶面對哀傷。

準備1〉如何為自己的死亡做準備？

你所見過的死亡歷程，對你選擇怎麼度過人生、死亡那一刻的心智狀態，以及如何為自己的死亡進行準備均有著重大影響。在仔細討論這些關鍵問題之前，我建議你可以重新再做一次「假如……」的練習，把生與死列入練習項目之中。

請再次重複這個練習：

「假如」的練習

給自己一點時間與空間。先準備好筆與紙，接著坐下來，開始幻想。

＊第一部分

想像接下來三個月，你生命中的每件事都會保持原狀，你擁有所有相同的可能性及限制，最後，你的生命（只有你的生命）將要結束——沒有商量的餘地，沒有延長的可能。這是個幻想的練習，第一個問題是：

「假如你只剩三個月可活的話，對你而言十件最重要且必須做的事情各是什麼？」

花點時間回答這個問題，然後寫下答案。接著，重新看一次答案，或許你可以為它們排出優先順序。

＊第二部分

接著進入這個練習的第二個部分，請思考一下，最近你花了多少時間做這些事？如果你跟很多人一樣，可能會發現：即使是清單上第一順位的事，你也沒有花太多時間在上面。一般而言，它們總是被擱置著不做。所以，第二個問題是：

「假如你想完成清單上所有事情的話，你會怎麼做？」

請好好思考這個問題。

有人可能在電影《一路玩到掛》裡看過這個練習，傑克・尼克遜及摩根・費里曼飾演兩位癌症病人，他們打算共同完成一份「遺願清單」——我們讓癌症病友及健康的人進行這個練習已經幾十年了。**請花點時間定期想想自己的清單**，這是我所知道最有用的技巧之一。

與自己和好能讓人死得其所

這是個強而有力的通則！這類經驗非常明確：大多數活得充實、盡其所能地付出、終其一生樂於助人、減少悔恨、原諒他人與自己、有愛心、慷慨又懂得感恩的人，都活得十分快樂，而他們離世時多半也能一路順風。

除非我們一出生就接受良好的教導，否則在回顧過去時，總會有些覺得懊悔的事，因此，我們大都可以從瞭解罪惡感、羞恥感、自責與憎恨的程度而得到益處。得到癌症也許正是一個好時機，提醒我們可以改變並再教育心智，**與自己的過去和好**，並喜悅地享受當下。

死亡時的心智狀態

在偶然與死亡接近的時候，人們當下的心智狀態取決於個人的人生經驗。如果一個人來到人生終點時內心仍充滿苦澀與憎恨，不難想像他將很難有所善終。

死亡其實有點像我們的人生夥伴——就某方面來說，**死亡是最寶貴的朋友，提醒我們要過得更好**，建立正面心智狀態，釋放內心恐懼，盡可能原諒他人，培養喜樂與感激的態度。

對死亡有所準備，才能活得自在

許多人覺得建立最後的人生清單把待做事項寫下來，然後完成所有事項，與親近的朋友家人分享，有助於讓對方瞭解自己真正的想法。

請經常複習這份清單，也可每年重新修訂一次。

最後的人生清單

▶實際事項——按照順序把一切安排好

❶隨時更新遺囑。

❷處理財務問題，確認伴侶可使用你們的共同戶頭，以及其他重要財務或法律事項。

❸找個永久法定代理人（當你喪失能力時，一般法定代理人的權利將會被終止）。

❹請擬好生前遺囑，或找永久法定代理人——代你填寫醫療表格，如此可事先根據自己的意願設定臨終前採取什麼醫療措施。這可以幫你在喪失能力之時，讓醫護人員及家人知道在你無法康復時該進行什麼處置，例如自然死亡或進行重大醫療干預。

你也可以談到在疼痛到什麼程度之時，希望進行什麼程度的醫療措施（最高程度或最低限度）；心臟停止跳動時，是否要使用心肺復甦術。你也可指名臨終時希望有誰在場（或不在場），或是聲明自己想選擇在家、醫院或安養院結束生命。

❺思考一下財產問題。是否想指定把某些東西送給某些人？如果是，請事前說清楚，也可在生前就把東西送人。

❻如果你及／或你的另一半死了，請事先指定某人照顧孩子、雙親或其他依賴你的人，並確認對方知情且同意。

❼盡可能完成生命中所有艱困的任務。把「人生清單」排出優先順序，讓自己死而無憾——無論是完成了什麼，或放下了什麼。

▶溝通——別在死後讓親友為難！

❶表達你的愛。你可能以為對方知道，但就算他們會讀心術，還是要說出來！

❷留下隻字片語給重要親友，讓他們在重要時刻看到這個訊息——這對孩子特別有安撫作用。將想說的話寫下來或錄下來，讓孩子在十八歲生日或結婚那天收到；就算你已經不在了，那樣的訊息仍很有意義。

❸考慮記錄自己的一生。你可以簡單做本相簿，貼滿從小到大的相片，或整理過去的老錄影帶或光碟⋯⋯，你也可以用更私密、更特別的方式記錄自己的觀點、反省、悔恨與熱情。

❹原諒。原諒。原諒。**憎恨就像癌症，原諒能療癒內心，讓人自由。**請重讀〈轉化負面情緒〉有關原諒的段落P269，並且付諸行動！原諒別人，也原諒自己。

▶死後的第一時間

❶如何安排遺體？如果你想靜止放一段時間，要放多久？尤其在醫院，他們必須盡快騰出病床，好讓下位病人入住（殘酷的事實），但親友卻可能很珍惜能安靜與你共處的時光。有些靈性傳統亦指出，如果死

後讓遺體不受打擾地擺上三天，會對死者較好。一般恐怕很難將遺體擺三天，但你可根據自己的偏好選擇。

❷如何處置遺體？是否簽署過器官捐贈文件？防腐是一種高度侵入性過程，如果遺體必須跨國運送，必須有法令許可才能進行。你是否希望由誰來清洗遺體，以及要穿哪件衣服下葬？

❸是否想用某種特定棺木或骨灰盒？

❹土葬還是火葬？葬在哪裡？

▶葬禮

❶是否想舉辦葬禮？如果想要，是只限於親近的家人，或還要開放給任何想參加的人？提醒後人如何處理葬禮對他們很有用，同時也可想想該如何協助他們。

❷想在哪裡舉行葬禮？誰負責主持整個儀式？是請有私交的親友，還是所屬宗教團體成員？

❸想以什麼儀式進行？根據個人宗教傳統？還是以新紐奧良爵士風？想在儀式中強調一生有什麼值得感恩及悲傷的事嗎？

❹想用什麼音樂、詩詞或朗誦哪本書？

❺希望誰上臺致詞？誰負責主要悼詞？是否請影響你一生的那個人來負責朗讀？

❻是否邀請特定團體人士，例如支持團體或醫療團隊的成員參加？

❼葬禮後是否要守靈？在哪裡舉行？誰來處理守靈儀式及相關費用？

▶其他重要事項

如果有的話，請加入清單。

健康的生活型態有助於死得其所

很多人因不健康而死亡，有人告訴我：「我很想減重與靜坐，這對我在某段時間很有幫助，但現在我已經快死了，我又回到過去的老日子了。」這是十分具決定性關鍵：**吃得好比較容易有善終。**為什麼？因為重口味及垃圾食物會對人體造成負擔；高脂飲食會讓血液濃稠，提高血栓、中風與心臟衰竭的機率；不良飲食會造成發炎，不僅不舒服，還會讓既有問題惡化。不健康的飲食會讓身體退化，而健康飲食則會恢復活力與抗發炎。此外，靜坐可以抗發炎與恢復活力，也可以讓心智清明，解除焦慮與疼痛，讓我們與真實的自我連結。

如果我知道自己真的快死了，而不只是哪一天可能會死，我一定會特別注意飲食，而且會比平常更勤於練習靜坐。

請溫柔地對待自己。只要活得好，就會死得其所。

準備2〉如何幫助他人面對死亡？

請盡量與對方溝通。如果你有像是「你認為自己會康復，還是已經快死了？」之類的問題，請勇敢一點問清楚，但要懂得技巧（我們很快會討論這點）——你必須要好好溝通。你得自在地表達情緒，真誠、誠實地，你得認清自己的需求，好好照顧自己，才可能幫助你所愛、所照顧的人。以下是一些指導方針。

認清自己的角色

你是主要照護者、最親密的親友，還是負責醫治與私下照料的人？你只是普通朋友，但很想幫他做點事？或者你沒有太多時間？如果每個人都清楚自己的角色，便都能有所貢獻。

你的重心在於康復或死亡？

這是個很微妙的問題，很難問，也很難回答。多數癌症病人的內心深處其實知道這個問題的答案，但在與人討論到自己即將死亡時，他們往往很難表達自己的看法，因為親友們通常會想阻止他們談論這個議題，「我們別談這個，你好得很！再喝一點胡蘿蔔汁吧！」

再喝一點胡蘿蔔汁很好，但也可能沒有真正幫助到你該幫助的人。許多事都可以幫助病友恢復健康，讓他們有所善終，但若病友已做好無法康復的準備，或放棄任何康復的可能性，他們便會將重心放在不同的事物上。

獲取這個問題的正確答案，需要**把個人的偏好放在一邊**，以開放、不做判斷的態度詢問對方。透過這樣的問話很有幫助：「我可以想像，像你處於這種處境，可能會把重心放在康復。但有人處於同樣狀況時，反而會放下一切，接受自己瀕臨死亡的事實。在康復與死亡的兩端，你認為自己是偏向哪一端？」

你可以在問話時，根據對方的想法而調整詢問內容。

注意對方的想法

請使用前面「如何為自己的死亡做準備」提到的建議與清單，弄清楚對方決定怎麼做，與他討論各種選項的利弊得失。如果你是病人的主要照顧者，最好能與對方一起列清單——你們可能都會變得情感脆弱，列清單可能會花一點時間，或許得進行好幾次……，但你會愈來愈清楚對方的想法。

弄清楚自己是哪類朋友

如果你照顧的人達不到自己的要求，該怎麼辦？舉例來說，如果他說每天要吃七種水果，卻在吃了三種後便放棄了，怎麼辦？如果他決定每天練習靜坐三次，最後只練習了一次，你會怎麼做？

請事先以溫暖、友善、合理的方式討論。對方是否希望你提醒他？你是否願意扮演「踢他屁股」的角色？或者你只想消極、靜靜站在一旁，看他們做自己的事？請為此做好計畫，許多搭檔往往都是因理想與現實的差距，導致雙方都很痛苦。你們必須保持平靜的心態，因為你們是個團隊。

認清自己的哀傷——溫柔地對待自己

對許多照顧者來說，病人罹癌會觸發自己內心強烈的哀傷。請認清這點會對你造成影響，並請閱讀後面如何面對哀傷的內容P290。

你可以表達出哀傷，不需要隱藏。當另一半首次被診斷出罹癌時，你們可以共同分享哀傷的情緒，驚嚇也在所難免，而無話可說、流淚、憤憤不平或憤怒等都是很正常的情緒反應。**你們必須有時間表達哀傷，但當最初的震驚過去，就要振作起來訂定計畫，著手進行康復的任務。**

平衡自己的需求

有人很貼心，竭心盡力地提供全天候照護，但是隨著病人癌細胞的擴散，你的暴躁、憎恨與默不關心的情緒，也會隨之升高。

你要能照顧自己，才能照顧所照顧的人。你必須休息，邀朋友一起閒聊，自己或找朋友去看場電影、打高爾夫……，做點有助於喘口氣的事，不必覺得有罪惡感。請給自己打氣，並為自己保持平衡而感到喜悅。

不要過度關心——照護與信賴的平衡

得到癌症不代表會變得完全無能，這是顯而易見的事，至少我希望如此！然而，有些照護者因為同情病人的處境，而自認必須代替他做所有的事，如此可能會適得其反，而且令人生厭。

照護者可以做得更細膩，透過溝通滿足病人需求。跟對方談談做什麼很簡單，做什麼很困難，他需要什麼協助，以及可以讓他自己做什麼。病人深知自己的依賴會造成照護者的負擔，所以也很需要說出這些敏感議題，與你共同發展出雙方都很受用的策略——最重要的關鍵就是溝通。

直接照護

如果與癌症病人住在一起，生活將有一套固定的循環模式，固定的餐飲、治療及活動。注意，生活不會自動往前邁進，我們很容易僵化在固定的生活模式裡而忽略了當下，請永遠記住要體貼。請檢查你與病人的感受、希望、恐懼及渴望，務必排出時間與病人共同做些有趣、開心及有意義的事。把可以做哪些事記下來，確認除了治療時間（為了康復必須做很多治療）之外，也有閒暇時光。

如果你只是偶爾造訪

無論你是否是病人熟悉的親友，如果只能偶爾來看看他，也必須特別留意。通常偶爾前來的友人都是從海外或外地盡速趕來，深怕來不及為病人做點什麼而讓自己悔恨終生。請注意，你無法在一、兩個小時或一、兩天彌補一切。

身為偶爾造訪友人的任務，就是表達你的愛及關懷，並支持第一線照顧者。放輕鬆，信任病人身邊的人能提供最好的照顧。你可以自在地與病人深入交談，承認並流露自己的感受。當十分親近的人即將死去，你可以談談兩個主題，像是「讓我們聊聊你的人生，以及你瞭解的愛吧！你覺得誰很愛你？你很愛誰？你最感興趣的事是什麼？」以及「你從自己一生學到什麼？如果生命像進學校念書的話，你最主要學到的課程是什麼？」這些問題可讓你直接深入多數人在臨終前想瞭解的問題——愛與智慧。

如果你很沮喪

你是否希望病人有所改變，徹底改變他們的行為，以符合你認為最好的結果？

為了你與你所愛的人，與其壓抑想法去避免病人排斥或反抗，不如明確表達出自己偏好的觀點。當然，你的目標是避免爭吵，但彼此意見不一時，你仍有權利表達自己的觀點，正如對方同樣也有絕對的權利選擇自己的路一樣。

請盡可能避免發生爭執。使用本書與各種清單，列出醫師與朋友的名字，探索各種選項以達成共識。一旦發生衝突，請記住，**哀傷常會產生憤怒，因此病人常對最親近、最信任的人表達憤怒。**

當然，不合理的行為永遠不合理，雙方最好都要能冷靜下來，如果彼此之間的氣氛不佳，尋求輔導——尤其是接受經驗豐富的治療師的家庭輔導會很有幫助。

或許你必須接受你愛的人與你很不一樣，會做出與你相左的選擇，而因為你的愛，你必須瞭解並接納這點，並支持對方的選擇。

請專注地陪伴在病人身邊，不帶任何價值判斷，至少你自己能將對他的熱情與愛化為行動。你絕不會傷害他，而且——天曉得！或許在那樣的氣氛下，會有奇蹟發生。

準備3〉如何引導病人走到死亡那一刻

死亡那一刻是人生中最重大的時刻，請認真地思考這點。當我們死亡時，會明瞭「真正重大問題」的答案。如果什麼事也沒發生，就只是死了的話，就是一切的終結——但就算如此，也無所謂。然而，若死後仍有一個世界，那就太讓人驚奇了，所以雖然我盡可能想活下去，卻也很期待死亡並探索死後會發生什麼，那肯定很讓人稱奇！

那麼，該如何死得其所呢？如何引導人走向善終？在死亡那一刻該做什麼？死了以後呢？

引領自己走向死亡

理想上，截至目前為止本章已提出所有問題。如果沒有，那麼你有很多功課要做了！你可使用「準備1」P279的引導指南，在那之外，這裡還提供了許多必須思考的重要問題。

▶失去控制

當人瀕臨死亡，特別是因為癌症而瀕死時，身體會很虛弱，體重會減輕，有些人行動力會減低，身體功能會逐漸失去控制。

這樣的改變會對人造成極大困擾，特別是平常很獨立或驕傲的人，而我，一直對這點感到好奇。**沒人會反對替嬰兒換尿布，或帶著嬰兒到處跑，而我們在人生盡頭會有這種改變，不就只是在體會生命初始就有的限制？**在生命的終點，我們必須放下一切，接受事物的原貌，對於付出愛與關心我們的人，或花費時間與金錢來照護我們的人心存感激。

▶個人的改變

如果我們不是遇到意外，而是逐漸接近死亡，一定會注意到自己有許多改變。有些人能夠表達的情緒會愈來愈侷限，這是很常見的人類本能——基本上，快樂的人會流露出快樂的樣子，脾氣不好的人則表現出壞脾氣。與此同時，我們的智能與興趣會降低，但這未必是壞事。到目前為止，我們討論的都是自我意識想做什麼，如果能意識到這點，就可從這個角度來理解生命，讓自己自由——只要簡單放下一切。

在身體與自我逐漸減弱的同時，心靈的覺知與存在會逐漸增強，成為最重要的事物，這也是許多人選擇安寧照護或住安養院的原因。人們在生命盡頭會清楚意識到靈魂的本質——每個人都能！在瀕臨死亡或死亡那一刻，你會感覺到靈性的存在，一種超越智識、超越情緒的存在。靈魂的存在是人類的基本天性，是人類屬靈的本質，是真實而非想像的存在。

瀕臨死亡之際，是放下俗世一切與自我的最好時機。請把覺知放在一生中學到什麼、瞭解什麼、愛什麼，以及在心靈上渴望什麼。

▶控制疼痛

根據第十章〈用心智控制疼痛〉的內容，我們應認真思考如何感受並釋放疼痛，有人喜歡用重劑量止痛劑來「摧毀」疼痛，將更多情緒問題趕出覺知以外。然而，請盡可能對死亡那一刻保持警覺，我們本質中最主要的部分並不受止痛藥影響，有意識的死亡確實有可能，而且具有重大價值。

▶讓孩子也能參與

不要把孩子排除在外。準備好他們一定會有所提問，盡可能回答他們的問題並保持自信，至於不知道答案的問題也要明確表達出來。

另外，請重複告訴孩子兩件事：

第一，**請向他們保證你很愛他們，你已盡了一切努力，而且會不斷想**

辦法活下去，好與他們在一起。孩子（尤其是小孩）會因雙親死亡而感到被遺棄，所以要經常重複這點。

第二件必須告訴孩子的事，就是爸媽生病不是他們的錯。孩子常自認是世界中心，必須對一切負責。

如果擔心孩子無法承受，請尋求專業協助。

▶認錯、原諒與放下

一旦死亡逐漸逼近，怎樣才能不致良心不安地離開？過去人們常對臨死之人說「願他們安息」或「願他們與造物主和好」，這是很好的建議。

或許你已很久沒去過教堂或寺廟了，但是你隨時可以返回家鄉或心靈的故鄉。天主教堂提供絕佳的懺悔及赦免儀式，能為心靈帶來平靜。有人還發展出對個人有意義的儀式與技巧，讓自己放下罪惡、羞恥及憎恨。有人直到臨死才原諒別人，你可以提早這麼做。

引領照顧者與朋友走向死亡

▶轉化痛苦

身為照顧者的第一個挑戰，就是穩住自己的心。當病人崩潰時，你的穩定能支撐他，讓他有所倚靠。如果你快被自己的情緒擊垮時，請宣洩到其他地方，負面的情緒無助於你照顧的病人。平衡自己的需求，必要的話，請詢求諮商或向親近的友人傾吐情緒。

▶重要的兩句話

瀕臨死亡者，若能從親近的人口中聽到這兩句話，或可感到寬慰。

第一句話是：「你放心地離開吧！」這句話就像是個許可，請務必在說完這句話後，向對方解釋你有多愛他，多希望他能再活得久一點，而你願意為此做任何事。

第二句話是：「我們不會有事的。」如果對方是十分親近的人，家人的生活將為之改觀，但生者的日子還得過下去，即使可能會很難熬，充滿各種挑戰。若你能自信地說出這句話，將能讓對方感到比較安心。

最好事先想清楚，經過通盤考量，再誠心誠意地告訴對方。這麼做，可以撫慰即將死去之人，讓他們如釋重負，確定一切沒事，可放手走向死亡。此外，只要你的語氣誠懇，也能很快舒緩自己的哀傷。

準備4〉死亡的那一刻該做什麼？

接下來，你必須注意，如果你是有意識地瀕臨死亡的話，可以請親友告訴你時間快到了，作為提醒與指引。

迎接死亡那一刻的步驟

▶人終有一死，而且可以處理得很圓滿！當死亡來臨時，而你無法吸氣只能呼氣，那就是時候到了。很簡單，沒什麼好怕的。放輕鬆，接受它。

▶如果可以，請記得生命中美好的事物，專注於你學到的智慧，並珍愛你所經歷的事物。

▶對此生及參與其中的人心存感激，知道就算你離開了，他們也會沒事。

▶準備好時，請祝福你的親友，再次感謝他們，讓他們離開你。

▶把心智從熟知的世界及人們轉移到自己心靈的本質。

▶請將你的靈性實相象徵化或具體化，有如它就在頭頂上方。它也許是耶穌、聖母瑪麗亞、佛陀、某個聖人……。或者是更抽象的圖像，一個有如太陽、象徵宇宙能量的光球照遍一生，就算你有特定信仰或靈性觀點，這個光球可以簡單地呈現一切的美善，及一切對內心最好的事物。

▶專注於自己的感受，將它引導至任何神祇或光球，這種感覺很像你還小的時候渴望與父母在一起。如果你想禱告，請默默在心裡反覆禱告。

▶想像這種感受被你關注的焦點所接納，再帶回來給你。這時會有股充滿愛意的暖流湧上心頭，你可以想像或看到這道暖流充滿閃亮的白光或金光，這道光來自天上神祇的心，或來自光球的中心。

▶當這道閃亮而充滿愛的光照到你，你會覺得它像磁石般把你吸過去。

▶有意識地放下生命，以愉悅或不愉悅的態度專注在那道光，讓它帶你進入神祇或光球的中心。

▶只要你這麼做，據說死亡就會如回到母親懷抱般那麼簡單。

當你所愛的人死了以後

▶盡可能長時間將氣氛維持在安詳、愛與尊重的狀態。我們難免會哀傷、難免會哭泣，如果必要，可在情緒穩定後將遺體移開，靜靜坐在一旁。

▶在亡者離開的那一刻，可在內心反覆默念或大聲對他說上面「迎接死亡那一刻的步驟」的事項。

▶大部分人都知道該何時離開，將遺體移往它處，接著處理後續事宜。

▶如果可能，先別移動亡者一到兩個鐘頭——有人會希望能停留更久一點。
▶確認執行的是死者選擇的宗教或儀式。
▶最好能指派一位負責維持現場的「看守人」，讓考慮欠周詳的工作人員離開，控制訪客並留意在場所有人的需要，尤其是關鍵性人物。

確認臨終的那一刻

請務必確認這點。我曾參加親友的臨終守夜，一守就是好幾天。有回大家都離開病人房間時，親愛的老祖父剛好就離開了；還有幾次是病人一反眾人預期，硬多撐了幾天，直到某個特別的人出現病榻的那一刻才離世。

有人希望死時私密一點，有人喜歡有很多人陪伴。無論如何，很多人對於自己無法陪伴親近的人離開人世而懊悔。我們該怎麼辦？

▶**如果你知道有親友面臨死亡，而你無法陪在身邊時，請停下手邊的事，禱告、靜坐或在心裡默想對方。**請你想像上一頁「迎接死亡那一刻的步驟」的事項，有如它們正發生在眼前，想像自己陪伴在對方身邊，引領他走向生命的終點。你的心會因為這麼做而得到寬慰，同時也可以讓你的心超越時間與空間。
▶**如果你在親友死後才得知消息，請容許自己哀傷。**在冷靜下來，腦袋清醒以後，請你開始祈禱並靜坐，並根據前面的指南做，即使對方已經往生。就算他已離開幾個小時，甚至幾天，這麼做還是有意義。
▶**如果你等朋友離世才瞭解有關死亡的一切，還是幫得上忙。**可以靜坐及在心裡想像感覺安靜與舒適的地方，然後邀請往生的朋友來到那個「內在聖殿」（見第十章）。一旦你感覺對方來了，告訴他你的需求與感受，或許對方也會說些什麼。這麼做可在所愛的人死亡後消除內心複雜的情緒。

準備5〉面對悲傷

許多人得到癌症後會觸發悲傷的情緒。化解悲傷與仍懷有強烈悲傷的人，臨終時的反應會截然不同，哪種比較正常？什麼反應較合理？什麼反應需要注意？

悲傷的5個階段

伊麗莎白・庫伯勒・羅斯指出瀕死之人會面臨五個階段的情緒，並在

《論死亡與臨終》中有所解釋。根據我的經驗，這幾個階段有不少重疊之處，而且人們的情緒會在不同階段之間來來去去。此外，癌症復發的病人較能面對死亡，這其中存在著不同因素，瞭解哀傷有哪些階段將有助於理解自己的經驗。

▶階段1〉否認

「一定是弄錯了！這不可能是真的！實驗室把我的X光片跟別人的搞混了。」我自己就這麼想過——大概只有兩秒鐘！然後，我就接受事實了。有人會陷溺在否認裡，並四處尋找不同診斷結果；有人則是拒絕接受自己得到具有生命威脅的疾病。

▶階段2〉憤怒

「為什麼是我？」「我為什麼會得到癌症？而不是街上那個老喬治？」我得再次提醒你，憤怒發展到極端，只會讓自己更不好受。

▶階段3〉討價還價

「如果我固定回教堂做禮拜，或許就可以多活六個月。」這種討價還價只是空想！你還是可以重返教會，發現生命中失去的片斷，做出改變並得到康復。討價還價沒有意義，只要採取適當行動就好——除非動機純正，否則任何自救性技巧都是在討價還價。

討價還價的重點在於無法維持很久，因為這些技巧是基於無法落實的空想。真正的自救技巧具有持續性，能帶來實際效果——即使效果無法改變生理狀況。**面對癌症時，不能將治療當作拼輸贏的遊戲**，以為贏的人可以活，輸的人只有死路一條。癌症會強化生命遊戲的強度，就某個意義來說，這是個拼輸贏的遊戲，但成功的結果是圓滿、平靜與和諧，而不是為死亡找逃避的藉口或理由。

有很多人可以接受生病的事實，並與之和平共存。最不可思議的是，他們認為死亡本身並不重要，重要的是透過這段過程獲得什麼。對我們支持團體的大部分病人來說，悲傷的第三個階段是接受與承諾的過程之一，能引導病人進一步採取適當行動。這種接受是持續的，可帶領病人走過康復之路或邁向生命終點。他們將能接受生命就是如此，並承諾會盡其所能活得更好，且死得其所。

▶階段4〉沮喪

「我不想認識任何人。」在瀕死之際，可能會經歷一段什麼事都不對的深度沮喪。這個階段的病人很難相處，不願接受幫助，讓自己很孤立。當人們因生理病痛而感到困擾，而且滿腦子都是活不下去的思緒與恐懼時，常令我十分沮喪。不過，只要他們的心靈世界愈真實也愈舒適，心智就會非常清明，沮喪的情緒只會偶爾出現。

▶階段5〉接受

「我接受自己即將死去。」處於這個階段的人或許會感到孤單，或許不會，除非他們被恐懼或憤怒所吞噬，否則都會平靜地度過死前這個階段。這時生理痛苦已逐漸消失，有過這種經驗的人，都認為這是種極度奇妙的經驗——就算他們說出這樣的經驗，親友恐怕也無法瞭解那是什麼感覺。

同時，我們必須瞭解：**親朋好友也會經歷悲傷的五個階段。**當親友失去摯愛，生命的一小部分等於是死了——他們在面對他人死亡前也需要協助。擁有愛與信念的人，就算面對死亡也充滿了良善與熱情；感到苦澀與恐懼的人，面對死亡只會感到迷惑與孤單。

死得其所的關鍵，在於生前是否過得有意義。

什麼樣的情緒算正常？

幫助人走過失去摯愛的傷痛並不容易，因為他們會有一段時間被情緒掌控。**我們該說什麼或做什麼呢？如果你感到猶豫不決的話，最好什麼也別做。**然而，我們確實能透過一些簡單方法幫助他們：我們必須與對方溝通，讓他們有機會表達想法，尤其是知道他們的感受，並表達自己對他們的關心與同理心。

因此，**如果有人很想談談死亡，請不要改變話題。**不要輕忽這個話題的重要性，但要協助對方減輕討論時的痛苦。如果你正準備如何與因親友離世而悲痛的人談話，務必讓他們有機會表達想法。這時他們只會宣洩情緒與感受，而不會談些什麼道理。

他們此時會經常表現出負面的情緒，罪惡感、憤怒、絕望，甚至是盛怒，但也有可能表現出感激、接受與愛。千萬別說服他們以正面感受取代負面情緒，如果無法表達出自己的感受，情緒就會堆積在心裡，會造成痛苦與幻滅。做個聆聽者要比做個講者困難，而且對方會一再重複說過的話，沒有邏輯地表達感受。等他們情緒慢慢穩定下來，待下回再見面，你們才有可能進行有意義的對話。起初，他們可能還是會不停掉淚，請你鼓起勇氣，讓他們哭出來吧！這能讓他們「放下」，釋放緊繃的心情。

向所愛的人致敬

有許多方法可以表達對死者的敬意與懷念。

- ▶祈禱在各種文化傳統中極其普遍，高度推薦。
- ▶種一棵樹，最好是落葉樹，這樣一來，在紀念親友同時，也能提醒我們生命的循環就是如此；也可以種很多棵樹。
- ▶在某些文化傳統中，會放生原本將被吃掉的魚或其他動物。
- ▶你可把某項計畫的成績、自己做的某件好事或某些好的想法歸功於逝者。你可以他的名義捐款，或只是簡單地靜坐，希望自己做了某件事所帶來的好處也能對他們有用。
- ▶如果相信輪迴的話，上述這些做法可增加逝者在死後得到啟發，或是在來生時選擇更佳的重生機會。

我能做什麼？

行動可強化感受，請為處於悲傷的人做點事，不論是準備餐點或陪他們短期出遊，具體的行動可顯示出你的關心。請注意，**葬禮時永遠有一堆事得做、有一堆人需要安慰，但在四至六個星期以後，每個人將逐漸恢復常軌，而在這個階段，必須特別留意與逝者最親的人。**請在行事曆上提醒自己拜訪他們，幫助他們找到新的興趣與方向，只要他們可以幫助別人，生活就可以恢復常態。

神祕的瀕死經驗

死亡還有個驚人面相，就是瀕死經驗。

雷蒙・穆迪（Raymond Moody）的《死後的世界》是第一部記錄臨床宣告死亡，最後卻恢復的人。這些人的經驗極為相似，這種瀕死經驗不只來自崇尚唯靈論者的回憶，也有來自一般人的經驗——研究顯示有四〇%被宣告死亡的人有過部分或完整的這類經驗。

那些輕觸死亡又活下來的人

有過這類經驗的人都說，他們被一種平靜而無懼的感受所震撼。即使是遭遇嚴重意外，生理承受極大痛苦的人也都表示，在那個時刻感受不到痛苦。他們就像個冷靜的觀察者站在一邊，更常見的是在上方往下俯看自己的身體及周圍環境。躺在手術臺上被宣告死亡的人，會回想起醫師或其他想救活他們的人說的話；有位支持團體的成員回憶，心急如焚的醫師在急救過程對她說：「現在妳千萬不可以放棄，妳這個婊子——快給我呼吸！」事後醫師很不好意思地承認自己確實說過這些話。

許多瀕死之人都有過離開身體，進入隧道的經驗。那是個充滿光的隧道，或是在隧道的盡頭有光，你會感覺既舒服又安全——沒有恐懼。通常在隧道盡頭，會看到認識與所愛的人在那裡等著。當走到那個門檻——只要跨過去，就會走上無法回頭的黃泉路。許多人在清醒之後說出這段故事，並認為非說出來不可；他們還會覺得有件事沒做，或有一種使命。支持團體有位成員在隧道盡頭遇見死去的祖父說：「妳來得太早了，小姑娘。妳得為了孩子回去。」她自手術中康復後，深知死亡沒什麼大不了的。

滿足又平靜的瀕死感受

有過瀕死經驗的人事後都有滿足、平靜的感受，對他們來說，死亡可以被轉化，完全不必恐懼。事實上，他們形容起來都蠻開心的。

我在截肢後就有過類似經驗。或許是藥物的副作用，我有種很怪的感覺，好像自己的知覺與身體分離開來，感覺自己置身軀體之外，並看著自己正在向護士求救。然後我便失去了意識。

我在日記簿寫道，那時的我有如隨著管子被推進溪裡——如果你曾在白天將溪水往天空一潑，溪水碎落成一串閃亮的珠光，那麼你就知道我的感覺了。當我來到管子盡頭，看到無限廣闊的空間有著大量亮光水珠噴洩而出，我強烈地感受到，如果跟著水珠走，就再也回不去了。那景象真是美極了！我看了一眼，然後告訴自己：「不了，謝謝，我還不想死。」然後掉頭往後走。我很快清醒過來，回到醫院的病房裡。

這段經驗讓我知道不用恐懼死亡，我們可以理性看待並討論死亡，有過這樣的經驗後，內心會更清楚死亡就是那麼回事。

哲學對於死亡有正面看法，在於死亡是整體生命的一部分，而靜坐可強化瞭解屬靈事實的感受。我認為，只要我可以讚美生命一切事物，包括出生、婚姻、撫養孩子及成熟，就可以讚美死亡。在接受悔恨、苦痛、傷悲都是真實且需要處理的課題的同時，我也感謝生命，並希望人們在死後的新世界一切安好。我試著放開過去的記憶，因為記憶總是阻礙人們探索新的方向；我試圖在親友死去前進行良好溝通，找出必須面對的問題，像是情緒、思緒及態度，以避免日後不必要的糾葛。

只是活著的部分離開了

最近我才發現，人們是如此恐懼死亡。恐懼死亡不僅會抑制治療，也會威脅生命本身。如果想安心地死去，必須直接面對死亡；想為離開人世做好準備，就得讓自己活得圓滿。這正是倖存者的特徵——面對死亡，脫離死亡的掌控，重新讚頌生命，如此才會有自信活得更好，也能有所善終。這樣的自信並不是厭倦生命，也不是忘記生命多麼可貴而接受死亡。

我們也該討論自己離世時關切事項的細節，尤其是在無預警的情況下離世。你希望孩子念哪所學校？是否希望外人來幫忙？你對另一半再婚的看法？最好要告訴別人自己清單上的所有事項。不管做什麼，請務必談談這個重要的問題。剛開始或許很難啟齒，但多數人都發現，只要開了頭，後面就會很順利。這樣的分享會讓你與親友間的關係更緊密，也可強化心智與生活品質。請記住，沒有人知道哪天會離世，**千萬不要等到生病才進行這樣的對話**，你只要好好活著，並努力活得很好！印象派大師保羅・高更（Paul Gauguin）曾說：「生命何其短暫，沒有足夠的時間預備永恆。」

或許對死亡最美的禮讚，是四歲半的安娜所說的。當安娜母親問她覺得祖母死了以後會發生什麼，安娜停下來想了一會，然後說：「嗯，媽咪，祖母只是活著的部分離開了她。」

總而言之，死亡的那一刻，是愉悅的一刻，充滿了神祕與魔力：

死亡清明的那一刻

死亡的那一刻可能是你人生最偉大的一刻
可能比你吃過最美味的巧克力聖代還好吃
可能比你經歷過最棒的高潮還美好
可能比你記憶中最親密、最快樂的時光還好
因為死亡的那一刻

靈魂與身體分家
而且在那一刻
它是自由的——完完全全地自由

如果你能掌握死亡清明的那一刻
請掌握它的意義，並完整地經驗它
你會全然瞭解真正的自己
並將生命的神祕與個人的本質連結在一起

在死亡的那一刻唯一讓我感到恐懼的
就是我還沒準備好
為了準備死亡的那一刻
我必須感覺自己活得很完整
一生已充分地愛過，也學習過
死而無憾
為了有所準備
我必須知道周遭的親友不會有事
如此我才能放下對世界的眷戀
讓他們把我放下

為了有所準備
我必須沒有恐懼
或許可以透過基礎的靜坐
瞥見自己真實的本質——

為了準備死亡的那一刻
那一刻或許已經到來
我可以瞭解自己一生追求什麼——
真實自我的核心與本質

開始前，
給你的再次提醒與私房建議！

Chapter 19

踏上你的療癒之旅

原則、實際做法與靈性

我們可將療癒的過程比喻為在兩個大城市移動——一個叫疾病，一個叫健康。大家都知道疾病會產生痛苦、分離與限制，痊癒則會帶來喜悅、連結與信賴，而在兩個城市之間移動的旅程，就是療癒。

大家很可能會以為，這趟旅程的意義只在生理層次，並確保抵達健康時沒有任何生理不適，但經驗告訴我們並非如此：**有人身體深受情緒壓力與焦慮的影響，有人卻因生理疾病而讓內心變得無比光亮與純淨。**

就像兩座城市間的道路，疾病與健康之間的路徑也同樣各式各樣。人們在發現走錯路之前，會陷入疾病之城而無法自拔。然後，我們迎來試煉，以改變方向，學習閱讀地圖，往安全的健康之城邁進。

勇於修正路徑，並未因久居疾病之城而限制自己邁向健康的人，總是讓我敬佩。他們珍視生命及其所提供的機會，尊重自己內在本質與身體，認真掌握生命意義。若你在旅途遇見這樣的人，將會發現：無論遭遇什麼，他們在追尋之路上都會散發著喜悅和振奮。

連結兩個城市的道路，就如旅客一樣多。對輕率的旅人來說，這些道路既窄又蜿蜒，但對有目標且堅持到底的人來說，這些道路不僅寬敞，而且又直又快。有少數城市可以搭乘飛機、展開羽翼飛過去，沿路的城鎮看起來似乎也頗有趣；有時沿途十分無趣，沒有吸引力，但某些景點卻能增添人生的質感與豐富性。

就算旅人各自走上不同道路，最後道路還是會交錯。乍看之下，他們的選擇似乎是背道而馳，而且人們往往會因為手邊都沒有更好的地圖，而企圖說服對方是錯的，並聲稱：「你走錯方向了。跟我走，我走的路才是正確且最好的，我選的是通往健康之城的唯一道路。」視野廣闊的旅人會接受對方的選擇並予以祝福，因為唯有在追尋「超越」身體的路徑時，你才能發現正確的方向。

疾病（disease）就是不（dis）自在（ease）：欠缺自在，欠缺平衡，欠缺和諧。健康是和諧的，而生命的目的就是尋求身心全面的和諧——身體、情緒、精神與心靈的和諧。

愈深入旅程，我們就愈能瞭解必須為自己在生命地圖上的位置負責，我們視生命為一種模式，而我們是它整體的一部分；我們與各種複雜模式的事件息息相關，就是這些事件導致現在的處境。成熟的人格能找到自己在地圖上的位置，並接受自己的現況，所以，只要能堅強到不沉溺於回顧昔日的內疚及懊悔，就能繪製自己的地圖，踏出前往健康之城的第一步。

有些人不懂得要為自己目前的處境負責，尤其是生理的病痛，我們很難將自己的不幸歸咎於某個人或某件事，只能把自己視作環境受害者。

如果是過去的生活模式型塑了疾病，為了重建健康，我們應該勇於改變人生方向。改變，需要建立通往健康的生活模式：有人可以突然做出重大改變，以噴射機般的速度重新處於全新且快樂的環境，但對大部分人而言，這趟旅程只是個過程——療癒的過程，能帶來一連串改變，逐漸通往夢想。一開始的步伐總是顫顫巍巍，而且目標放在身體，因此當人們展開生理治療之旅時，必須改變飲食，開始運動。這些外在事物很容易著手，也很容易上手，只要持之以恆，一切努力將會有所回報。接著，就是我們的內在了，此時，改變基本態度及方向的需求會變得明顯。

那麼，地圖在哪裡？指南針在哪裡？什麼事物能引領我們走出迷宮？其實非常簡單，只要我們的基本方向是往和諧邁進，只要追求和諧是啟程的主要動機，療癒就會自然發生。

一旦生理症狀消失，我們會發現，其實這趟旅程才正要開始。同時，許多人也發現，療癒病痛確實能帶來心靈的重大成長，並很快瞭解**療癒之旅的真正目的其實是：踏上生命的旅程，尋找生命各層面的和諧**。心靈將引導他們正確的道路，並渴望這段旅程能超越原本置身的身心世界。

所以，這趟旅程會帶領我們離開熟悉的領域，離開自己的舒適圈，產生成長的張力，而心靈也將引領人格朝我們的目標前進。如果這種張力具有創意，旅程就會十分順暢；如果人格有所遲疑或有所抗拒，旅程就會不斷出現阻礙。

展開療癒的道路，走向健康之城，有各種不同層次的走法。為了弄清有多少途徑可選擇，我們歸納出幾點。

療癒的選擇

為自己或所愛之人選擇療法時，究竟有哪些選擇？本書既無法提供具體建議，也沒有這樣的企圖。要想找出個人特殊需求，必須徵詢專業人士的意見，瞭解大致上有多少可能性。如果你特別專注於某個特殊領域，請向適合且合格的醫師求助。

讓我們系統性地瞭解有哪些選項，必須考慮的療法與支持大致可分為三類。**注意！以正確字眼描述你想進行的特殊療法或支持是很重要的。**遺憾的是，我們經常輕率地使用詞彙，而忽略它們真正的意思。我們必須精確地使用詞彙，尤其必須瞭解——本書提倡的不是另類療法，也不是輔助療法（雖然這種療法確實能輔助其他療法），而是生活療法。

接下來的內容將探討療癒的三大路徑並予以定義，釐清所有概念並討論有哪些選項。

常規醫學

通常常規醫學是指醫學院傳授的醫學式介入法，是一般醫院提供的方法，也是主流醫學接受的標準照護模式。常規醫學治療癌症的重點在：

▶**手術：**常規醫學處理癌症的主要方法，許多人也確實透過手術而回到正常生活。就某些案例來說，手術是救人一命既直接且重要的手段，尤其是腸癌病人。手術的優點是可將腫瘤全部切除以杜絕後患，而當手術有健康的生活型態作為支持時，它對免疫系統似乎就不會產生嚴重的負面影響。許多種癌症都可透過手術治療，這是相對明確而簡單的做法。

▶**化療：**我們必須根據化療效果衡量副作用的利弊。在某些狀況下，化療是很有效，但生活品質可能降低，也必須密切觀察身心的協調平衡。近來有許多人誇大化療效果，但目前已有可靠的證據顯示，化療對二十二種常見癌症的五年存活率比平均值少三％；化療對某些癌症的兒童病患很有用，但對成人患者就沒那麼有效。另一方面，有愈來愈多科學證據顯示，**人人都可做出對於病情有幫助的事**，值得觀察的是，許多病人因化療而受苦，寧可不知道化療。你該問的是：「為什麼我要做化療？」而不是：「為什麼我不要做化療？」換句話說，你必須相信這麼做對你最好。

▶**放射性治療：**通常用於減輕疼痛，尤其是骨頭的問題。放射性治療只對少數狀況有效，就我個人而言，它具有長期副作用，因此除非必要，否則我不會選擇。最近幾年放射性療法傾向使用於局部或重點，相對而言比以前要安全。

▶**免疫療法或其他「高端的生物性」療法：**這是在常規醫學領域中快速發展的療法，例如：單株抗體刺激免疫系統的功能，對某些病例來說確實有效果；血管增生抑制素則是種新藥，可抑止新血管增生，讓癌細胞因缺乏營養而死。

▶**荷爾蒙療法：**有些腫瘤對荷爾蒙治療有反應，例如部分乳癌及前列腺癌。

自然療法

根據國家輔助及另類醫學中心（National Centre for Complementary and Alternative Medicine，NCCAM）的定義，輔助與另類醫學指的是一大類各式各樣的醫療與健康照護系統，其執業項目及結果不被醫學界認可是常規醫學的分支。

輔助療法

項目十分多樣，很難全部歸為一類，因此常被視為是輔助、另類、生活型態、綜合、非正統、非常規、未經證實、自然、傳統及整體醫學，有別於常規、主流、對抗、正統及科學療法，即需求決定療法的名稱。

國家輔助及另類療法中心將輔助療法分成五個範疇：

▶**另類療法系統：**另類療法系統有一套完整理論及做法，包括順勢療法、自然療法、中醫療法及阿育吠陀療法。

▶**身心干預法：**包括病人支持團體、認知行為治療、靜坐、祈禱、心靈治療等，這些療程使用極具創意的宣洩方法，包括藝術、音樂或舞蹈。

▶**生物性療法：**包括使用藥草、食物、維生素、礦物質及補充營養品。

▶**手作及身體療法：**包括治療性按摩、指壓、脊椎按摩療法及接骨。

▶**能量療法：**包括所有使用能量來治療的方法，可分為兩種——

❶生物場療法，如氣功、靈氣及接觸治療。

❷生物能療法，凡使用電磁場者，包括脈衝、磁場或交流電與直流電。

上述提到的營養以及靜坐，我們很快會在「生活療法」提出它們的定義。在美國，輔助療法及另類療法會被聯想在一起，而且合稱為「輔助和另類療法（CAM）」，但澳洲許多學者視另類療法為旁門左道，傾向將輔助療法與另類療法分別稱呼。

為明確劃分兩者差異，輔助療法應被視為：不符合常規醫學界標準，既未在醫學院大量傳授相關知識，在一般醫療院所也不普遍的醫療行為。即使這個定義會導致一些爭議，但目前在澳洲及其他國家的許多醫學院都有輔助療法課程，許多醫院也會提供輔助療法。

雖然有愈來愈多證據顯示輔助療法十分安全，而且有助於控制癌症，尤其是症狀部位的控制，許多癌症病人在使用輔助和另類療法時仍會擔心其合法性，相關問題包括：

▶增加脆弱病人與其家人的疑慮。
▶產生錯誤的期待。
▶增加財務負擔。
▶延遲採用更有效的常規治療。
▶有些療法沒有科學證據。
▶有潛在的危險、互動及副作用。
▶某些醫師缺乏訓練及理解。

這些問題在使用常規癌症照護和生活療法時也會發生。從各種證據上來看，輔助療法的副作用其實很少，至少比常規療法的副作用少。

傳統療法

傳統療法包括證據充分或行之有年的醫藥或療法，是根據長久以來民俗治療師累積的經驗而來。

澳洲醫療用品管理局（Therapeutic Goods Administration，TGA）對傳統療法的定義是：「為了特定健康狀態或醫療目的，基本上根據充分證據，而且已使用三代或三代以上的傳統治療方法。」

傳統療法包括中醫療法、阿育吠陀療法（來自印度）、西藏療法、西方藥草療法、順勢療法、原住民療法及芳香療法，這些傳統療法的健康照護理論與傳統西醫療法迥然不同。

另類療法

有時被稱為非正統、非常規或未經證實的療法。通常另類療法是指醫學院極少傳授、醫院也不常見、不符合主流醫學的照護標準，也無法被主流醫學和標準護理所接受的療法，這種說法強烈暗示或指出一樁事實，就是這些療法不被西方主流醫學理論所接受。

另類療法可以包括芳香療法、螯合療法、維生素C療法、臭氧療法及靈媒療法，這類的治療師很多，請務必謹慎選擇。

生活療法

生活療法是指臨床上設計**控制環境、行為、醫療及動機原則等與生活習慣相關問題**。

執行生活療法的重點，在於病人是否願意為了自己而在日常生活主動付出努力；相較之下，不論是常規、輔助、傳統或另類療法，病人是被動接受治療——**生活療法的重點在於你可以為自己做什麼。**

另外還有一種療法，是治療師（不論是動手術、針灸或按摩）或綜合療法（包括抗生素、化療、輔助療法或藥草）所提供的治療。

構成生活型態的因素或療法包括生理因素，如營養（食物、水分及蔬果汁）、運動、曬太陽及從事有創意的活動，同時也可使用身心干預法，如心理諮商、團體治療、心智訓練（正面思考、肯定句及圖像法等）、靜坐、瑜伽、氣功、太極拳、健康情緒（人際關係、溝通、大笑、原諒）、個人成長及轉化。生活型態的因素也包括心靈層面，像追尋生命的意義與目的、祈禱、心靈療癒、宗教儀式或心靈成長。

生活療法是本書的主軸，相關摘要建議請見第二十一章。

綜合療法——平衡的療癒

現在讓我們弄清楚：常規療法、傳統療法、輔助與另類療法的重點在提供治療，生活療法則是你得為自己做點事。有人可能只會選擇其中一項，但我始終認為應將兩者整合起來使用，才會產生最大效果。我自己這麼做的結果十分有效，推薦大家都該使用綜合療法。

綜合療法是指綜合了常規、自然與輔助療法，將病人視為一個整體，適當地同時／或使用物理治療。綜合療法考慮的是病人的身體、情緒、心智與心靈，並大範圍地採取各類健康專業人士及物理治療的技術，一般又稱為整體醫學。綜合療法是一個總稱，它結合了不同領域或學科的療法，利用所有可能的手段，以達到最佳效果——這是最好的療法，同時考慮到整個人的健康、療癒與幸福。

身體變好就夠了嗎？

身體從癌症中康復實在是很美妙，我希望所有得到癌症的人都能擁有這種經驗。到底該怎麼做，才能讓生病的肉體得到療癒？如果不和諧是根本原因，重建和諧才會有療癒的效果，但病患若有明顯的生理疾病，會有嚴重的症狀，此時並不適合只用精微的心靈能量穩住病情，而必須透過手術或單純對治生理的藥物來減緩即刻問題，以保住性命。

我們必須找到完美的平衡！

生理治療的效果需要不斷嘗試和證實，也可能處在某種狀況很長一段時間，但另類療法的狂熱者總是忽略這個現實。

請務必記住一點，**生理治療只能治療生理症狀，一旦身體狀況穩定，就必須把治療重心放在找出病因並修正，如此才能得到完整的痊癒。**然而，只有身體變好就夠了嗎？

我們看過很多身體健康卻活得很悲慘的人，他們脾氣暴躁、尖銳、憤怒、憎恨、感情關係不佳。許多人總以為醫治情緒是遙不可及的夢想，對他們而言，若能有好情緒就太棒了。不過，情緒變好就夠了嗎？

不少健康權威人士宣稱，每年美國與澳洲有超過二〇％的人被診斷出有心理疾病。二〇％！是五分之一的人口啊！他們也許是焦慮、迷惑、喜怒無常或人格失調、憂鬱，要是他們心裡能舒坦一點就好了。但即使如此，只要心理狀況改善就夠了嗎？

的確，擁有健康的身體、健康的情緒及健全的心智其實已經很棒了，但生命顯然不只是如此，我們可以活得好並得到更圓滿的快樂——我們必須考慮心靈層面的問題。

思考心靈的問題有個方法，那就是審慎地思考如何讓生命更快樂、更滿足。

許多人透過外在事物或周遭讓自己快樂：如果孩子快樂，我就快樂；如果別人稱讚我、對我很好，我就快樂；如果我擁有喜歡的房子、車子、伴侶，就會很快樂。是這樣嗎？

圍繞在我們身邊的人事物都會改變，它們常在不同時間、以各種方式無預警地改變，造成生活嚴重的不便。感情會變，財富會變，社會地位會變……，任何事情都有可能會變。

擁有美好事物，在氣氛良好的公司工作，確實令人喜悅，也會讓人快樂，但若是必須**依賴外在事物才能得到快樂，人會變得太脆弱，也太容易受到傷害**。生活會改變，人們會改變、離開或死亡，財富也會變動——許多癌症病人都瞭解這個事實，不過，請振作起來！這裡有一個讓你深感寬慰的答案：長遠而持久的快樂才是真正的快樂，這種心智狀態無須向外追求，就存在我們內心。追求真正的快樂，將引領我們走向心靈之路。

真正的快樂與正確的價值

我協助過的許多病人都發現，得到癌症會對靈性的看法有很大影響，具有虔誠信仰的人會因此而產生懷疑，原來不怎麼虔誠的人反而會重返教會。《聖經》有很明確的說法，那就是：「無須心懷罪惡，也無須心懷怨懟。」浪子回頭的故事就是最好的例子——如果疾病及困難能讓人重返靈性，起初的受苦也就有了意義與益處。

確實有不少人對靈性生活有著高度興趣，但不是人人都對正統宗教持有相同態度。靈性與宗教有極大的不同：**宗教是在某種特定信仰系統內表達自己的靈性並進行崇拜；靈性則是找到內在平靜，發現生命的意義，建立良好的人類價值。**我們都希望宗教的靈性能扮演主要角色，不過靈性可以存在於宗教之外。

進入心靈之旅的原始動機，可能是為追尋真正的快樂，而遵循這趟心靈之旅的最初成果則會增強我們的價值，讓我們成為更好、更仁慈的人。

進入靈性道路的原始動機，可能是為追求快樂、發現生命意義，希望培養正面價值，而這些追求都有可能被滿足。由於每個人都不同，以致每個人都可以選擇適合自己的宗教或道路來達到相同的目的。最好的宗教，是一個人最直接、最可靠的內在快樂，能夠讓我們成為更善良也更有用的人。

遺憾的是，現在已經沒什麼人對正統宗教提供的人生答案或方向感興趣了。許多人以自己的方式進一步去追尋，不只是追尋教條，而是找尋理性且令人信服的答案。他們想以實際而有效的方法追尋靈性，而不是透過特定宗教。

當我們準備好的時候，生命就會出現試煉，讓我們追求自我靈性——當然，未必得透過宗教。許多人都告訴我，癌症開啟了他們的靈性追尋與實踐之路，而且有助於瞭解自己為何得到癌症，個人靈性也逐漸成長，使他們對癌症心存感激。他們感受到最大的療癒，就是自己的靈性生活。

人們渴望內在平靜、快樂及良好價值，這些都很容易理解。那麼渴望生命的意義呢？

在通往靈性的道路上，必須解決三個哲學問題：我從哪裡來？我是誰？我將往何處去？像是：過去的我是誰？在我出生前發生了什麼？此生我所經驗的一切有什麼意義與目的？我死後會發生什麼？

開始探索這些問題的方法之一，就是假設靈性會指出事物本然與應然的差距。我被認為是自己父母的孩子、自己孩子的父母、自己太太的丈夫，我在日常生活中被視為是老師、學生、健康教育者、事業創辦人以及研究者等……，有各種稱號或名稱代表從事的角色，但總結來說，我的名字是伊恩・蓋樂。你可以輕鬆地休息一下，想想自己長久以來有多少「頭銜」，這些頭銜終究都會消失……，你到底是誰？你內在的精髓是什麼？你真正的本質是什麼？

我始終記得這些問題是如何困擾著我，而我的答案已影響我照管好我被截肢的腿與每況愈下的健康狀態，直到康復。拜康復過程及協助數千人探索人生意義與目的之賜，我對這些問題有了更深的理解。

靈性道路的建議

正如其他任何領域，想在靈性道路有所成長，必須努力學習、研究與實踐。這就好像鳥的翅膀，如果鳥只有一只翅膀，只能無奈地在原地打轉，飛翔的鳥必須有一對翅膀。

為了發展靈性，必須做點研究，很多人透過閱讀、聽演講、參加會議或靜修獲得很大益處。等時機成熟，找位可靠的老師深入地帶領你，我們一定要落實這些概念。本書提供許多建議方向，以下是針對追尋靈性道路所提出的摘要。

珍視靈性生活

▶**瞭解自己內在生命的重要性**。有些人在死時得到療癒，他們的身體或許十分虛弱，但心靈卻無比強韌。

▶**給自己一點屬靈生活的時間**。溫柔地對待自己，花點時間看書、反省、做白日夢、認真地思索及靜坐。

▶**思考什麼事物有助走向靈性之路**。誰是你的屬靈夥伴？你可以跟誰討論？可以參與什麼團體來滋養靈性？是否需要詢求專業人士的意見？

▶**請誠心誠意地追尋**。更深層地追尋自己內在與外在的一致性。

▶**請注意，問題往往會比答案還多，尤其剛開始把思緒往內在探尋時**。請接受這樣的奧祕，保留問題，耐心一點。

合乎道德標準，避免傷害

建立正確的靈性觀點會導致健康、療癒的生活型態：正確的道德觀讓我們飲食健康、拒絕抽菸、不用藥過度、有健康的性生活及滿意的工作。

訓練心智

這個範疇的每件事都非常重要，請考慮哪一項對你最有用，且能最快達到你的需求。

▶**肯定句與意象法：**瞭解心智的功用，以及如何明智地使它發揮最大功效。

▶**心理治療、認知行為治療及諮商：**在需要個人性協助時使用。

▶**練習與發展：**

❶慷慨：學習如何給予與放下。

❷紀律：善意的紀律，充滿善意地對待自己與他人。

❸耐心：這是一種不因他人而困擾的本質，也是種長期的靈性本質。

❹勤奮：這很像是一種紀律，但更像是進行對自己有益的事時充滿熱情、發現歡愉或喜悅。

❺靜坐：請分辨治療性靜坐與靈性靜坐的差異；經常專注心靈練習靜坐。

❻智慧：建立自己的靈性觀，看見事物真正的本質。

讓觀點更深入

落實靈性理論並與生活結合，必須做到以下三個步驟：

▶**聆聽與學習：**即如何獲取知識。我們可以讀書或聽老師的意見，以智慧採取行動，讓自己更有判斷力。

▶**深思：**為了深化理論與判斷力，可以安靜地坐下來，放鬆，把心智集中在目前要解決的問題。這樣能讓思考更徹底，而後更有判斷力、洞察力，甚至得到神啟。

▶**整合：**深思如何將理論落實在身體，連結所有已知的知識。

請重複這個過程：傾聽並學習，深思，而後整合。這個練習做得愈多就會變得愈真誠，愈能維持內在靈性觀點與外在日常生活的一致。

在參加老友的葬禮後，我們會發現最重要的事是過著怎麼樣的人生，擁有什麼樣的心智狀態，而真誠，則是測量一切的指標。

我的心願是你能夠擁有真實人生，我希望你能夠擁有長長久久的快樂人生！

喔，還有，如果所有方法都無效，可以試試我的眼科醫師老友巴瑞的建議。他說，如果所有方法都失敗，就來點威而剛眼藥水吧！你沒聽過？如果你老是太過認真嚴苛地看待自己，就需要來一點兒。良心建議你：**開心一點！雖然這一切都很重要，但還是要保持幽默感。**

最後叮嚀

最重要的是平衡。從手邊的事開始做起，訂定醫療計畫。起初就專注於生活型態，一旦狀況穩定了再來考慮其他做法。第二十一章將提供所有選項的摘要及建議做法，但首先，我們要談談關於療癒更激進的一面。

Chapter 20

密封的療法

精細能量療法的特殊案例

或許我可以聊聊自己冒了風險，採用精細能量療法的經驗。這是種超自然醫療現象，特別是指在菲律賓的靈媒手術。首先，很多人都聽說這個療法對我大有幫助，我想我必須在這裡加以闡明。其次，通靈現象永遠讓人好奇，如果這些靈媒療法中有一個被證明屬實，其所代表的意義將是十分巨大的，我認為這就是它迷人的地方。

注意！就算接下來我要提的做法或這種類型的推測不合你胃口，也請不要完全排斥。因為有過這類奇妙經驗，所以我想跟大家解釋說明，若解釋得不夠好，那就是我個人的問題了。本書其他具充分證據的內容完全站得住腳，而我的個人經驗證實它們有效。接下來我將談談我在精細能量療法這個神祕領域裡的個人經驗、閱讀心得、推測與思考結果，對我來說，這是極其真實而又美好的領域，但如果你覺得很無聊，請直接跳過。

瞭解目前有多少超自然現象，以及它們究竟如何產生，實在很有趣。靈媒手術的爭議已經激戰好多年了，許多人認為超自然治療是經由巧妙的手法，以雞血及非人類器官進行的騙術，例如徒手把湯匙弄彎、讓壞掉的時鐘再度走動的尤里・蓋勒（Uri Geller）；與此同時，根據俄羅斯的試驗，有人能在不用手碰觸物品的情況下，透過精神力量移動它。如果這些事可以公開討論，那麼這些實驗的祕密是什麼？

在療癒領域裡，柯利安攝影（Kirlian photography）常被用來分辨健康與生病的組織，這種技術複雜的攝影技術可呈現健康的靈氣（aura）。隨著時間演進，這種「現代治療千里眼」聲稱可以看見從病人身上散發出精細的能量。另一方面，僅管針灸的治療方式還沒有常規醫學能接受的理論可以解釋，但在常規治療項目中，它早已被接受。

我們得知有不少跡象證明治療有許多可能性，病人有時甚至會因此揚棄常規療法。這些方法確實有實質好處，但病人更需要的是平衡——決定「該怎麼做」及「何時做」的能力。

這就是目前我們正在進行的事。我們已思考過癌症病人的角色，以及該做什麼來幫助自己痊癒。對某些人來說，飲食原則、正面思考及營養已是十分具開拓性的做法，但靈媒手術將帶領我們進入另一個全新領域。

我的超自然療癒體驗

我在一九七五年因骨癌（惡性骨肉瘤）截肢後，就再也沒有其他癌症徵兆，沒想到它最後還是復發了，時間還是在截肢的那年！對我來說，化療或放射性治療用處都不大，就算做了也只能多活三到四個月，嚴重副作用就更不用說了。沒人建議我做治療，而且我的腫瘤以每個月大一倍的速度迅速增生中。

最初三個月，我專心靜坐並改變飲食，病情始終不見起色。後來我開始嘗試混合各種療法，結果反而讓自己不勝負荷，製造出更多壓力，讓病情急速惡化：起初是左側坐骨神經的劇烈疼痛限制了行動，接著是體重下滑，整天只能躺在床上，最後，醫師確定我的右腎阻塞且嚴重腫脹。我的人生頓時跌到了谷底！

在深深的絕望中，我與第一任妻子葛瑞絲在一九七六年三月前往菲律賓。那時我瘦到只有三十八公斤（我的正常體重是五十七公斤，截肢前約七十六公斤），有黃疸的現象，而且除非逼不得已得移動，否則疼痛總是讓我不得不躺下來。

我們都深信我會恢復健康，但不清楚該怎麼辦。後來，一位阿姨與幾個朋友提供我一些飲食建議，同時提起某位年輕的菲律賓治療師或許會對我有幫助，並告訴我他住的旅館。儘管聽到這個康復機會讓我頗為興奮，也願意試試，但基本上我是個對治療師充滿懷疑且相當挑剔的人。我抵達菲律賓做的第一件事，就是買一臺攝影機——就算被騙，也一定要記錄下來。

到達菲律賓兩天之後，一位個頭很小、害羞的菲律賓治療師替我動了第一次手術。我們一大早抵達對方住處時，他的表弟佯裝成經理告訴我，治療後最好回旅館休息幾個小時，二十四小時內不能洗澡或喝咖啡、酒精或碳酸飲料。他向我們收了二十二元美金作為這幾天的治療費用，這是對方第一次，也是最後一次跟我們提到費用。

大部分治療師是依賴捐贈度日，他們多半是普通農民，擁有深厚的天主教背景。他們不習慣處理大筆金額的錢，並說自己利用的是上帝給予的能力，只接受病人所能給的物質或金錢當回報。只有少數治療師收費高昂，很在意物質報酬，療癒能力也已大不如前，但這些人是例外，不是通例。

辦完手續之後，我被帶到手術間。那是一個空空如也的小房間，只有一張很大的木桌置於一側。治療師站在房間中央，左右各站一名助手。他腳邊放著兩個籃子，其中一個用來放手術取出來的東西，另一個裡面滿滿的都是血水，是幾次手術過程中用來洗手的——沒有任何假裝要消毒的技術！後來我們才親眼見證到，這些治療師只要徒手就能摧毀被疾病影響的器官。

手術那天，事先沒有任何通知，我應要求脫下上衣躺在桌上，內心拚命禱告——在這種情況下，任何人都會想禱告！治療者走上前，很快以手指進入我的腹部。他把兩手靠在一起，手指張開，其中部分手指交疊。我感覺到「啪」的一聲，就像有人用手指戳破氣球。葛瑞絲被叫到前面，好讓她能瞧清楚。當治療師把手拉出來，她看到我腹腔的內部——我的骨盆裡——有顆腫瘤。治療師繼續從那裡取出新鮮的組織，很像是疏鬆的結締組織。身體被切開的地方不斷湧出鮮血，但皮膚本身沒有流血。最後治療師抽出手，在我皮膚上留下一小潭血，當血被擦掉時，手術的地方竟看不到任何疤痕！他不斷在我身體各個部位重複這個動作，然後，我被告知可以穿上衣服，第二天再過來。前前後後，只花了五分鐘！

回到旅館後，我很興奮地問葛瑞絲，在我不情願地躺在那的幾分鐘，她到底看到什麼。而在接下來的三個鐘頭裡，我陷入深沉的睡眠；吃過午餐後，我的身體出現了無預期的反應！我全身關節一個接一個痛起來，我還覺得噁心、腹部很痛，並開始頭暈。這些症狀十分嚴重，我不免開始想，之前替我動手術的外科醫師陰森森的死亡預告恐怕即將要成真了！

不過，菲律賓男孩很快展現超齡的智慧。他似乎很熟悉這種情況，告訴我病人常有這種症狀。他解釋說，治療師可以活化身體防禦系統，一旦這個過程啟動，會產生典型的治療反應，讓病人的症狀加劇。慢性病人的反應會更嚴重，但只要經過一小段時間，就會自然啟動療癒過程。

經過痛苦的十二小時後，我睡了一頓好覺，而且真的感覺比原來好多了。這兩天內，我把所有止痛藥都扔到馬桶裡。這類治療常見的效果就是舒緩疼痛，而我很確定這對我的身心都大有益處。

治療師很清楚心理因素對這種看得到的治療的影響，他們知道，**若病人相信自己無藥可救，便需採用與病人原來信仰截然不同的做法，並以正面療癒思想來取代**——他們都很樂意開心地承認，自己的療癒力同時得仰賴生理與心理效果。

第一次的療癒之旅，我們在那裡待了四個星期，造訪了五位治療師。有人只找一位治療師，其他像我這樣的人則找得更多。這沒什麼規則，病人必須為自己的決定負責，透過思考與感受來指引自己——我們必須將所有的效果都列入考慮。

從出發到返家，我重了六公斤，不再有任何疼痛，而且行動自如。外科醫師對我的進步大感訝異，雖然我的癌細胞並未消失，病情大幅好轉卻是不爭的事實。醫師說他不瞭解發生了什麼，也找不到任何醫學理由可以解釋我的情況。

我持續靜坐並展開飲食計畫，尋求任何可以讓我持續進行這個療癒過程的方法。不久，我們收到手術進行時所拍攝的影片，證實了我們親眼所見的一切。從影片中看來，進行手術時沒有消毒或使用工具，雖然我有流血，體內組織也被取出來，但我完全不覺得痛，也沒有留下疤痕作為動過手術的證明。但無論如何，我的病情確實改善了。

治療師的手，甚至是他的一根手指，就在這樣的情況下穿過了我的皮膚，然而，不管是從現實觀點、醫學知識和對進行這種手術的可能性來看，都無法解釋這種現象。

靈媒手術的真實性

當我們在思考上述不尋常的現象時，有三個選擇：

▶那是不可信的技倆。
▶那是絕對驚人的奇蹟，應心存感激。
▶那是個需要解釋但真實存在的現象。

物理學史的重要性，在於建立新理論如何證實先前無法解釋的現象，不論是阿基米德在浴缸裡的「發現」，還是愛因斯坦的相對論，物理學都是解釋我們觀察與經驗世界的產物。

我十分確定，近來這一波物理現象的熱潮，促使我們重新回顧世界的本質。這些菲律賓治療師帶給我們的啟示，無疑為嶄新的覺知提供了一個物理學指標。如果這個現象是真的（至少我相信如此），那你得自己決定，要嘛就簡單地揚棄它，完全不當成一回事，要嘛就選擇勇敢並認真地思考何謂事物的本質與心智的力量。

一切都是能量的產物

多數人都認為物體是固態且有限的。我們坐在椅子上，感覺它很硬，看起來也是實心的；我們敲敲它，它所發出的聲音亦進一步證實它是實心的；毫無疑問的是，它的氣味也會增添它是實心的事實。但真是如此嗎？到底椅子是用什麼做出來的？

人類的五感確實可以幫助我們確認椅子是實心的，五感中的觸覺、視覺、聽覺、味覺與嗅覺有助於日常生活運作，但若是與現代各種精密工具相較，仍有其侷限。如果人類的視覺可以辨認的光波更廣一點，就會擁有透視眼。你可以想像這個小小的改變會對世界造成什麼影響——我們觀察世界的角度也會截然不同！

我們是否常認為「眼見為憑」，事後卻發現自己看錯了？

想要瞭解事物的本質，大可利用現代物理學各種神奇的技術。物理學家透過顯微鏡、電子顯微鏡及數學理論的觀察，進一步分析事物的本質。

我們都很清楚最後的結果——那就是原子這個概念。原子是構成事物的基本單位，如同小孩子玩的積木，型塑人類所知的一切事物。

當代物理學家對原子有更深入的研究。起初物理學家認為，原子核與電子是由許多細小的實心分子所構成的，如今他們卻指出更驚人的事實：分子根本不是實心的！原子是由集中的能量所構成，事物只是集中的能量。

我們都知道愛因斯坦有個著名的方程式：$E=mc^2$，卻沒有掌握它的含意。E代表能量，m是質量，c則是光速，而等號的意思則是：質量（或事物）是能量與光速的產物——許多遠古時代的聖人都曾提過這個難以理解的主張。對我來說，這實在是太驚人了！當代物理學家竟成了探討心靈的新時代（New Age）的哲學家！

只要物理學家深入探討事物本質，就會被迫使要去研究能量，並試圖解釋它，例如：如果整個宇宙是由能量所構成的，那麼每樣事物之間的差別是什麼呢？為什麼能量可以「聚集」成為一顆石頭、一棵樹或一個我？

當代物理學家的先鋒一再質問那個最重要的問題：「**為什麼？**」為什麼能量會製造出那麼多形式？這也逼得物理學家不得不提出另一個概念——意識。他們認為，意識是能量的產物，能量經由人類五感辨識之後，成為我們認知的事物。

意識、能量與事物

意識產生能量，能量產生事物；思想先於形式，思想產生形式。

它讓我瞭解到，**我這個人的物理性存在是整個意識的總合**，因此我可以假設：**我與我周遭的一切都是所有覺知本質的反映。**更進一步來說，由於這個更高層的世界，我可以假設：整個宇宙互相連結的意識，造成了一切事物的基本架構。

多數人對於事實的看法都很類似，每個人所認知的世界基本上也大同小異。我們對於最基本的宇宙能量有所解釋並回應，並在這個基礎上散發自己的影響力——散發個人的思想與能量，以調整事實的圖像。如此一來，嶄新的思想將會誕生，並透過力量散發出去，而整個事實的圖像將可透過意志改變。所以，事實的可能性是受到我們的能力限制的。

我們是否能對人類的本質瞭解更多？如何思考以意識來建立這套有關事物的概念，並思考我們熟知的物理世界的各種現象？

為什麼某些廣闊而普遍的意識能結合能量，進而製造出原子，而又結合原子製造出物質？是什麼因素讓這些物質本身可以有意識地製造出活生生的器官？基於上述的這一切，我們又為何會看到這麼多疾病呢？現在，我們已碰觸到最根本的問題，也就是治療者與病人在探討疾病與治療方法時所試圖建立的基礎範例。

在西方國家，各種超自然現象正受到嚴厲檢視。新興玄學也正努力解答這些問題，但尚未出現普遍被接受的答案，但若透過東方思想與形上學，不只能解釋這些現象，還能提供超自然現象是如何運作的架構。

地球上絕大部分文明都有不為人知的科學傳統，儘管這些科學傳統有很大差異，但基本上都有著驚人的共同原則；更驚人的是，這些原則都是被當代物理學家證實的概念。在古埃及、中國、希臘、北美印地安、南美印加、玻里尼西亞、菲律賓、印度吠陀的先知、早期基督教，乃至於中世紀鍊金術師與歐洲神祕主義等神祕傳統中，都可以發現轉世的概念——這種觀點在本質上非常神祕，卻以實際的方式呈現。這些傳統視**人類肉體為一連串彼此關連且互為因果的意識的最終產物**。

7大意識層次

基本上，人類是幾個不同層次意識的總和。每一個層次都代表一種能量體，只有肉體的能量密度高到能立即透過五感分辨，所以我們才能直接察覺到另一個人的存在。至於另外幾個能量體，得透過邏輯推論、擁有靈視或第六感才有辦法得知。

若你思考過情緒（或者一般稱之為靈魂層次的議題），就知道：當我猜想你很快樂，是因為我能看到笑容，聽到笑聲，但這並不代表我很欣賞你的情緒——你可能只是假裝很快樂罷了。擁有靈視的人可直接看到情緒體，並依序說出它散發出各種幽微的顏色，讓你對自己的感受有更清楚的認識。同樣的，治療師也常說自己是根據療癒場的精細能量作為診斷依據。

意識的七個層次有不同名稱，一般我所使用的字眼如下：

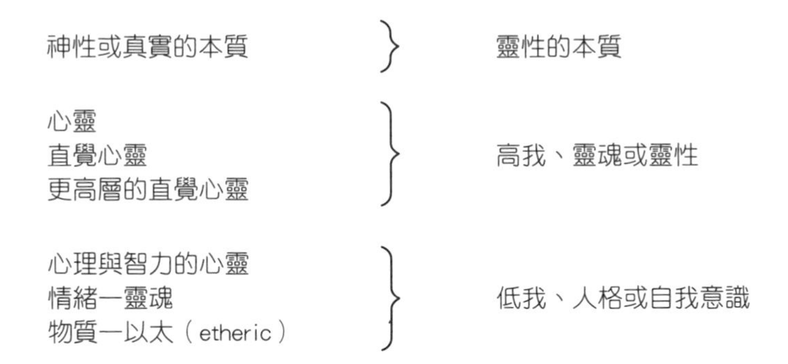

為了方便起見，這個意識層次結構是依據其本質，由上往下呈現，且不同層次間會互相影響。

許多領域都是採用這個結構，也都十分注重不同層次的意識。礦物界屬物質層面，石頭當然是物質性的物質！蔬菜界基本上是屬物質層面，但其頂端則是情緒界——透過測謊器進行植物情緒反應實驗，就證實了這種古老神祕的觀點，湯普金斯（Tompkins）與博德（Bird）所著的《植物的祕密生命》一書有完整的解說。

動物屬於物質與情緒層面，同時在心理層面亦有許多活動。

結合自我意識與靈性

接著，我們再談到人。人類在身體、情緒及心理層次上十分活躍，並有可能可以直接接觸到更高層的意識，如自我意識與靈性界線的消失，進一步的則是兩者合而為一。

自我意識與一般所說的人格很類似，包括我們的肉體、情緒與思想。自我意識是自己最為熟悉，也是別人最瞭解我們的部分，它是我們在世上完整投射自己的工具。同時，我們也擁有所謂的靈性、高我或內在核心，我們的靈性比肉體存在更永恆、更純潔，也更簡單。

只有透過深思或靈感，我們才能碰觸到自己的高我或靈魂。至於要如何連繫自我意識與靈魂，就是讓心智成為肉體與心靈的支柱，讓智慧轉化成直覺，成為兩者的橋樑。

生命的目的在於跨越肉體與心靈的鴻溝——不受人格限制，讓自己有如靈魂般自由。

死亡時，人人都停在自我意識；肉體、情緒以及思考會開始衰弱，我們的意識會處於其他狀態。**通常，我們全新功能的身體——靈魂體或更高境界——的出現，有賴於意識發展到什麼階段。**在這個意識轉化過程中，在追求更完美境界而以全新肉身轉世前，我們會有更多的發展。

轉世法則來自於業力，這就是基本的靈魂因果論。多行善事會導致善果，做出惡行將付出補償。這場競賽的目標，是超越業力法則。然後，在沒有過去行為的羈絆之下，我們的所作所為將可表現出本質的「正確性」，毫無私心地利益眾生，到達東方人所謂的開悟，或是基督教所提到的與上帝合而為一。

這些概念足以解釋周遭事物外表上的差異，促使我們在各方面都能表現出符合倫理道德的行為。

精細能量的療癒

回到療癒這個議題，我們必須認真思考以太體。以太體與我們的肉體十分相似，它有十分精細的能量，只有非常敏感的人（例如靈媒）才看得到，而且是一種健康的氣。氣，是流動於身體不同意識層次的載具。

這種精細能量存在於七個脈輪，脈輪是梵文用來形容精細能量的匯集區，它沿著人體脊椎分布在七個不同部位，一直往上延伸到頭部。每個脈輪都是不同意識層次的反射，同時依序與特定的內分泌腺有直接的關係。

脈輪可被視為輸電網絡的能量變壓器，脈輪將能量傳輸到電線——經脈或氣脈，再將能量輸送到身體各部位。經脈與神經系統互相連結，可依序調節內分泌腺的功能。內分泌腺釋放出來的荷爾蒙會透過血液送至全身，有助於維持身體的自然與平衡，並且可以連結自我意識與物質世界。

從意識的境界來說，能量的流動可激勵各別脈輪的以太能量。**能量經由經脈影響神經系統的內分泌，荷爾蒙再經由血液傳送到各處，是維持身體運作的必要過程。**

我們可以用下列圖表來顯示能量的流動：

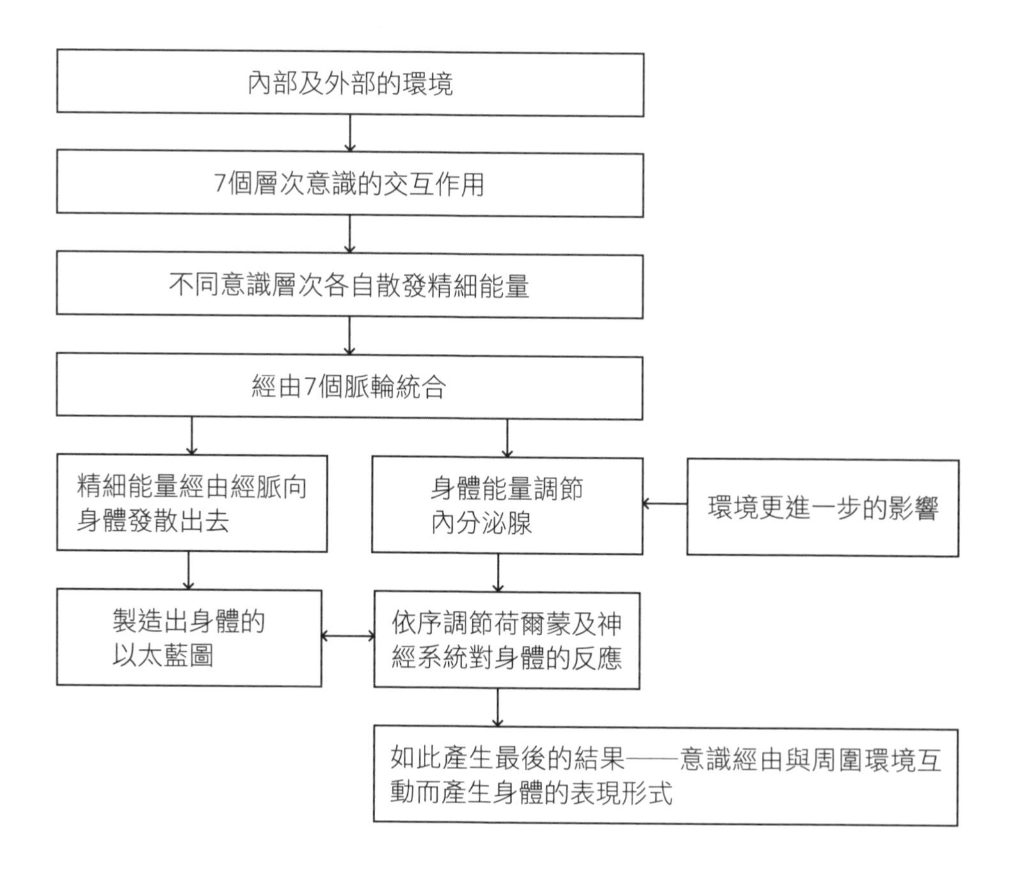

在這種觀點中，身體是由以太體構成的能量，是一種動態流體。每個人的以太體特徵會因來自不同意識層次的能量及其與身體類似的物質——也就是以太體與當下環境的互動——而不同。

疾病可純粹被視為是身體因素所造成的，像飲食與運動或少數意外。不過，現代有許多疾病與情緒失常有關，還有許多疾病存在於我們內心，然而，因為身心失調症與緊張或壓力而產生疾病的事實，直到近日才逐漸受到重視。

接受基本的靈性本質，就會發現心靈的重要，並思考人類的疾病是心靈與自我意識不協調的產物——或高我態度與低我行動間的差異。如果無法解決這其間的落差就會生病，而迫使我們不得不面對這個問題。

疾病提供超越肉體限制的發展機會。

然而，讓我們暫且不考慮純粹手術式的奇蹟，而是思考腿斷後不可思議的現象。提到斷腿，我們很容易聯想到受傷的軟組織、碎裂的骨頭，以及用來固定骨頭的鋼釘。經過醫療手術並過了一段相對短暫的時間，骨頭又會恢復正常，就算透過X光也照不出什麼問題。為什麼會這樣？是什麼原因造成如此驚人的療癒，製造出如此奇妙的效果？

我們都很清楚這個療癒過程，但究竟原因為何？我們常見這類事情發生，但它何以發生？我認為，**雖然身體因事故而造成創傷，但身體的基本模式（以太的設計藍圖）仍被保留了下來，因此，只要在良好的條件下，療癒就會發揮作用，只要身體符合以太的設計藍圖，其功能就會再度恢復原狀。**只是，我們總誤以為是外在事物發揮了療效。治療師可能是療癒的最佳推手，但他的角色是創造良好條件，讓病人本身的療癒力回復正常。

使用精細能量的治療法時，也可加入其他療法，例如考慮飲食，從身體層面淨化器官。不過，食物有自己的以太能量，成為這個層次能量的主要來源，這也是為什麼很多人主張盡量吃純淨食物的原因，**食物愈天然、愈新鮮及愈重要，就會有精細能量。**此外，通靈的敏感人士所製造與準備的食物，其精細能量愈強；反之，大量製造的加工食物，其以太值則趨近於零，甚至是負分。

靜坐可以平衡高我與低我。藉由靜坐，可將身體、情緒或心理狀態自覺知中移除，讓高我純淨的本質開始運作，讓以太的設計藍圖重返和諧狀態，讓正常的生理功能回復原狀。米爾斯博士曾說，靜坐可恢復免疫系統的正常功能，讓身體分辨並排除癌化細胞，他認為這是因為靜坐影響了荷爾蒙。現在，你應該已經發現，我的概念與解釋，與米爾斯博士的論點有異曲同功之妙。

卓越的菲律賓治療師擁有輸送療癒能量的能力，有時他們的療效只在肉體層次發揮作用，但更多時候則在前導性層次——尤其是以太體與靈魂體層次——產生療效。他們的療癒能量在某些心理層次很有效，少數則對靈性層次有癒效，耶穌就是一名神聖的治療師，能治癒各種不同層次的問題。

地球與宇宙中存在著與以太能量極為類似的物質，它與普遍存在的意識密切相關，也就是靈媒手術師及其他信念的治療師所擁有的能量。治療師多半都自認其療癒能力來自於上帝或聖靈，而我們不難以個人角度思索其中一種可能，就是這些能量來自於宇宙。治療師會像用鏡片集中光線那樣集中他們的心智，透過手指散發的能量光束，就像是雷射光。

這種能量光束會在分子層次中和組織的正負電荷，當能量消失後，組織便會分散開來，讓治療師的手指得以進入。能量離開身體時，會迫使以太重複其藍圖設計的功能，讓身體毫無懼怕地恢復正常狀態。

有些人相信靈媒手術是和諧行為的表現，他們認為，治療師是讓自己的雙手與病人的身體組織產生共震，讓兩者合而為一，就像兩種氣體或液體融合在一起。

不論治療師是如何做到的，當他們的手伸入肉體，他們的磁力便得以攫住疾病的能量並移除它們，有點像磁石吸住含鐵物質。瞭解這種同相改變非常重要，最好的例子就是蒸氣會凝結成水。或許治療師所做的，就是將精細能量結合疾病的症狀，將它們凝結成具體物質。難道，這就是能量形成物質的證明——真正的形體化？

我個人的整合療法

菲律賓的治療師告訴我，因為我的腫瘤很稠密取不出來，不過只要去除與腫瘤相關的以太，肉體就可符合正常的設計藍圖。所以，在這樣鼓吹建議之下，找出我身體裡頭不和諧的原因，可說是迫在眉睫。

經歷了菲律賓的治療經驗，我的療癒能力顯著且廣泛地提高不少。雖然腫瘤仍持續長大，但速度十分緩慢，而我則很清楚自己其實不必做出任何改變。但我還是付出許多努力，最後在遇見印度聖者賽・巴巴上師（Sai Baba）後，我就再也不為癌症所困擾了。

每個人難免得面對許多問題，但在這段過程中，我們必須拓展自己的能力，修正自己的缺點，根據自己的原則過日子。

我們可以用積極、實際的態度來運用精細能量。每個人都會散發精細能量，這些能量的顏色來自於承載它們的「載具」品質。因此，**如果你想更完整地運用精細能量，最好找出自己人格或自我意識混亂的地方，以開放的心胸允許精細而有力的療癒能量自由地流入。**

決定權在你手上

那麼該怎麼做呢？時代已經改變了！我知道最近有人跑到菲律賓治療，也有人持續透過祈禱、靈氣，造訪擁有「療癒天賦」及具有靈性覺知的人，對我來說，有些人能透過精細能量療法而得到幫助是毫無疑問的。

精細能量療法是另一個必須透過敏感度來理解的課題，也許你認為這是胡說八道，沒關係，只要把注意力放在對你有用的部分就好。如果你對此感到好奇，也很有興趣的話，最好自己探索其可能性，找出你可以做什麼，閱讀本書或參考其他書、上網，與朋友聊聊，尋求他們口頭的認可。如果你決定找執業的精細能量治療師，這就像造訪心理諮商師一樣，請把第一次的造訪當成是職場面試，有些基本狀況可讓你判斷是否要繼續治療。如果你已決定要找這類治療師，最好貫徹到底，盡可能排除疑慮，完全投入，並期待奇蹟出現。我知道有人就是這麼幸運！

接著，讓我們匯整有關療癒的資料，做個簡單摘要，再訂定計畫……。

Chapter21

給你的整體建議

行動計畫

我常遇見絕望的病人，他們對自己的病情一點辦法也沒有。當他們獲知前面討論過各種治療的可能性時，很快就會產生疑惑，例如不知該從何著手、如何全心投入，以及該怎麼做。坊間有太多的資訊、有效辦法，包括本書在內，而你現在的任務是**找出治療的優先順序，然後再擬定計畫**。每個人都有差異，以下建議對想發揮最大潛能自力救濟的病人而言，是十分合理的順序。

給剛被診斷出癌症但還算健康的人

請回答以下四個基本問題（詳見導論及第一～三章）：

❶我真的那麼想康復嗎？
❷我是否願意為自己的病情負責？若願意，生活療法永遠有用，靜坐、正面思考、飲食療法及運動是率先需要進行的項目。
❸常規療法、傳統療法、輔助與另類療法的差別是什麼？
❹我該採用哪種特殊的外治法？

根據書中提到的原則評估療法（詳見第三章）：

❶我對於不進行治療的期待是什麼？
❷我對於進行治療的期待是什麼？

❸治療是否有副作用？如果有，會是什麼？

❹我對於治療效果的反應會是什麼？

醫學療法

如果有某種特別療法適合你，而你也決定接受治療，請全心全意地投入，盡可能減少副作用，並盡你所能擴大療法的優點。

以生活型態為基礎的自救技巧

技巧1〉**靜坐**（詳見第四～六章）

這是最理想的第一步，因為它可以紓解壓力，重新獲得身體平衡。只要效果良好，請維持每天練習一到兩次，每次十至二十分鐘。

如果想從靜坐中得到最大好處，每天至少要練習三次，什麼時間都可以，只要你覺得舒服就好。同時，請盡快培養每天練三次，每次最少四十至六十分鐘的習慣。

如果你最在意的是生活品質，一開始時每天練習三次，每次十至二十分鐘，若效果不錯，請維持每天練習一到兩次，每次十至二十分鐘。

技巧2〉**飲食習慣**（詳見第十一～十四章）

一旦靜坐成為日常生活的一部分，就可以開始思考你的飲食選擇：

▶**還不想改變：**一般西方飲食都是高脂、高蛋白、多鹽、多糖、高酒精及精製食物，纖維質偏少，維生素與礦物質的攝取也不足。「一般人」若考慮改變飲食，效果會不錯。要在飲食這個領域做出改變可能會帶來壓力，請花點時間想想改變是什麼，討論並做出計畫。請瞭解自己的目的與選擇，靜坐可讓改變容易些，此外也可以詢問專家意見。最後，你將為改變後帶來的各種可能性而興奮不已！

▶**健康飲食計畫**（第十三章）**：**這是種正確且合理的方法，可以避免已知的風險，並將重點擺在什麼食物有預防疾病或促進健康的效果。基本上，健康飲食就是低脂、低蛋白質、低酒精，避免鹽、糖與精製食物，而且要高纖。這是以蔬果為主的全食物飲食，它的基本成分包括水果、蔬菜及穀類。**建議你最好讓健康飲食成為一生的計畫。**

▶**療癒飲食**（第十四章）**：**這是種密集方法，適合特別想加強飲食的人，包括一開始進行三至十天的的單一飲食法，以提供禁食、排毒、轉化及恢復活力的元素。**我的建議是持續使用療癒飲食法，直到沒有癌症的症狀；若採用療癒飲食法時已沒有任何症狀，可在兩個月後慢慢改為健康飲食法。**

▶**特定、正規的飲食：**例如長壽飲食法或葛森療法（附錄G）——特別是葛森療法！它較適合在診所使用，不建議在居家沒有技術指導的情況下使用，或者至少得有一位長期全天候照護者才能在居家使用。

在得到數千位癌症病友的回饋後，我深信健康飲食計畫及療癒飲食是維持健康飲食習慣的最好方式。

技巧3〉**正向思考**（詳見第七～九章）

透過靜坐與正確飲食，正向思考可完成身心療癒的基本三大元素。瞭解你的基本需求，就是必須正面並以心智訓練你需要的個人技巧。

如果感到沮喪或產生負面情緒，請開始運動並參與具有創意的活動。透過體力勞動與正向思考，將能開啟整個療癒的過程。園藝是我最喜愛的活動，運動也必須優先列入考慮——目標是每天三十分鐘。

技巧4〉**靈性發展**（詳見第十九、二十章）

對許多人來說，這是另一個關鍵議題。請瞭解，你在這方面的努力很可能是你最需要做的事。

▶**宗教：**請順隨自己的信仰偏好，只有極少數人會因生病而改變信仰，多數人會因疾病而讓信仰更堅定，這或許是你重拾信仰的契機。

▶**思考、反省、深思熟慮：**只要不致產生罪惡感或其他負面情緒，可朝這方面進行。努力瞭解自己的過去，接受自己目前的處境，並為「當下」而努力，邁向更快樂、更健康的明天。

▶**你的個人觀點：**你的觀點或信仰可能會限制了自己的視野，也可能會改善你的處境，讓你滿面春風。花點時間閱讀、思考、深思，建立自己的一套理論，接納各種可能性。

▶**靈性療癒：**使用靈性療癒可能是因為受到他人刺激，但更常根據個人的經驗。學習如何愛自己的內在、自己的靈性本質與慈愛的上帝、宇宙及四周的人們。只要愛自己，就能分辨出他人的內在真實，並發現他們也在追尋不受限制、完美內在的呈現。除此之外，你也會瞭解只是寓於靈裡是不夠的——身體是靈魂的殿堂，你必須思考這點。當身、心、靈處於和諧狀態，就會完成療癒。

技巧5〉健康的情緒（詳見第十六、十七章）

感情關係就跟肉體一樣，經常需要大量療癒。

▶**盡可能保持平靜：**如果靜坐效果不錯，請加上原諒的意象法P269。

▶**家人跟你一樣亟需瞭解這些原則：**病人身體的不適往往會影響身邊親友。鼓勵家人支持你，讓他們參與你的計畫，尤其是最重要的三項：靜坐、飲食及正向思考。

技巧6〉控制疼痛（詳見第十章）

這是另一項處於同階段的病人都必須學習的生活技巧，請務必練習控制疼痛，並掌握其他可能性。

技巧7〉思考死亡與瀕死（詳見第十八章）

這是另一個務必要瞭解、深思及討論的重要議題，請以此作為活得更好的動機，努力活在當下。

▶明確地訂出遺囑及合法授權的法定代理人。

▶討論你所希望的臨終照護方式。

▶**原則：**勇敢思考接下來可能會發生的狀況，正視自己的恐懼。積極尋求與良好的聆聽者討論死亡過程的機會，如果可能的話，最好是親近的家族成員。你可以利用靜坐與沉思來面對與舒緩恐懼——死亡的本質只是生命自然且正面的一部分。

技巧8〉療癒（詳見第十九、二十章）

真正的療癒及其效果在於個人的身心健康，但治療者在療癒過程可以發揮適當且有益的作用。請留意各種可能產生療癒的機會，並自行判斷是否使用。我當然不會經常建議人跳上飛機跑到菲律賓、印度或其他地方，但也不認為這麼做很不明智。**若你打算採取不太尋常的手段進行治療，請在進行**

前盡可能多作瞭解，一旦做出決定，就要全力以赴、靜待結果，並瞭解相關療癒技巧的需求。

技巧9〉**意象法**（詳見第八、九章）

如果靜坐情況良好，可「額外」加上意象法。意象法可讓心智更有效也更強韌，至於靜坐，則十分仰賴靜止。

你可以用溫和、抽象的方法，像白光意象法P136。

如果你選擇的是更活潑且更個人化的意象，建議你可以閱讀及研究我的另一本書《心智改變一切》，會讓你更清楚如何使用意象法；此外，你也可以尋求合格專業人士指點。如果你會經常使用意象法，請每天花幾分鐘練習，一天三次。先從想像意象開始進行，然後放掉一切，盡可能感受片刻的靜止，盡量讓自己放鬆。

不論你是否使用意象法，請持續練習靜坐，所有堅持練習靜坐的人，終究都會感受到特別的益處。

請記住：萬里旅程始於眼前一小步。

給病情嚴重的人

適用同樣的基本方法。由於你可能會覺得生活品質的好壞，遠比努力解決生理症狀要重要，因此對你來說，某些醫療與自救技巧反而會適得其反。改變飲食也許會導致憤怒，而靜坐永遠能帶來內心平靜，維持良好的生活品質。多數人認為這些原則適用於任何情況，而且都能帶來美好的人生，並有所善終。

面對如此嚴峻的處境，你的態度與信仰極其重要，你必須以追求內心平靜為第一要務：**盡量避免或務必解決衝突，才能帶來永久的平靜。**我永遠不會放棄對抗病魔，因我堅信在任何狀況下都可以被療癒。

我對於本書提到的各種技巧都深具信心，也認為絕對有效，但也得等你做了才知道。當然，得到周遭的支持很重要，但做決定的還是你自己。你可以大幅改善病情，你可以對此滿懷信心，但不要過度執著於期待生理症狀完全消失。

有些人最終還是死於癌症，但生命的成敗不是由死亡來決定，成功來自於平衡與平靜。我見過最成功的病人發展出堅強、穩定且肯定「我選擇盡可能活下去」的態度，同時也能接受生命一去不回頭——即使是死亡；然而，有更多人的狀況都逐漸好轉，並認為使用這些原則對康復的助益很大。所有的努力都是值得的！

給想防癌或追求健康的人

驚訝吧！這些原則同樣適用。至於使用的程度則可依自己的偏好、信仰及期待。作為一項理想的防癌計畫，並終將導致健康的最佳狀態，我很有信心地建議你：

❶**靜坐：**一天一到兩次，每次十至二十分鐘。
❷**健康的營養：**就是基本的健康飲食法（第十三章）。
❸**正向思考：**持續發展正面思考，並使用前面提到的技巧。
❹**花點時間：**沒錯，必須花時間——請專注於靈性發展、正面情緒、控制疼痛、思考死亡與瀕死及療癒等建議。極力建議你經常思考，並利用意象法發現生命的某個面相。

最後的話

我對這些基本自救原則與技巧很有信心，深信它們適用於癌症各個階段，亦適用於其他疾病，也可以單純作為追求健康最佳狀態的方法。

請讓全然的健康成為生命的目標，讓「使身、心、靈處於難以表述、短暫、奇妙、愉悅的和諧狀態」成為生命的目的——讓自己有能力過得圓滿。**身為病人，堅持目標是既真實且絕對做得到的事，但別忘了溫柔地對待自己。**療癒的路上勢必有高低起伏，但請記住，你的信念將促使你的行動，如果行動與信念並不一致，就會造成疾病。

只要你看到自己真正的能力，就會瞭解每個人都有能力療癒，而且效果還不錯，接受這點得花點時間，請著手瞭解。只要站在通往身、心、靈真正健康的道路上，生命將有所轉變，並為你帶來平靜。生命將會更美好。

這一路上你都會發現快樂，而不是在終點才能獲得。

祝福每個人都能擁有長久快樂的人生。

附錄A

如何與醫師建立有效率的關係

從癌症病人的角度來看，至少有一位可信賴與溝通的醫師，是療癒過程中不可或缺的。

你需要有人提供精確且完整的資訊，不論是已知的醫學資訊或你選擇想得知的知識，那個人最好要能瞭解你與家人的身、心、靈狀態。

你需要的是能專注於你身心健康的醫師，他尊重你的想法與情緒，並且會有所回應，他必須是一位良好的溝通者。

遺憾的是，這些年來我協助過的數千位病人當中，幾乎沒有人不抱怨自己進行的任何醫療項目，其問題核心就在於缺乏溝通。

許多病人及家屬誠心祈禱能得到醫療上的照護與關注，但他們至少都有過一次不好的醫療經驗，其中有些人會公開抗議自己所受到的待遇。顯然醫病關係需要良好的溝通、訓練有素的醫師，以及更多自救技巧（例如靜坐及正向思考）的支持。

通常，生病的人在加強溝通方面，必須擔任積極且果斷的角色。

溝通是雙向的過程，身為病人／伴侶／支持者時，你必須表達自己的想法，並客觀地聆聽醫師的意見。以下是建立良好關係的幾個重點。

練習溫柔而果斷

這表示你在表達意見時必須清楚而精確，最好能夠不帶情緒，而且把重點放在告知自己的需求及偏好。

請告訴你的醫師：

- ▶你希望得到什麼層面的資訊。
- ▶你希望誰能參與重大決策：哪位教授、家族成員及／或朋友。
- ▶哪位醫師負責扮演主要的協調角色，同時瞭解你的決定及治療方式。

- 你認為誰才是技術人員，誰是諮商師、溝通者、建議者。理想上，醫師應該足以擔任上述所有角色，但有些醫師只能擔任其中之一。

最好找到一位醫療夥伴

你可以信任的重要醫療人士，勢必得是溝通良好的人。有人會盡力提供最精確且完整的資訊，有人會說你聽得懂的語言，有人十分敏感能瞭解你的心智狀態，有人尊重你的選擇並支持你……，家醫科醫師或家庭醫師似乎很符合上述條件，但提醒你一點，一般人在早期症狀出現時都會尋求家庭醫師的協助，後來才會轉診至專科醫師那裡進行更仔細的診斷與治療。之後，便只接受專科醫師的診治，而不再回家庭醫師那裡看診了。

事實上，家醫科醫師是全科醫師，擁有較廣泛、全面或綜合性的觀點。他們往往很好溝通，很會解決問題，也很能站在病人的角度思考——他們最適合作為你的醫療團隊的領導者。

諮商

- 找第二個人商量，最好是你的伴侶。他們可以提供你精神上的支持，幫你記住所有的疑問與答案，而且當你情緒不好時，他們也會比你穩定。
- 接受諮商前先把問題寫下來，隨身攜帶。
- 如果需要，請事前要求更長的提問與討論時間。
- 諮商過程最好要記筆記，或詢問是否可以錄音。你可能會忘掉諮商過程得到的重要訊息，請想辦法記住！
- 盡量要求對方解釋、詳盡說明、提供不同選擇及觀點。
- 準備並解釋你的偏好。
- 為了獲得資訊、相關技能以及所有你必須考量的知識，請告知醫師你正在使用的自救方法。

思考其他人的意見

在做重大決定時，絕對需要將其他人的意見慎重地納入考量。別忘了也要從醫療團隊、醫院或最親近的圈子之外尋求意見——獨立的觀點。如同其他複雜領域，癌症治療會受到個人經驗與偏好的影響，他人的意見可提供截然不同的想法，讓你多做考慮。

若對醫師不滿意，隨時準備更換

務必先嘗試與醫師多溝通。如果你真的覺得有困難或不滿意，一定要說明你的處境，這通常會讓問題得以解決，並治癒另一個問題——最重要的醫病關係。如果問題還是無法解決，不必有罪惡感，請尋問是否有哪位醫師更符合你的需求，或自行打聽哪位醫師更適合你——良好的醫病關係對於你的身心健康有關鍵性影響。

對自己的選擇有信心

持續地打探、聆聽、提問與溝通，直到覺得自己清楚所有選項，瞭解什麼最適合你並採取行動。

請記住，你不可能瞭解或欣賞所有事實、所有選項及所有細節。等時機成熟，你就會知道：「按照此刻的瞭解與感受，就是我最好的選擇。」

請盡可能瞭解各種選項的內容，如此才會有信心貫徹到底。首先，最重要的是要正向思考，讓你設定朝向最好結果的目標之路前進。

有關做決定的深入討論，請見一至三章。

承認、珍惜並使用個人資源

記住，不論採取什麼醫療方法，身為人的你擁有情緒、心智與靈魂，這讓你成為擁有神奇能力的存在個體。請接受親友的愛與支持，你將得到意想不到的結果——內心的平靜與健康的身體。

堅信自己的選擇並貫徹到底

只要弄清楚自己的選擇，做出明確的決定，就要將計畫貫徹到底。最好也能欣然接受並熱衷於所做的一切，接受你決定做的治療。請盡可能支持你自己、你的良好動機及身邊的人，包括你的醫療團隊。

附錄B

如何增強手術、化療
或放射性治療的效果

支持醫學性治療的一般性建議

步驟1 心理準備

選擇團隊

決定你的醫療團隊成員，可以向誰諮商、向誰尋求建議。

決定誰是你的關鍵醫療建議者：對綜合性療法有興趣的家醫科醫師？護士？腫瘤科醫師或外科醫師？由誰負責最好？

決定及執行

審慎地研究所有選項之後，透過清晰的決定做出最好的選擇，然後貫徹到底。

在某些情況之下，理性的選擇有賴於怎麼做的效果最明顯，因為有時某些療法的效果並不明顯。

請確認自己做出正確的選擇，並善用自己的智慧及靜坐，讓心智更為冷靜與清明，這樣你的直覺與智慧就會更容易顯露。整合一切之後，必定可以做出正確的決定。

一旦做出決定，請尋求各種支持，並全力以赴。

為最好的結果做準備

只要做了選擇，決定進行某種特定療程，必須要有意識地讓自己做好準備，並考慮一切該做的事項：

▶讓副作用降到最低。

▶讓效果發揮到最大。

▶讓整個經驗更有意義。

研究並使用本書提供的療癒原則

讓自己更有信心，並對自己的選擇與計畫充滿希望。你必須創造出自己及周遭親友在身體、情緒、心理，甚至心靈等方面有助於療癒的環境。

步驟2 目前的可行性

吃得好

遵照健康飲食療法（第十三章），但最好能使用療癒飲食法（第十四章）。

- ▶請在飲食中加入抗癌食物，像是覆盆子、石榴、花椰菜芽、高麗菜、新鮮的薑黃等等。
- ▶使用療癒飲食法的營養原則，為身體創造出「對癌症不友善」的環境，從新陳代謝上逆轉癌症。
- ▶如果醫院提供的食物營養不足，可考慮採用組織健全的「送餐服務」，也可以請親友幫忙代送蔬果汁、營養餐點及點心。

保持充足的水分

請記得要補充水分，一天至少要喝兩公升。

- ▶每天至少喝七杯蔬果汁——這對正在做化療的病人特別有用，攝取蔬果汁可均衡吸收營養，對腸子負擔也不大，營養也很容易被吸收。綠色蔬菜汁對正在做化療或放射性治療的病人特別有用。
- ▶如果進食困難、胃口欠佳或體重下降，冰沙是絕佳選擇。以沒有奶製品的食材為基底，加入香蕉、黃豆優格，再加點蜂蜜及角豆或可可粉。

經常運動

每週至少運動三到四次，每次至少三十分鐘；最好是每天運動。

靜坐

每天最好做三次長時間的練習（每次四十至六十分鐘）。

意象法

尤其在接受治療時，可使用白光療癒意象法P136或個人特殊意象P129。

按摩非常有用

每週一次，或根據自己需求而定。

請在按摩中保持警醒，如此可感受到它對心智狀態帶來的絕佳好處。

補充品可能很有幫助

最好與受過營養訓練的醫師或合格的健康專業人士討論，弄清楚增加補充品的優劣。特別需要討論的補充品包括：

▶綜合維生素／礦物質補充品。

▶維生素C。

▶鎂、鐵及鋅。

▶服用Floradix這類補充品或吃肝臟（有機牛肝）有助於改善血液品質，尤其在你知道自己的紅血球或血小板往下掉時。

▶Strath Tonic已被證實可減少放射性治療的副作用，對於化療病人也很有幫助。綠茶、薑黃、海藻、南非國寶茶及螺旋藻都可以降低化療及放射性治療的副作用，很值得一試。

▶可一天三次使用細滑的榆樹粉，或飲用蘆薈汁，以保護化療期間逐漸變脆弱的胃及腸道。

保護你的腸道

經常服用益生菌或每天吃優格（自然、有機的黃豆優格最好），可以維持腸道健康。

常檢查體內維生素D含量

最好是在一百至一百五十納摩爾／公升之間，如果需要，可服用補充品，特別是長期沒曬太陽的人。網路上可以買五千國際單位含量的膠囊。

步驟3 情緒方面的準備

誠實一點

健康的情緒就是誠實的情緒，請放心並誠實地閱讀本書有關情緒的章節（第十六、十七章）。經常有情緒浮現是很自然的事，只要誠實地表達出來，然後繼續進行恢復健康該做的事。

溝通

想想你該跟誰談談，以及想說什麼——而且確實做到！

請經常（同時也要明白說出你愛他們）跟孩子談兩件事：

- ▶「它（指得到癌症）不是你的錯！」（消除孩子的罪惡感）。
- ▶你必須做這項治療（包括你為自己所做的一切）的主要原因，是因為你想活下去，而且能夠持續陪伴在他們身邊（消除孩子被遺棄的感受）。

你也可以閱讀凱瑟琳・麥可庫（Kathleen McCue）的《如何幫助孩子度過雙親的重病》；如果無法有效親子溝通，請尋求專業協助。

練習感恩

對你的醫療團隊及各種有效且成功的治療獻上感恩，感激你所得到的一切支持。

步驟4 靈性的準備

接受

接受現在發生的事，以及過去經歷的一切。讓自己放鬆，但仍必須有決心迎接最好的結果。想讓病情變好，必須有決心，並且願意貫徹到底，這會讓你更清楚知道自己需要什麼環境。或許不必做什麼特別的事，也或許你得付諸行動。

只要心智愈清明，就愈知道該如何選擇，這是靜坐最大的收穫。

花點時間思考人生的重大課題

這是好好思考人生意義與目的的大好時機，請對「這一切究竟是怎麼回事」保持懷疑。

這當然也是與周遭親友和解的最好時機，包括過去與你有過嚴重衝突的人，同時也應與內在的自己和解。思考個人的信仰，以及現在你與它的關係，是否該重返教會，或在哪裡聽聽偉大的心靈導師講道？注意各種相關組織、個人或書籍，或許會有幫助。

花點時間安靜地坐下來，與你的屬靈友伴討論這些問題。許多人發現，在這段時間思考人生的重大課題，可讓生命更豐富。

特別為手術做準備

步驟1 考慮儲血

準備手術時，最好透過醫師儲備自己的血液以防萬一，以免屆時需要輸血。

步驟2 在內心排練手術的進行

一旦決定了手術日期，請盡快開始進行這個練習，每天都要，請選擇在動手術的同一時間練習。

想像

❶ 想像隨著動手術日期逐漸逼近，體內腫瘤也逐漸變小（尤其是腫瘤的外圍），等到進行手術時會很容易移除——就像剝豌豆莢取出豌豆那樣。

❷ 想像癌症是由各種不同因素構成的具體物質，你必須想像所有導致癌症的原因——各種身體、情緒與心理因素。請想像所有與癌症有關的事物全都存在腫瘤裡，當手術將腫瘤取出時，所有與癌症相關的東西也會被取出來，這有點像一種驅魔或淨化的過程。這樣做，去除的不只是身體的腫瘤，也包括心靈、能量等任何與癌症相關的事物。

❸ 想像手術過程中十分喜悅，並告訴自己：「這比想像中容易多了」、「一切都會變得更好 」、「手術很成功」。

❹ 想像你即將快速且完全康復，你將因感覺不到疼痛、沒有任何術後感染或其他副作用而大為驚訝。

❺ 想像自己未來既苗條又健康，在回顧手術過程時充滿了感激，慶幸自己得以康復。你可以想像你恢復健康後去拜訪了醫師，與對方回顧自己生病時的一切，並討論做了什麼讓自己重拾健康。

視術後期為嶄新的開始

你必須花點時間才能恢復。千萬別趕著回去上班，你得經常讓身體獲得充足的休息。

附錄C

傳統靜坐的5個基本步驟

一般描述或指導靜坐的做法是一個包含五個步驟的基本過程，這個過程始於：

｜步驟1｜專注

初學者必須採取固定姿勢，放鬆身體，把注意力放在某件事物。放鬆及專注尤其重要，有些靜坐技巧會特別將重點放在放鬆——愈放鬆，就愈容易專注。想讓自己更專注的時候，可把重點放在任何事物上，以下是比較常見的例子：

▶**某項活動：**最常被使用的就是呼吸，還有舞蹈或沉思型活動，如太極。
▶**某項物品（如蠟燭或一幅畫）：**最常被使用的就是各種意象，如曼陀羅或較為繁複、具象徵性的圖畫。
▶**某種聲音：**這種聲音可一再重複。可以是大聲地吟詠，或靜靜重複禱告或念咒。咒語是在練習超覺靜坐時持續不斷重述的話語。
▶**某個念頭：**通常將注意力放在某種特殊的念頭，真實、誠實、愛及熱情等都是常用的例子，這種特殊的練習稱之為冥想或分析性靜坐。

無論你用什麼，當你貫注注意力的焦點，你只能想著這件事物，不想其他事，才不致讓注意力四處遊走或分心，進而讓自己更專心。只要成功做過一次，就能進入靜坐之門。

｜步驟2｜靜坐

這裡的靜坐是指將注意力只放在一件事情，而沒有其他思慮。這是心智的動態過程，需要努力才做得到。根據傳統意義而言，靜坐是絕對的專注。只要練習的時間夠久，就會引領我們走向下一步——冥想。

|步驟3|冥想

專注的過程往往會自然且毫不費力地產生冥想，就好像心智突然被驅動了一樣。陷入冥想狀態時，心智不再有理性的思考，取而代之的是高度的覺知狀態，引發直覺、創造力、智慧等。

我們必須知道，心智有兩種不同功能：一是理性及有意識的，一是抽象、直覺且有智慧的。我們都很熟悉大腦每天會理性地運作，它每天不停地思考、分析、評估——只要一起床，大腦裡總是流竄著各種不同思緒，直到晚上睡覺才停下來，這種理性的、心理的活動通常與左腦有關。

在一般情況下，睡覺時不會思考，是處於無意識狀態。不過，有時候在睡著前我們會有一段短暫而未經思考的愉悅幻想。那種平靜很像燦爛的陽光或偉大藝術品觸動內心，讓我們處於沉靜的狂喜狀態，此時我們會有一段較抽象、較不理性的大腦活動，而這些活動與右腦有關。通常在這種沉默的狂喜中，我們會得到有用，甚至深邃的洞見。

很多人會笑說人類的智慧其實有缺陷，因為我們是極度理性的動物，只使用大腦一半的能力！冥想補足了理性思考的不足，運作另一半大腦。這麼做，我們會得到新穎的洞見與全新層次的生命意義。

在冥想過程中，大腦仍然是活躍的，不過它在冥想時並不是使用一般所熟知的方式運作。

延長冥想的時間，可以引領我們走向——合一。

|步驟4|合一

這是一種極抽象的狀態，合一會讓我們在日常生活中意識到事物的存在，並注意到它們的二元性。請將這本書擺在你面前，而部分的你要將注意力放在這本書上。你很自然可以感覺這兩者是分離的：一個是你，一個是這本書——這也是意識到本書存在的過程。

現在，更有趣，也更令人興奮的事出現了！透過冥想，身為冥想者的你，以及正在冥想的事物，甚至是冥想這個動作本身合在一起，再也沒有分離或二元性的問題，這是一種合一。以上述討論的例子來說就是：你不再覺得與這本書是分離的，你感受到自己就在它裡面。

這種統合，這種合而為一的感覺，可藉由專注於任何事物而得到。這就是千百年來神祕主義者熱衷追尋的合一，並將得到合一的感受寫入詩歌。這將引導我們進入最後一個狀態——啟發。

｜步驟5｜啟發

這可以解釋為「透過理解一切而得到認知」。在這種狀態下，我們對事實會產生一種全新的經驗，讓人感到直接、快速且全然的滿足；我們會瞭解到什麼是真理——絕對的真理會清晰且毫無錯誤地呈現。在某些文化裡，稱這種經驗為啟蒙。

練習示範

如果我們根據範例將心神專注於一根蠟燭，便可瞭解這五個步驟的過程確實有用。

剛開始時必須坐著不動，將注意力放在蠟燭上。起初心智可能會很容易晃來晃去——晚上要吃什麼、明天要做什麼、可不可以抓抓鼻子等等想法充斥腦中。

然後經由毅力與努力，我們可以毫不費力，不被任何思緒干擾地專注於蠟燭上，這就是靜坐，一種毫不分心的覺知。很快的，我們會開始冥想，有如開啟了另外一段思考的過程，出現關於蠟燭的抽象想法，包括它的形狀、亮光、火燄都會反映出來，而這些都會讓你對蠟燭產生全新層次的理解。舉例來說，你可能會覺得蠟燭的火光是自己心靈本質的象徵，而透過這樣的覺知，你會感覺十分滿足。

隨著這樣的念頭逐漸消失，一切的覺知與時間也將消逝。我們只有在回顧時才會發現，原來那時處於與蠟燭融為一體的狀態，這就是合一。這種合一的感覺超越了蠟燭及當下環境，讓你覺得與周遭一切合為一體。這類神祕經驗會讓人感到快樂，而且持續久久不散！

最後，我們會產生一種全新的清明。從冥想蠟燭的過程中，我們感受到自己內在的本質。經過啟發，你可能經驗了自我內在本質的真理，瞭解這一切都存在於自己及周圍每個人心裡。這是無可否認的事實，這不是透過閱讀，或道聽塗說得來的，而是根據親身經驗而得到的事實。這樣的事實或許無法以理性來證明，但不必擔心，我們知道它是真理。

附錄D

禱告、希望與科學

許多人都親身體會過禱告的正面效用，它能深刻轉化個人及身邊親友生命的不同面相。

根據牛津詞典的定義，禱告的意思是「嚴肅地向上帝或崇拜對象提出要求，包括請求、表達感激，或以精神行動向上帝表達崇敬」，而且「以慣用的話語或形式說出來」——就英文字面的意思來看，上帝在「禱告」中扮演一個重要的角色。

療癒禱告可分為兩種：❶代禱，使他人獲益的禱告，以及❷個人的禱告，也就是為自己祈禱。

所有以科學方法評估禱告療癒力的研究，幾乎都鎖定在代禱。

有關這方面令人興奮的較大規模研究，要屬虔誠教徒的心臟科醫師倫代夫・拜爾（Randolph Byrd）在一九八八年所發表，具有重大里程碑意義的研究報告，這份報告顯示：接受代禱的病人在心臟科加護病房中康復了。拜爾教授在舊金山市立醫院採用預測、隨機的雙盲法，讓這份報告更具有科學性觀點。

這個研究要求「重生」的基督徒替不認識的人代禱，而對方並不知道自己是否在代禱名單之中。他們被委任每天替指定的人士代禱，祈求對方盡快恢復健康，同時也相信禱告可預防病人產生併發症或是死亡。結果顯示，被代禱者的併發症確實較少，且較不需要醫療，死亡率也較低。拜爾教授的研究經常被引用，但也引來不少批評。

一九九九年公布的哈利斯報告（Harris study）則是另一份類似研究，顯示代禱可降低心臟科加護病房病人的併發症。

不過，最近一期的《實證醫學評論》（Cochrane Reviews）（羅伯特，二〇〇七年）有關代禱的研究卻引發不少爭議。《實證醫學評論》是醫學界重量級刊物，收錄的全是根據事實的特定議題，過濾掉僅透過觀察和以特定族群為基礎的研究，只刊登高品質的研究報告。羅伯特的結論是，目前有關代禱的證據已極為明確，沒有必要再做進一步研究。只是，這個觀點並未被研究者、醫師及對代禱持續保持高度興趣的人士所接受。

個人式禱告是一連串內心的練習，範圍包括從傳統定義的禱告——透過重複特定禱詞或使用咒語，到使用冥想及靜靜地坐著都算。個人式禱告的技巧包括祈求上蒼能為自己做什麼，或期待未來能有更好的結果，並相信這樣的期待可以成真。這種禱告包括了內在重要的認知轉換，像是從絕望到接受，也可利用意象及冥想擁有深刻而清晰的洞見，以建立某些特質，像是熱情與快樂。只要簡單地坐著，不說一句話，就是最有效的療癒練習。

個人式禱告鮮少有研究報告，不過它與近年來引起諸多研究興趣的冥想與靜坐有部分重疊。

個人性禱告、冥想與靜坐的雷同性頗高，正因如此，我們可以合理推測，許多因靜坐而得到的益處，也可經由個人式禱告而獲得。全世界有超過六千份醫學文獻，證實了靜坐對身心狀況具有廣泛的好處。

簡言之，不論是正面或負面的，目前對禱告療效的研究仍十分欠缺。這個領域的研究困難重重，但由於眾多人士的興趣與證實已引起各界注意。或許進一步研究個人式禱告、意象法、冥想與靜坐之間的關係，會帶來更多好處。

附錄E

心智的定義

心智是一個具體呈現與建立關係的過程，以調節能量與訊息的流動。

為了徹底瞭解上述這個定義，必須先瞭解一些專有名詞，再來思考整個句子的意思。

我們先思考一下什麼是「調節能量與訊息的流動」。「調節」就是控制，心智能調節我們如何使用能量——什麼能量進去，什麼能量出來。就原始上的字義來說，心智決定我們吃什麼及喝什麼，決定我們做什麼運動及進行什麼活動，它可以調節我們如何使用能量。心智也擁有聚集的功能，可以儲存並控制我們使用資訊的方式，它決定我們閱讀什麼、學習什麼，甚至是如何學習，然後使用這些它認為適合的資訊。心智可改變一切力量！

那麼「心智是一個具體呈現與建立關係的過程」又是什麼意思？讓我們先談談「具體呈現」：心智的存在與我們的肉體息息相關。儘管它的重心是大腦，但是廣義來說，心智不只侷限於大腦，通常它會延伸到神經系統以外——身體各部位都可以發現心智活躍的功能，不過你若把身體拆開，並找不到一種名為「心智」的東西。「心智」是跟著身體而來，但絕不只是身體的一部分。

其次，我們必須要瞭解心智最重要的本質，那就是：你可以改變它。人們經常嘲諷地說：「女人的特權就是改變心意。」這真是個好消息！我們可以改變心意。事實上，神經生物學最令人振奮的消息，就是「神經可塑性」存在大腦裡，而心智遠比我們想像的還要更有彈性與延展性。

不久前，神經生物學才告訴我們，人類大腦的發育期是在五到八歲。這個理論指出，大腦約在那個年紀就已經固定成形，直到年紀變大才會逐漸退化。

不論就知識或是臨床經驗而言，神經可塑性的概念改變了一切。神經可塑性是指大腦會根據我們的使用方式來改變其架構與功能。諾曼・多吉（Norman Doidge）的開創性著作《改變是大腦的天性》極有說服力地描述晚近我們發現：與其把大腦比喻成骨頭，還不如比喻成肌肉——即使是骨頭，經過很長的時間也會改變，然而，不論我們是否使用肌肉，它都會很快就有反應。最重要的是，我們可以訓練我們的肌肉——它們會有所回應。

神經可塑性讓我們知道，我們可以學習讓自己的心智運作，訓練它，讓它發揮更好的功能，靠它讓自己更健康，得到更有效的治療，以及更深層的快樂。

現在，先回到心智的定義。心智是「建立關係的過程」，它存在於各種關係的脈絡，一切我們所仰賴的關係——環境、其他生物及我們自己。我們與自己有關係，所以必須小心呵護身體，因為這會影響這種關係的品質。很少人會故意割傷自己（有些人會），但多數人會透過吃得很差或不運動來傷害自己；還有很多人會破壞環境或以惡劣的態度對待其他人或生物，因為他們與對方的關係不好……，因此，心智是個會被關係影響的過程。

接著，來思考「過程」的意思。根據牛津詞典，「過程」的定義是：「以明確態度發生或表現出，持續且有規律的一個（或一連串）行動。」心智可以被定義為一種「過程」，這表示它是一種「正在進行」的活動，而不是固定的物體。

合併上述說明可知，心智的定義不只是個被動的名詞，還是個主動的動詞！我們可以形容心智具有突現性質，這表示它是流動、活躍、不斷地在改變的。心智的存在與我們的身體息息相關，但它不是肉體，也不只是大腦。心智的功能與周遭一切有關，它會受到所處環境，與之互動的動物及人們的影響。心智可以調節人類一切重要功能，它選擇、儲存、補救並使用各種資訊，也控制流經體內的身體、情緒、心理及心靈的能量。

安靜地坐著，學習這個定義，閉上雙眼回想它的意義。只要心智神遊到其他事情或昏昏沉沉，要盡快留意自己偏離了軌道，請溫柔地對待自己，簡單將心思回到思考即可。像這樣練習積極的思考，就像是從短暫的迷惘和深信不疑的判斷中再仔細斟酌一番。

只要你這麼做，就會更瞭解為什麼我們說：「一切都在你的心智。」心智可以調節並改變一切。

——《心智改變一切》，伊恩・蓋樂，布洛加拉（Brolga）出版公司，墨爾本，二〇一一年

附錄F

咖啡灌腸

❶使用新鮮研磨的咖啡。

❷在五百毫升的水中加入兩湯匙咖啡，把咖啡煮開後，轉小火煮十分鐘。許多人發現一匙咖啡與一半的水（兩百五十毫升）就很有效也足夠。

❸讓水溫降至與體溫相同，以濾紙過濾後倒入灌腸袋，請使用重力給水式的輸液袋子。

❹請進到廁所。第一次灌腸的人，可以在咖啡灌腸前先用清水清空腸道，但這不是必要程序。

❺如果擔心的話，可以躺在塑膠被單上。大部分人都覺得忍住灌腸還蠻容易的，尤其當他們放鬆的時候。

❻向右側躺，雙腿微屈，有意識地讓自己放鬆。

❼在管口塗上潤滑劑後插進肛門，緩緩讓液體流進去。

❽關掉止水閥，移開管口。

❾保持灌腸狀態，放鬆十到十五分鐘，閱讀是個讓自己分心的好法子。

❿到廁所去清空腸道。

⓫每次做完咖啡灌腸，務必將灌腸器具徹底清洗乾淨。

附錄G

葛森療法及我個人的營養之路

我對癌症病人使用的營養療法產生興趣，是在癌症第一次手術過後復發時——那時，我被告知常規西醫療法已無法治癒我的病。在歷經一連串令人愉悅的事件，我被帶去聽一場葛森療法的演講。我很驚訝葛森醫師對癌症與營養療法自有一套驚人、深入又創新的理論，更棒的是，他還記錄了所有宣告不治病人的康復過程。

葛森是執業醫師，年輕時便使用飲食法來減緩自己的偏頭痛。他建立這套養生法並記錄幾位恢復良好結核病人的情況。一九二八年，他不太情願且帶點悲觀地開始治療第一位癌症病人，最後這位病人竟然完全康復了！

邱吉爾曾經說：「人偶爾會被真理所絆倒，但多數人最終還是會站起來，彷彿什麼事也沒發生。」

毫無疑問的是，葛森偶然發現了這套療法。接下來，他花了三十年的時間，根據臨床經驗修正與改進飲食方法，試圖證明這套療法的效果。

我在讀過葛森的書以後，認為他對自然有崇高的信念。他相信癌症是多因、退化性疾病，並認為癌症是食物與環境過度偏離自然的結果。他相信我們擁有超越身體的能力，可以應付非自然的產物。葛森與我相同，均視癌症為一種社會性、生活型態的疾病，他列出一份清單，包括土壤使用過多人造肥料與化學物質、過度精製及攙雜毒性添加物的食物、食物準備不充分、環境汙染等等，這些個別因素加總起來，多方面影響人體整體的機能。他假設：這些因素會在經過一段時間後逐漸削減身體的抵抗力，然後，當最後一個關鍵因素產生局部症狀時，身體的防禦能力就會被架空，而無法排除，甚至是控制症狀。癌症，就是全身症狀（一種多因、慢性、退化的症狀）的局部癥候。

葛森早在一九三〇年代便發展出這些觀念！他是第一位廣泛指出癌症與身體自然防禦機制——免疫系統——缺陷有關的人。他在很久以前便指出癌症與免疫系統的缺失有關，但主流醫學直到最近才開始研究，並提出同樣的基本概念。葛森是那個時代的領航者！他知道一旦癌症症狀出現，問題就絕不只是局部腫瘤，而是整個身體都病了。由於癌症會出現腫瘤，因此常被當成是局部問題來治療，至於身體其他部位則被認為是沒問題的。葛森的假設是，如果身體其他部位可以恢復健康狀態，就會產生影響並消除身體各部位的癌症。

這就是葛森的目的——恢復身體的正常功能。

葛森深知這套飲食理論的營養基礎使用的補充品會在醫學界引發爭議，不過他是個務實主義者，他看到這套療法的效果，因此在持續治療病人的期間，經常對外提供完整的醫學說明，指出即使是宣告不治的病人都具有高治癒率的事實。顯然這套療法達到令人驚歎的成果，然而更驚人的是，這些病人起初都接受常規治療，卻無人因此康復。

葛森療法是一套嚴格的飲食方法，自然需要專業人士指導。與其說葛森療法是飲食法，不如說是治療法，我不贊成任何人自行進行葛森療法，因為這套療法需要專業指導與監督，而且至少需要一個人負責協助準備，我的第一任妻子就每天花十二個小時替我準備葛森療法。想嘗試的人必須投入非常多時間與精力，而在密集遵照這套方式的過程中，根本無法擁有正常生活，更別說是工作了。使用這套療法最好是住進醫療院所接受指導，更詳盡的內容請見葛森醫師的《癌症療法：五十個成功案例》，以及他女兒夏綠蒂・葛森與人合寫的《救命聖經・葛森療法》。

許多人對葛森療法持保留態度，但基於它的理念與優點，仍十分值得討論。此外，對於強效飲食法特別感興趣的人，葛森療法是我所知最好的方法，許多人都很適合！

我在使用葛森療法三個月所得到的最大好處，就是它確實讓我的身體排毒與淨化。因為如此，再加上持續密集的靜坐，我對可以吃什麼新食物更為敏感，也吃得更安心；還有哪些食物我最好別碰。舉例來說，乳製品及蛋是我絕對要避免的兩項食物。

不斷地實驗，嘗試各種食物，並觀察身體的反應；我持續發展新的飲食法，讓療癒的過程更穩定——療癒飲食法P203；康復後，我仍繼續保持這樣的飲食態度，很快就將其改成維持性飲食——健康飲食法P177。這些年以來，根據最新研究與數千名癌症患者認真控制營養及治療的回饋，證實療癒飲食法與健康飲食法是讓他們可以活到今天的原因。

附錄H

若要吃魚，該吃什麼魚？

對非素食主義者來說，魚類是攝取Omega3脂肪酸的主要來源，牠們同時也含有豐富的蛋白質。不過，大部分人都對魚是否遭受汙染有疑慮，而過度捕撈魚類所造成的生態平衡與破壞環境等問題，也會對漁業造成傷害。

據說全世界有七〇％的魚種被高度捕撈、過度捕撈、瀕臨絕種，或正努力從瀕臨絕種的狀態中復元。如果這種濫捕潮流繼續發展下去，所有魚類將在二〇四八年被商業性漁業捕撈殆盡，這聽起來實在有點恐怖。問題是，我們該吃什麼魚？該怎麼辦？

｜選擇1｜不吃養殖魚

理論上，發展農業、養殖漁業沒什麼不好，也沒什麼對錯。然而，大部分人都沒注意到，基因改造的養殖鮭魚變成有四對染色體，也就是說，牠們擁有一般魚類兩倍的染色體，所以才會繁殖得更快。牠們被餵食的飼料就是自己的同類，這會對鮭魚這個魚種造成極大傷害。我們得花二至四扭力才能捕到野生魚，卻只要花一扭力就可以獲得養殖魚。雖然我們飲食中的植物性蛋白攝取量已逐漸獲得滿足，但鮭魚裡有價值的Omega3脂肪酸含量現在卻低於一般水平。對養殖業來說，或許養殖海藻會更好。此外，密集養殖魚類的各類病症也是個嚴重問題，特別是為了控制感染（尤其是密集養殖雞）而大量使用抗生素。

所以，最好還是食用野生魚，但什麼是野生魚？

｜選擇2｜遠海魚比較少汙染，水質也比較好

從遠海捕捉的魚，當然要比養殖、被汙染區的魚更好，請選擇遠海、深海、較少汙染地區或國家的魚。

｜選擇3｜選擇小型魚種，而不是大型肉食魚類

食物鏈會不斷累積汙染物，例如眾所周知的鯊魚會累積重金屬，大型魚類的汞含量具有強烈毒性。

｜選擇4｜檢查附近環境是否有永續魚類

這不只是區域性議題，更是國際性議題，請檢查住家附近的環境。國際海洋管理會議（Marine Stewardship Council）建立了一套認證系統，會在海鮮食品的包裝貼上明顯藍色MSC標籤，請見他們的網頁：msc.org。

Goodfishbadfish.com.au有非常實用的永續海鮮清單，並提供不同清單的理由說明與實用的準備訣竅。

｜選擇5｜避免吃可能會造成健康問題的非永續魚類

容我再提醒一次，絕對不要吃養殖魚。

此外，千萬不要吃野生的金目鱸、銀鱈、鱈魚、鱸魚、墨瑞鱈、深海橘鱸（一種深海鱸）、鯊魚、鯛魚、旗魚、劍魚、圓鱈及鮪魚（除非是用拖網、釣到或繩子捕獲的）。

｜選擇6｜最好避免，但不算太壞的魚類

藍眼鱈魚、紅石斑、印度鯒、魴魚、海魴、鰺、紐西蘭花膠魚、南極石首魚、川紋笛鯛、紅鯔魚、紅鯛魚。

｜選擇7｜可以考慮的魚類

野生鰹、鯛、鱔、喬治王鱈魚、馬面魚、鯖魚、鬼頭刀、鯔魚、扁鰺、六帶鰺及沙鮻魚。

罐裝鮭魚與沙丁魚也還可以。

｜選擇8｜不吃野生扇貝

|選擇9|最好不吃，但不算太壞的海鮮

若要吃，龍蝦與蝦（如果是養殖的，最好選擇養殖環境良好的）還可以接受。

|選擇10|可以接受的海鮮

▶**養殖：**鮑魚、牡蠣、扇貝及藍貽貝。
▶**野生：**花蟹、泥蟹、烏賊及章魚。

剛開始瞭解這些資訊可能會覺得很難做到，但就跟許多事一樣，花點時間弄清楚就行了。如果你打算吃魚，請找出在地最適合的魚類，哪裡有對健康有幫助的永續海鮮；並且與供貨商建立良好關係，就能夠輕鬆吃到又得到滿足。

附錄I

不同飲料的咖啡因含量

個別飲料的咖啡因含量，會根據它的來源及製作方法而有所不同，以下是一般性的數據。

品項	每100毫升大約有多少毫克的咖啡因
過濾咖啡	38～65
滴漏咖啡	55～85
濃縮咖啡	170～225
低咖啡因咖啡	2～7
紅茶	28
綠茶	17
可口可樂	10
紅牛	32

此外，黑巧克力的咖啡因含量大約是牛奶巧克力的三倍——巧克力的可可亞含量愈高，咖啡因就愈多。每片重量約一百公克的黑巧克力約含有七十毫克的咖啡因，至於一百公克的牛奶巧克力則有二十一毫克的咖啡因。

附錄J

不同飲料的酒精含量

個別飲料的酒精含量會根據製作過程及其他因素而有所不同。以下是一般性的數據。

品項	酒精含量百分比
果汁	少於0.1%
無酒精啤酒	大約0.5%或更少
淡啤酒	大約3%
一般啤酒	4～5%
黑啤酒	5～10%
西打	4～8%
葡萄酒	10～15%
氣泡酒	8～12%
波特酒	20%
有色烈酒	15～55%
透明烈酒	大約40%
蘭姆酒	35～50%
威士忌	50～60%

附錄K

準備豆芽

❶在一公斤的罐子底部鋪上〇．五公分的紫苜宿籽。
❷用水蓋過種籽，浸泡八小時。
❸用紗網蓋住罐子，再用橡皮筋捆緊。把罐子倒過來放，讓水流出來。
❹「先泡水，再讓水流出來」的過程必須做兩次。
❺將罐子倒放，濾光水分，讓空氣流通。你可以把它放在架子上，像是廚房的置物架，避免直接日曬。
❻每天澆兩次水，讓它完全發育。早上與傍晚各澆一次（天氣炎熱的時候每天澆三次）。
❼四至五天之後種籽就會發芽，大約會長出二公分的綠頭。根據豆芽不同的成長階段，請準備四個不同罐子，如此家人就可以每天都吃到豆芽。

豆芽是新鮮且必備的食物來源，特別是冬天。據說豆芽有豐富的植物性蛋白質，還有各種維生素及礦物質。建議大家多吃豆芽，小孩子也會很喜歡種豆芽的過程；此外，你也可以直接在市面上選購。

附錄L

食物組合

微調食物組合，只吃最容易消化的食物。

如何結合不同食物效果的好壞，請見下面表格。首先，請從上方欄位找到第一種食物，再從左邊欄位找到第二種食物，兩個欄位重疊之處，就是你要找的答案。

以澱粉類（上方第四欄）與脂肪（左邊第三欄）為例，可以看到它們算是尚可的組合。

酸性水果（上方最後一欄）結合甜性水果（下頁左邊第二欄），則是不佳的組合。

食物群組	初級衍生蛋白質	次級衍生蛋白質	脂肪	澱粉類	瓜類	蔬菜	甜性水果	微酸水果	酸性水果
初級衍生蛋白質	佳	差	差	差	差	佳	差	尚可	佳
次級衍生蛋白質	差	尚可	差	差	差	佳	差	差	尚可
脂肪	差	差	佳	尚可	差	佳	尚可	尚可	尚可
澱粉類	差	差	尚可	佳	差	佳	尚可	尚可	尚可
瓜類	差	差	差	差	佳	差	尚可	尚可	差
蔬菜	佳	佳	佳	佳	差	佳	差	差	差

食物群組	初級衍生蛋白質	次級衍生蛋白質	脂肪	澱粉類	瓜類	蔬菜	甜性水果	微酸水果	酸性水果
甜性水果	差	差	尚可	尚可	尚可	差	佳	佳	差
微酸水果	尚可	差	尚可	尚可	尚可	差	佳	佳	佳
酸性水果	佳	尚可	尚可	差	差	差	差	佳	佳

▶**初級衍生蛋白質：**杏仁、巴西堅果、腰果、榛果、松子、開心果、胡桃、南瓜子、葵花子、芝麻子、麥芽精、卵磷脂及大豆。

▶**次級衍生蛋白質：**花生、起司、蛋、優格、燕麥粥、肉、魚。

▶**脂肪：**酪梨、各種油品、夏威夷豆、大胡桃、椰子、橄欖。

▶**澱粉類：**燕麥、米、小麥、玉米、大麥、小米、蕎麥、青豆、紅豆、白豆、綠豆、蠶豆、鷹嘴豆、扁豆、栗子、麵包果、菠蘿蜜、番薯、菊芋、南瓜、芋頭。

▶**瓜類：**香瓜、西瓜、哈蜜瓜。

▶**蔬菜類：**朝鮮薊、新鮮豆芽、甜菜根、胡蘿蔔、甜椒、荷蘭芹、球芽甘藍、白花椰菜、高麗菜、西洋芹、萵苣、蕪菁、新鮮豆類、新鮮豌豆、櫛瓜、佛手瓜、歐南瓜、夏南瓜、綠花椰菜、蘆筍、茄子、牛皮菜、菠菜、番茄、洋蔥（最好煮熟）。

▶**甜性水果：**香蕉、無花果、釋迦、柿子及所有水果乾。

▶**微酸水果：**桑椹、覆盆子、黑莓、藍莓、葡萄、梨子、蘋果、櫻桃、杏桃、桃子、梅、油桃、木瓜、芒果及芭樂。

▶**酸性水果：**葡萄柚、檸檬、橘子、萊姆、柑橘、鳳梨、草莓、奇異果、醋栗及百香果。

請用愛與歡樂準備食物，這是件快樂的事！

附錄M

飲食分析

本書建議的飲食營養成分根據的是澳洲飲食分析（Dietary Analysis）的研究，這是電腦根據澳洲食物換算表模擬出來的結果。由於澳洲沒有自己的換算標準，因此用的是英國的公式。這份表格是根據澳洲健康局（Australian Department Of Health）設定每日建議攝取營養量而來，但裡面有幾個問題，例如：有些我們常吃的食物，電腦沒有相關數值可以運算；此外，表格中麵包的數據指的是加鹽麵包，因此鈉含量偏高……，但無論如何，這是一份很有價值的分析。

這裡有關健康飲食法的分析樣本包括：

❶一位五十公斤，從事輕度工作的女性。

❷同樣一位女性，但飲食中另外增加六杯蔬果汁。

❸使用葛森療法的七十公斤，從事輕度工作的男性。

結果顯示補充維生素E、B_{12}及鋅對人體有益，或許這是人人必須補充綜合維生素的又一明證。

健康飲食法的熱量很低，這是根據臨床經驗得到的結果。有人因為使用健康飲食法而體重下降，但通常是穩定地維持在苗條健康的狀態。如果缺乏熱量或體重持續下降，只要多吃點熱量高的食物就可以修復回來。此外，你可以從表格上發現，增加六杯果汁會明顯讓體重上升，不過根據我的經驗，多數人的體重仍是穩定地維持在苗條健康的狀態。

必須特別注意的是，以下數據是測量了三天飲食的平均結果。

健康飲食法（以50公斤的女性為例）

	單位	透過飲食補充	每日建議攝取量	飲食補充占每日建議攝取量的百分比
水	gm（公克）	1535.88	***	
蛋白質	gm	62.02	55.11	113%
脂肪	gm	52.36	***	
醣類（糖與澱粉）	gm	325.71	***	
熱量	kJ（千焦耳）	8080.74	9184.80	88%
熱量	Cal（卡）	1930.42	2194.17	
鈣	mg（毫克）	870.64	400.00	218%
磷	mg	1298.73	***	
鐵	mg	20.44	12.00	170%
鈉（一般是鹽）	mg	2418.24	***	
鉀	mg	5493.97	***	
β-胡蘿蔔素	mcg（微克）	21330.11	***	
維生素A	mcg	112.83		
維生素A*	mcg	3667.85	750.00	489%
維生素B_1	mcg	1577.20	918.48	172%
維生素B_2	mcg	1661.87	1102.18	151%
維生素B_3	mg	14.97		
維生素B_3**	mg	24.90	14.70	169%
維生素C	mg	274.39	30.00	915%

	單位	透過飲食補充	每日建議攝取量	飲食補充占每日建議攝取量的百分比
維生素E	mg	11.33	12.00	94%
維生素B_6	mcg	2837.73	2000.00	142%
維生素B_{12}	mcg	0.80	2.00	40%
鋅	mg	10.51	15.00	70%
纖維	gm	62.88	20.00	314%
膽固醇	mg	123.00	300.00	41%
脂肪酸	mcg	627.67	200.00	314%
鎂	mg	629.50	300.00	210%

*包括從身體裡的β-胡蘿蔔素製造的維生素A。
**包括從身體裡的色氨酸製造的維生素B_3。
***這裡並沒有設定建議每日攝取量。不過，有些人的飲食計畫裡必須包含這些成分。

飲食裡所有能量的百分比包括：

❶蛋白質＝12.3%（建議量＝10%～12%）
❷脂肪＝23.3%（建議量＝30%～35%）
❸醣＝64.4%（建議量＝55%～60%）

能量（飲食）＝8081 kJ（1930 Cals）
能量（建議每日攝取量）＝9185 kJ（2194 Cals）
差異（飲食－建議每日攝取量）＝1104 kJ（264 Cals）

如果飲食記錄正確，而且剩下幾週也以此為典型的病患飲食方式，上面的飲食熱量會讓病人在一星期內減少〇．二公斤的體重。

健康飲食療法加蔬果汁（以50公斤的女性為例）

	單位	透過飲食補充	每日建議攝取量	飲食補充占每日建議攝取量的百分比
水	gm（公克）	2795.93	***	
蛋白質	gm	75.08	55.11	136%
脂肪	gm	54.98	***	
醣類（糖與澱粉）	gm	499.33	***	
熱量	kJ（千焦耳）	11001.48	9184.80	120%
熱量	Cal（卡）	2628.16	2194.17	
鈣	mg（毫克）	1387.75	400.00	347%
磷	mg	1745.93	***	
鐵	mg	30.94	12.00	258%
鈉（一般是鹽）	mg	3043.75	***	
鉀	mg	9475.91	***	
β-胡蘿蔔素	mcg（微克）	75950.76	***	
維生素A	mcg	52.83		
維生素A*	mcg	12911.29	750.00	1722%
維生素B_1	mcg	2505.44	1100.15	228%
維生素B_2	mcg	2467.31	1320.18	187%
維生素B_3	mg	21.97		
維生素B_3**	mg	33.99	17.60	193%
維生素C	mg	561.56	30.00	1872%

	單位	透過飲食補充	每日建議攝取量	飲食補充占每日建議攝取量的百分比
維生素E	mg	12.63	12.00	105%
維生素B_6	mcg	3226.73	2000.00	161%
維生素B_{12}	mcg	80	2.00	40%
鋅	mg	11.67	15.00	78%
纖維	gm	69.18	20.00	346%
膽固醇	mg	123.00	300.00	41%
脂肪酸	mcg	915.67	200.00	458%
鎂	mg	792.00	300.00	264%

*包括從身體裡的β-胡蘿蔔素製造的維生素A。
**包括從身體裡的色氨酸製造的維生素B_3。
***這裡並沒有設定建議每日攝取量。不過，有些人的飲食計畫裡必須包含這些成分。

飲食裡提供所有能量的百分比包括了：

❶蛋白質＝10.8%（建議量＝10%～12%）
❷脂肪＝17.7%（建議量＝30%～35%）
❸醣＝71.5%（建議量＝55%～60%）

熱量（飲食）＝11001 kJ（2628 Cals）
熱量（建議每日攝取量）＝9185 kJ（2194 Cals）
差異（飲食－建議每日攝取量）＝1817 kJ（434 Cals）

如果飲食記錄正確，而且剩下幾週也以此為典型的病患飲食方式，上面的飲食熱量會讓病人在一星期內增加0.4公斤的體重。

葛森療法（以70公斤的男性為例）

	單位	透過飲食補充	每日建議攝取量	飲食補充占每日建議攝取量的百分比
水	gm（公克）	4121.97	***	
蛋白質	gm	164.90	69.90	236%
脂肪	gm	95.00	***	
醣類（糖與澱粉）	gm	642.35	***	
熱量	kJ（千焦耳）	16312.35	11650.00	140%
熱量	Cal（卡）	3896.88	2783.09	
鈣	mg（毫克）	1659.12	400.00	415%
磷	mg	3743.34	***	
鐵	mg	86.09	10.00	861%
鈉（一般是鹽）	mg	4091.26	***	
鉀	mg	15108.84	***	
β-胡蘿蔔素	mcg（微克）	99999 plus		
維生素A	mcg	41914.20		
維生素A*	mcg	69373.41	750.00	9250%
維生素B_1	mcg	4852.52	1631.24	297%
維生素B_2	mcg	17875.20	1957.48	913%
維生素B_3	mg	105.20		
維生素B_3**	mg	131.58	26.10	504%
維生素C	mg	927.28	30.00	3091%

	單位	透過飲食補充	每日建議攝取量	飲食補充占每日建議攝取量的百分比
維生素E	mg	13.20	5.00	88%
維生素B_6	mcg	6073.00	2000.00	304%
維生素B_{12}	mcg	500.00	2.00	9999 plus
鋅	mg	50.27	15.00	335%
纖維	gm	62.14	20.00	311%
膽固醇	mg	1850.00	300.00	617%
脂肪酸	mcg	2268.37	200.00	1134%
鎂	mg	969.68	350.00	277%

*包括從身體裡的β-胡蘿蔔素製造的維生素A。
**包括從身體裡的色氨酸製造的維生素B_3。
***這裡並沒有設定建議每日攝取量。不過，有些人的飲食計畫裡必須包含這些成分。

飲食裡提供所有能量的百分比包括了：

❶蛋白質＝16.2%（建議量＝10%～12%）
❷脂肪＝20.9%（建議量＝30%～35%）
❸醣＝62.9%（建議量＝55%～60%）

熱量（飲食）＝16312 kJ（3897 Cals）
熱量（建議每日攝取量）＝11650 kJ（2783 Cals）
差異（飲食－建議每日攝取量）＝4662 kJ（1114 Cals）

如果飲食記錄正確，而且剩下幾週也以此為典型的病患飲食方式，上面的飲食熱量會讓病人在一星期內增加1公斤的體重。

罹癌寵物的飲食療法

（這篇文章是在《控制與治療》首次發表，由雪梨大學獸醫研究生會出版，後經由小幅修正而成。）

這句話聽起來是否很熟悉呢？「你的狗得了癌症，已經無藥可醫了。你要現在讓牠安樂死？還是待會兒？」

我們經常聽到這類的話，如果醫師的口氣委婉一點，可能還會加上一些診斷說明。然而，這會讓寵物及主人失去專業支持，且無疑是過早宣判寵物的壽命，或迫使主人不得不尋求不合格的另類療法。此外，這還會讓醫師錯失了以令人振奮且有幫助的醫療行為來控制病情的機會。

因為有過罹患惡性骨肉瘤的經驗，並從飲食中得到莫大益處，我建立了一套飲食療法，並確信對罹癌寵物也有幫助。這套療法是根據臨床實驗所得到的結果，能改善寵物的生活品質，雖然無法治癒癌症，但可減緩牠們的痛苦。許多案例都證明這套療法在寵物最艱困的狀態仍能延長牠們的壽命，也能避免讓主人只能眼睜睜看著牠們死去，可以讓他們仍能做點什麼來舒緩心理壓力。

許多人都認為這套療法對寵物十分有效——除了無法讓腫瘤消失。此外，只要遵照這套飲食療法，當牠們「離開的時候」到了，會來得很迅速，不像許多罹癌寵物只能任由病情持續惡化，又拖得很久——牠們可以維持在還不錯的狀態（甚至比原來更好），直到突然去世。另外，如果主人真的考慮讓寵物安樂死，通常進行起來也比較容易。

總之，飲食療法能產生許多正面效應，其主要原則就是讓身體排毒，修正礦物質不平衡的狀態，幫助消化及吃得更好的平衡飲食。我還會加入幾種補充品，包括維生素C，因為我認為它的功效非常明顯。

這套飲食療法是用來對治肉食動物，但是在蛋白質的攝取量上，仍需有所限制。

以下是這套療法的內容：

▶**基本成分**

❶四〇%的肉（燉牛肉，瘦一點的比較好）

❷蔬菜四〇%——盡量使用黃色蔬菜，像南瓜、胡蘿蔔及綠色蔬菜，稍微川燙過。

❸糙米二〇%——煮熟。

▶這是一道燉煮的餐點，肉及蔬菜只要煮熟即可。剛開始最好全部煮熟，而且煮少一點，直到動物可以接受。如果胡蘿蔔及綠色蔬菜一定得生吃的話，最好將它磨碎；如果除了穀物外，其他食物都能生吃，當然最好。

▶每天根據動物的食欲餵食。

▶每週禁食一天。

▶附帶說明：以一隻十五公斤的狗為例（根據寵物體重而調整）。

▶**詳細作法**

❶所有食材烹煮過後加入一茶匙亞麻仁油。

❷在還沒浸泡或煮熟的米裡加入四分之一茶匙的海草粉。

❸在燉煮時加入一湯匙啤酒酵母——不是苦的那種。

❹在燉煮時或在湯汁裡加入三滴Lugol's iodine複方碘溶液（可以請藥師幫忙調配）。

❺在燉煮時加入兩百毫克搗碎的乳清酸鉀。

❻從嘴巴餵兩粒胰酶錠（通常小狗會覺得這是零嘴）。

❼Welcome Aust.的一百微克含量甲狀腺素錠半顆，從嘴巴餵食。

❽半茶匙的維生素C鈉粉，可在健康飲食商店或透過藥劑師購買小包裝。於燉煮時灑在上面——一般寵物接受度都很高，如果寵物不吃，使用一千毫克的糖衣錠，一次餵兩粒。

通常小狗都能接受這套飲食，貓則比較不喜歡。落實這套飲食療法需要主人的投入，並讓獸醫參與整個過程。這套療法適用於任何一種慢性退化疾病的治療過程。

附錄O

伊恩・蓋樂1978年的病歷

（這份報告轉載自一九七八年《澳洲醫學期刊》〔*Medical Journal of Australia*〕第二卷，四三三頁。）

這位病人二十五歲，大腿中段因惡性骨肉瘤而截肢已十一個月，距離他首次來求診已有兩年半。他的骨瘤很明顯，直徑約有兩公分，從肋骨一直蔓延到胸骨及骼脊頂端，而且會咳出小血塊，病人自述還會咳出極小的碎骨。他肺部的X光片顯示有腫脹、不透明的物質，專科醫師根據專業病理學及預後研判，病人只剩二至三星期壽命。如今，已是兩年半以後了，他搬到另一州居住，並恢復原來的工作。

這位年輕人展現出想要活下去的強烈意志，並盡可能在常規醫療管道之餘，也尋求各種另類療法，包括針灸、按摩、透過菲律賓療癒師進行過幾次療程、將手置於身體給予能量等方法，並在印度阿什姆拉村學瑜伽。他做過短期的放射性治療及化療，但拒絕繼續做下去。他也持續採用德國醫師葛森創立的飲食及灌腸療法。除了嘗試各種方法舒緩病情，病人還表示自己不間斷且規律地密集靜坐。事實上，他持續每天靜坐一至三小時。

他的康復似乎有兩個重要原因。他的女友非常支持他，也幫了他許多忙，並即將成為他的妻子。她對病人的感受與需求很敏銳，每天花幾個鐘頭協助他靜坐、按摩及進行將手置於患部的治療方式。

另外一個重要原因，是病人的心智狀態。他相當冷靜，這是我在其他病人身上鮮少看到的特質，甚至有些神祕，但就我看來是很重要的經驗。當被問到是什麼原因讓他身體恢復？他的回答大概是這樣：「**我確實相信生命，以及經驗自己生命的方式。**」換句話說，病人似乎把這歸因於密集且長時間的靜坐。再怎麼漫不經心的人都看得出來，他完全沒有任何焦慮，如此也能經由減少可體松而增強免疫力。

——艾恩斯里・米爾斯博士

【這份報告宣告病人已無任何腫瘤——艾恩斯里・米爾斯】

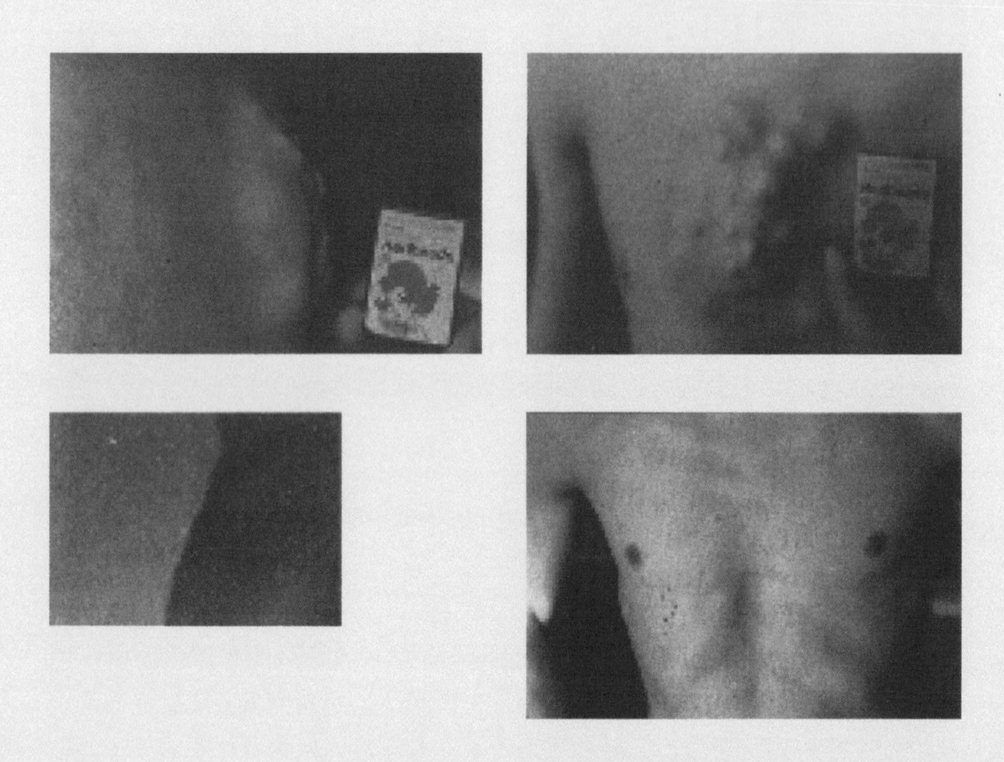

註釋：在原始文章中，最上面兩張照片的日期並不正確。這兩張照片拍攝於一九七六年十月（柯達相機留在照片背面的日期），至於下面兩張則是拍攝於一九七八年四月二十五日。

附錄P

伊恩・蓋樂30年後的追蹤——2008年的病歷

（這篇文章發表於《澳洲醫學期刊》，二〇〇八年十二月十五日。）

三十年後追蹤一位五十八歲，擴散性惡性骨肉瘤倖存者切除肺部後的狀況。

喬治・A・傑林尼克與露絲・H・蓋樂

一九七八年《澳洲醫學期刊》發表過一篇報告，描述一位二十五歲得到擴散性惡性骨肉瘤的倖存者，在透過飲食與密集靜坐後恢復健康。三十年之後他的癌症未再復發，最近因支氣管擴張症，顯示肺部骨頭有癌化現象而動了切除手術，他的健康狀況十分良好（《澳洲醫學期刊》二〇〇八年一八九卷十一／十二月號：六六三至六六五頁）。

臨床記錄

病人今年五十八歲，初次診斷是在一九七四年，時年二十四歲，從組織學上被證實右大腿骨罹患高度惡化的惡性骨肉瘤（圖A），在一九七五年一月截去右肢。就組織學的說法，他的腫瘤狀況被這樣描述（根據一九九四年回顧的案例）：「骨質與骨頭的組織被惡性梭形癌細胞所取代，造成分散的模式而不斷增生……確認為高度惡化的軟骨瘤（惡性骨肉瘤）。」

一九七五年十二月，病人被診斷出癌細胞轉移到骨頭及肺部。他在一九七六年三月被告知只剩二至三個星期的壽命，但他一直活到九月，這段期間他進行過三輪注射敏克瘤、阿黴素、癌德星及達卡巴仁等舒緩性化療，也做過短暫的放射性治療。病人在病情惡化後，選擇不再進行療程。

後來這位病人求助於傑出的精神科醫師，也是催眠治療師米爾斯博士，而其驚人的康復成果發表於一九七八年的《澳洲醫學期刊》[1]。米爾斯博士第一次見到病人時，發現他的肋骨、胸骨（圖B）及骼脊都長著骨頭突出的腫瘤，且咳嗽時會咳出內含碎骨（圖C）的血，米爾斯教他靜坐，而他與病人都深信這是其恢復健康的關鍵。他也嚴格吃素，嘗試各種另類療法，包括按摩、針灸、信念療法及其他方法。

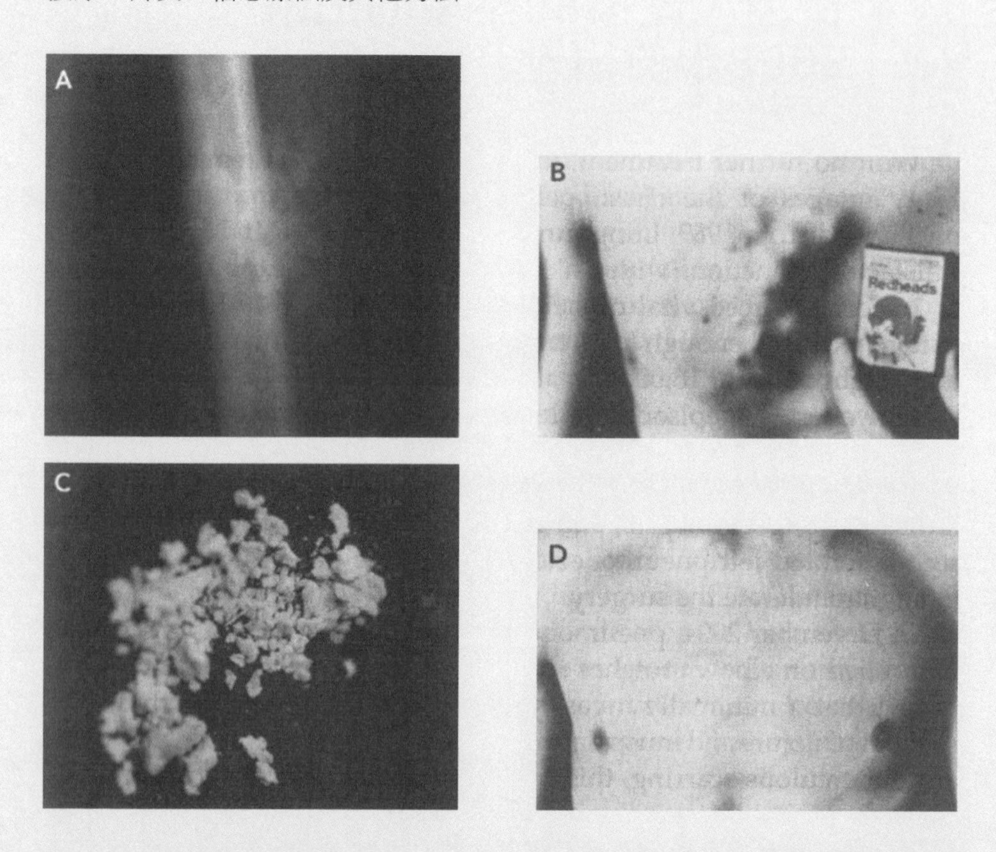

病人復元後重返全職工作，創立並經營專為癌症病患服務的自救團體，但原來的病狀仍持續出現。一九七八年六月，病人得到肺結核，他認為是化療影響免疫系統的結果，並為此治療了十二個月，但還是有氣穴現象及嚴重的支氣管擴張，造成肺部反覆發炎，同時紅血球沉降率（ESR）也不斷升高。

在被診斷出罹癌又康復的十五年後，病人於一九八九年十一月拍攝X光片，顯示原先肺結核與支氣管擴張仍然存在，至於左肺上部支氣管的梭形癌細胞還剩五〇%。在他的脊椎、骨盆及疼痛的背部則發現異常，初步推斷是嚴重的轉移性腫瘤。病歷指出：「嚴重的轉移性腫瘤，大量成骨細胞堆積在右邊腸骨與薦骨，侵入程度達到五級。」與一九七八年的X光片對照，病歷於四天後補充說明：「顯示病情已達五級……的轉移性腫瘤，但也顯示情況沒有本質上的變化。」幾天之後，胸腔電腦斷層亦顯示，原來左肺的肺結核並未消失。

病人並沒有做進一步治療，病情保持穩定。一九九三年胸腔、骨盆及脊椎的X光片顯示與一九八九年的情形相同，並沒有改變。一九九六及一九九九年經由FEV1／FVC（用力呼氣一秒率）的測試，結果為二．五六公升／三．四〇公升（七五．二九％），顯示肺功能良好（大於七〇％為正常）。事實上，病人的健康狀況好到在一九九九年曾至海拔一萬六千英尺的尼泊爾健行三星期。

不過，病人在二〇〇四年曾發生兩次左肺發炎及慢性支氣管擴張，因此進行胸腔手術切除部分肺臟——由於病人的紅血球沉降率升高，顯示有敗血症及胸腔感染，便趁著病人還年輕可承受手術，建議切除左肺。

二〇〇四年十二月進行肺部切除手術，由於病人截肢後必須仰賴手肘爬行，因此希望盡可能保留胸腔的骨架與肌肉組織，但因病人癌細胞擴散及肺結核有所損傷，導致無法如願。經過五個小時複雜的肺部切除手術，由於心包保持在開放狀態才能直達肺部血管，造成病人陷入短暫心律不整。

肉眼可見的病理學檢測顯示出一個極小、萎縮、損傷的左肺，肺膿腫異常，支氣管擴張、氣穴現象及損傷現象遍布，但無明顯腫瘤。透過顯微鏡檢測，顯示有嚴重的支氣管擴張，但無明顯結核菌感染。病歷還指出：「經觸診檢測肺膿腫的核心，有如石頭一般堅硬，無法使用一般手術刀。使用鋸子水平式地切入……中間有一塊約三十到三十五公釐的骨狀物，左支氣管周圍則包有叉狀骨狀物。」在去除石灰質後，透過組織病理學的檢測，發現「中央主支氣管及神經血管外圍環繞著骨狀物質。幾乎所有正常骨細胞都已癌化，至於骨小樑之間則都是脂肪。中央的骨頭硬化，並有高度鈣化現象，此外並未有發現任何正在發展的腫瘤。」

病人術後穩定地恢復，重回全職工作並維持良好。

討論

惡性骨肉瘤是發生在骨骼上極為罕見的惡性腫瘤，它的特徵是不成熟骨頭被腫瘤細胞所包圍。病人診斷出罹病時，惡性骨肉瘤仍是種致命率極高的病症——大部分病人在得病一年內就會死亡[2]。病人在癌症復發後，大抵上是以截肢、化療與放射性治療來控制病情。過去三十年來，這方面醫療發展突飛猛進。透過保肢手術、誘導性與輔助性化療及手術切除轉移性腫瘤，就算病人局部仍有腫瘤，存活率可達到六〇％[3-5]。

至今，我們仍缺乏對惡性骨肉瘤長期倖存者的研究數據。少數長期追蹤，包括復發後得以倖存的案例報告[6]指出，化療可能會引發其他癌症[7]與心臟中毒[8]。轉移性腫瘤可能在十四年之後才會被診斷出來，然而有報告指出，有惡性骨肉瘤患者在經過五年治療後，其肺部腫瘤會自然緩解[9]，但再度復發的結果則沒有更詳盡的記錄。

如今肺部轉移性腫瘤很容易割除，但這種癌細胞的擴散力仍舊很強。以這位病人為例，他已切除了肺部，卻因其他原因在三十年後意外發現左邊主支氣管外環繞大量成熟癌化骨，這很可能是很久以前的腫瘤復發，而且與病人第一次因腫瘤截肢時發現的骨頭極為類似。

從一九七八年的病歷可明顯得知，病人大範圍復發的骨肉瘤已被組織所吸收，有如癌症已完全消失，關於這點我們可以從病人的胸壁看出來（圖D）。部分曾復發的脊椎及骨盆則是在腫瘤消失後亦完整無缺，從病人十五年前脊椎及骨盆拍攝的X光片，以及十一年前切除肺臟並恢復之後拍攝的X光片可證實這點。

思考這位病人奇蹟似康復的原因是件很有意思的事——病情自行緩解並不是不可能，但像他病得如此嚴重卻能恢復的案例並不多見，而病人剛好也在這段期間採用各種自救方法，這讓我們更難以解釋「疾病緩解」的原因。當然，病情擴散得如此厲害的病人竟然康復，直到今天依然健在，實在極為罕見。雖然病人腰椎曾做過短期舒緩性化療與放射性治療，但癌細胞擴散面積如此之大還能治癒，幾乎是不可能的事！

米爾斯博士與病人都認為，其康復的最大關鍵在於密集的靜坐[1]。事實上，病人在癌症復發之後，持續每天靜坐至少三至五小時，至今他仍規律地靜坐，且指導其他病友靜坐。他曾使用異常嚴格的葛森療法[10]三個月，後來謹守以蔬果為主的全食物蔬食飲食法，這在其康復之路上亦扮演重要角色。近來，這種改變生活型態並結合靜坐與蔬食的方法，在腫瘤發展的基因表現及生物過程中都產生重大調整功用[11]。

雖然病人在面對絕望時仍保持希望，不過在腫瘤消失多年後，在他殘存的骨頭上仍留有因骨肉瘤造成的損害。即使腫瘤消失，這些堆積的骨質仍在局部造成許多健康問題。根據我們的理解，像這位病人透過調整生活型態來影響基因表現，進而讓健康狀況更好的案例可說是絕無僅有。

致謝

在此我們要感謝彼得・克拉克教授（Peter Clarke）所做的肺部切除術，約翰・杜爾先生（John Doyle）負責的截肢手術，提供過去病歷並進行解讀；此外，也要感謝珊卓拉・尼特醫師（Dr. Sandra Neate）提供的重要評估及有用的建議。

利益衝突說明

傑林尼克教授是病人的朋友與同事，露絲・蓋樂教授是病人的家人。

作者介紹

喬治・A・傑林尼克，醫學博士，澳洲急症科醫學院院士，高壓氧潛水醫學，教授級研究員一級、二級合格

露絲・蓋樂，醫學學士，理學學士，精神科碩士，美國精神病學家學會會員，家醫科醫師、治療師三級合格

❶墨爾本大學醫學院，聖文森醫院，維多利亞省墨爾本市

❷急診室，聖文森醫院，維多利亞省墨爾本市

❸蓋樂基金會，維多利亞省亞拉結市

1.Meares A. Regression of osteogenic sarcoma metastases associated with intensive meditation. Med J Aust 1978; 2: 433.
2.Picci P. Osteosarcoma (osteogenic sarcoma). Orphanet J Rare Dis 2007; 2: 6.
3.Jaffe N, Carrasco H, Raymond K, et al. Can cure in patients with osteosarcoma be achieved exclusively with chemotherapy and abrogation of surgery? Cancer 2002; 95: 2202-2210.
4.Wittig JC, Bickels J, Priebat D, et al. Osteosarcoma: a multidisciplinary approach to diagnosis and treatment. Am Fam Physician 2002; 65: 1123-1132.
5.Tan JZ, Schlicht SM, Powell GJ, et al. Multidisciplinary approach to diagnosis and management of osteosarcoma—a review of the St Vincent's Hospital experience. Int Semin Surg Oncol 2006; 3: 38.
6.Strauss SJ, McTiernan A, Whelan JS. Late relapse of osteosarcoma: implications for follow-up and screening. Pediatr Blood Cancer 2004; 43: 692-697.
7.Kim MS, Sim YS, Lee SY, Joem DG. Secondary thyroid papillary carcinoma in osteosarcoma patients: report of two cases. J Korean Med Sci 2008; 23: 149-152.
8.Longhi A, Ferrari S, Bacci G, Specchia S. Long-term follow-up of patients with doxorubicin-induced cardiac toxicity after chemotherapy for osteosarcoma. Anticancer Drugs 2007; 18: 737-744.
9.Bacci G, Palmerini E, Staals EL, et al. Spontaneous regression of lung metastasis from osteosarcoma: a case report. J Pediatr Hematol Oncol 2008; 30: 90-92.
10.Gerson M. A cancer therapy: results of fifty cases. New York: Station Hill Press, 1995.
11.Ornish D, Magbanua MJ, Weidner G, et al. Changes in prostate gene expression in men undergoing an intensive nutrition and lifestyle intervention. Proc Natl Acad Sci U S A 2008; 105: 8369-8374.

附錄Q

伊恩・蓋樂簡介

（由於作者生平既長又複雜，外界經常引用錯誤。以下是作者自癌症恢復後及目前生活的重要事件摘要。）

年	日期	生平重要事件
1950	2月25日	出生於澳洲墨爾本。
1972		自墨爾本大學獸醫系畢業。
1973～1975		在維多利亞省Bacchus Marsh執業，剛開始與人合夥，後來自己開業。 大部分看診對象為種馬、表演馬及各類寵物。
1974	12月	地方家醫科醫師診斷出右大腿腫脹，並轉診給外科醫師約翰・杜爾。
1975	1月	右腿經全身麻醉進行切片手術，確認罹患惡性骨肉瘤，並被告知只有5%的機率可再活5年。5天之後，也就是1月8日，自臀部切除右腿。根據術後組織檢測確認為惡性骨肉瘤。1994年根據所有各別病理學判斷，確認最初診斷無誤。 發現義肢不如爬行方便。為舒適及美觀起見，開始穿土耳其長袍。開始每天靜坐，改進飲食習慣，並深思生命的意義與目的。
	11月	右鼠蹊檢測到有硬塊。杜爾醫師根據X光及骨頭掃描結果，認為右骶骨有續發性惡性骨肉癌，同時在胸腔中央發現更多續發性癌細胞。醫師認為藥石罔效，建議不必治療。預後只有3～6個月。 伊恩認為若是增強免疫系統或許有療癒機會。他開始與米爾斯博士（墨爾本精神科醫師，同時也是《不用藥也可以減輕疼痛》一書作者）一起密集靜坐（剛開始是3～5個鐘頭，後來是3個鐘頭）。開始使用葛森療法。

年	日期	生平重要事件
1976	2月	腫瘤沒變大，但體重開始減輕，連續幾星期產生嚴重背痛與坐骨神經痛等併發症。 每天只能躺在床上。在Peter MacCallum醫院進行各種檢查，脊椎進行了3次放射性治療，但仍無法舒緩疼痛。整脊、大量補充維生素及針灸稍有幫助，但無法徹底解除疼痛。注射Plenisol，一種槲寄生注射液，終於緩解疼痛並可稍事移動。 與蓋爾・科爾（後來蓋爾改名為蓋兒，然後改為葛瑞絲）結婚，她曾是伊恩診所的護士，並在他罹病及康復過程中持續給予支持。
	3月	腎盂積水，造成疼痛加劇，夜間嚴重盜汗，黃疸，食欲不振，體重大幅下降。
	3/4月	到菲律賓。 待了超過4星期，透過5位傳統菲律賓治療師進行靈媒手術。結果疼痛解除了，體重也回升了，而且也大抵恢復健康。但癌症並未消失。
	4～10月	持續靜坐，使用飲食療法，並持續探索各種自然療法，以刺激免疫系統產生療效。這是一段密集閱讀、內省與個人成長的階段。 不過，腫瘤仍持續成長，在骨盆、縱隔膜及左肺逐漸增生，並在胸骨外圍造成大量損害。
	10月	腫瘤發展至最大（請看第364頁的照片。這張照片常被錯植為1977年10月所拍攝，其實根據柯達印在相片背面的日期是在1976年，而且這只是數十張照片其中的一張，上面的日期都是1976年）。除此之外，健康狀況良好。 擔心癌細胞繼續增生，徵詢腫瘤科醫師意見。 經過更多檢查後，證實診斷結果，並建議病人進行不確定是否有效，而且可能會有副作用（暫時性噁心、短期掉髮、高風險不孕、心肌及視力損害）的實驗性化療。醫師建議使用兩年的阿黴素、敏克瘤、癌德星以及達卡巴仁。 經過2星期的思考，開始著手強化飲食習慣、靜坐及其他具有支持性的自救方法。 經過10星期的治療，感受不到化療有任何優點。只有在治療期間腫瘤略微縮小（透過經常性的攝影與腫瘤科醫師的手寫紀錄證實了這點）；並被警告如果停止化療的話，腫瘤極可能再度快速成長。 違反醫師的建議，選擇不再接受化療。

年	日期	生平重要事件
1977	1月	再度回到菲律賓進一步治療癌症與化療的副作用，並試圖理解靈媒手術。在巴古依歐（Baguio）租了一層公寓，花了3個月進行治療、攝影、訪談治療師並進行研究。造訪馬尼拉這個高度汙染城市後，第一次咳血。可能是結核病的前兆，但直到1978年6月才被診斷出來。
	4月	旅行至印度。 遇見在印度被稱為阿凡達（神聖化身）的賽・巴巴上師。他說：「你已經被治癒了，別擔心。」 人生另一個轉捩點。癌症開始明顯萎縮。
	5/6月	旅行至開羅、英國——格拉斯頓貝瑞（Glastonbury）、芬德霍恩（Findhorn）、艾奧那（Iona）及歐洲。癌症持續萎縮，但肺部因癌症惡化而開始咳出骨狀物。
	6～12月	回到澳洲維多利亞省的托爾坎（Torquay），持續飲食療法、靜坐、正面態度、自然療法及個人成長。
	12月	搬到昆士蘭省的衝浪者天堂（Surfers Paradise），重執獸醫一職。
1977年12月～1978年2月		在昆士蘭省的衝浪者天堂受雇擔任獸醫。
1978	4月	所有肉眼可見的癌症都消失了。重返印度3個星期，然後搬到南澳的阿德雷得（Adelaide），在莫非谷（Morphettvale）開設獸醫診所，住在老諾隆加（Old Noarlunga）。
	7月	長女蘿斯瑪麗出生。經過進一步檢查，已無任何癌症跡象，但診斷出有肺結核。著手進行治療，醫師根據病史推測要痊癒恐怕得花上1年。強化飲食療法、靜坐。3星期後已無肺結核。
	9月	米爾斯醫師在《澳洲醫學期刊》發表個案研究P363。因媒體報導讓諸多病友及家屬前來探問。
1980		搬到維多利亞省的鄉下亞拉結，創設綜合性獸醫診所。住在一個花了4年自己蓋的小屋。3個孩子都在小屋裡出生：大衛出生於1980年8月，彼得是1982年3月，艾麗絲則是1983年11月。

年	日期	生平重要事件
1981		伊恩與葛瑞絲創立墨爾本癌症支持團體。這套創新的12週計畫有明確目標，幫助人們學習各種方法幫助自己。這個動機深深鼓舞了人們，改善了他們的生活品質，讓他們有機會成為活得更長的倖存者。 1981年9月16日舉辦第一次課程計畫，每週1次2.5小時的活動，平均每次都有超過30人參與。每次課程都有一個主題，也會保留時間進行討論與互相支持。這是澳洲第一個類似團體，也是全世界第一個以生活型態為基礎的自救計畫，重點放在具有療癒性的營養、態度、正向思考、健康情緒、靜坐及平靜的內心。這個計畫持續舉辦，並不斷以臨床經驗與研究為本。
1983	12月	成立非營利、非宗派慈善團體，支持墨爾本癌症支持團體。隨著時間推移，蓋樂基金會為解除病人症狀，逐漸發展為強調預防疾病、生活型態諮商、身心健康及內心平靜。這套計畫因為伊恩的康復而起了頭，但持續以參與者的回饋與最新研究發現為基礎。
1984		賣掉獸醫診所，致力於剛成立的基金會，從此伊恩已不常做獸醫工作。
1985		該年12月首次在蒙那許大學（Monash University）推出為癌症患者與家屬設計的住宿型計畫。這也是澳洲第一個專為癌友設計的住宿型計畫。
1987		澳洲榮譽授勳日（Australia Day Honours），伊恩獲頒社區服務類獎章。 由Hill of Content出版《內心的平靜》（現在改由Michelle Anderson Publishing Pty. Ltd出版）。
1991		蓋樂基金會第一階段的住宿型中心在亞拉結開張。
1992		蓋樂基金會第二階段的住宿型中心在亞拉結開張。
1995～1999		伊恩特別為對身心醫學有興趣的醫師與專業人士舉辦第一屆澳洲「心智、免疫與健康」會議。日後這次會議發展為「整體健康會議」（Holistic Health conference），並由澳洲整合式醫療協會負責主辦。
1996		由Hill of Content出版《純淨與簡單》（現在改由Michelle Anderson Publishing Pty. Ltd出版）。 葛瑞絲結束在蓋樂基金會的工作。

年	日期	生平重要事件
1997	11月	伊恩與葛瑞絲分居，1999年兩人離婚。 由Hill of Content出版《意象法的創意力量》。
1999		伊恩在海拔16000英尺高的喜瑪拉雅山帶領為期3週，以靜坐為主的徒步旅行。
2000		伊恩與露絲・柏林醫師再婚——現在的露絲・蓋樂醫師，一位執業精神科醫師。
2002		露絲・蓋樂醫師開始在蓋樂基金會工作。伊恩與露絲與多發性骨髓瘤倖存者、急救醫學教授，也是《戰勝多發性骨髓瘤》的作者喬治・傑林尼克教授共同為多發性骨髓瘤患者設計一套以生活型態為主的自救計畫。
2004		伊恩左肺因支氣管擴張造成的併發症，以及肺結核產生的瘢痕而動手術。組織切片結果證實有骨骼病灶，切除部分左肺，並以化療治療惡性骨肉癌。
2005		參議院對澳洲癌症中心進行調查，兩個政黨均極力讚揚蓋樂基金會無效退費的計畫，但至今無人申請退費。
2006		首次獲得認可負責帶領「癌症、療癒與身心健康」12週以生活療法為基礎的自救團體（這是伊恩從1988年帶領癌症病友團體或指導靜坐以來，第一次每年固定訓練病友）。這個自救網絡遍及澳洲、紐西蘭及海外各地。
2007		首次獲得認可開始進行教師靜坐計畫。
2008		自傳《龍的祝福》Allen & Unwin出版，作者為蓋・艾倫比（Guy Allenby）。 「伊恩的醫療案例」——傑林尼克教授與露絲・蓋樂醫師根據米爾斯醫師1978年發表的報告，追蹤伊恩30年來的病歷而寫成，發表於《澳洲醫學期刊》。
2009		ABC電視臺「計畫美好生活」節目專訪伊恩。
	年底	伊恩自蓋樂基金會退休。
2010年		《靜坐——一個深入的指引》由Allen & Unwin出版 。 葛瑞絲・蓋樂質疑《澳洲醫學期刊》中關於伊恩康復的時間表與原因。傑林尼克教授與露絲・蓋樂醫師在《澳洲醫學期刊》做出回應。

年	日期	生平重要事件
2011年		《心智改變一切》由布洛加拉出版出版。
2012年		伊恩創辦「掌握身心」（Mindbody Mastery），可以下載一套具有創意的靜坐計畫，以增進學習及練習頻率。 漢司與羅文索（Haines & Lowenthal）在《國內醫學期刊》（Internal Medicine Journal）發表文章，質疑伊恩癌症復發的診斷，認為他只罹患肺結核，但並未向伊恩或治療醫師確認這點，也沒有得到伊恩允許。伊恩及露絲・蓋樂分別去信該期刊，駁斥這些說法不正確，並附上首次診斷伊恩罹癌醫師的看診紀錄與原始病歷。 《14天壽命多活45年的治癌奇蹟》全部改寫修訂完成，由Michelle Anderson Publishing出版。

健康 Smile 65

健康Smile 65

健康Smile 65

健康Smile 65